国家卫生和计划生育委员会"十三五"规划教材

全国高等中医药教育教材

供护理学等专业用

传染病护理学

第2版

主　编　陈　璇

副主编　王艳华　蒋晓静

编　委（按姓氏笔画为序）

王　雪（辽宁中医药大学）

王艳华（长春中医药大学）

伍永慧（湖南中医药大学）

吴小婉（广州中医药大学）

陈　璇（南京中医药大学）

梅　花（上海中医药大学）

蒋晓静（成都中医药大学）

程　婧（安徽中医药大学）

焦文娟（南京中医药大学）

鲁桂兰（南京市传染病医院）

秘　书　焦文娟（兼）

人民卫生出版社

图书在版编目（CIP）数据

传染病护理学 / 陈璇主编 . —2 版 . —北京：人民卫生出版社，
2016

ISBN 978-7-117-22550-2

Ⅰ.①传… Ⅱ.①陈… Ⅲ.①传染病 – 护理 – 中医学院 – 教材
Ⅳ.①R473.5

中国版本图书馆 CIP 数据核字（2016）第 163588 号

人卫智网	www.ipmph.com	医学教育、学术、考试、健康，购书智慧智能综合服务平台
人卫官网	www.pmph.com	人卫官方资讯发布平台

传染病护理学

第 2 版

主　　编：陈　璇

出版发行：人民卫生出版社（中继线 010-59780011）

地　　址：北京市朝阳区潘家园南里 19 号

邮　　编：100021

E - mail：pmph @ pmph.com

购书热线：010-59787592　　010-59787584　　010-65264830

印　　刷：北京市艺辉印刷有限公司

经　　销：新华书店

开　　本：787×1092　1/16　　印张：16

字　　数：369 千字

版　　次：2012 年 6 月第 1 版　　2016 年 8 月第 2 版
　　　　　2020 年 1 月第 2 版第 6 次印刷（总第 16 次印刷）

标准书号：ISBN 978-7-117-22550-2/R·22551

定　　价：36.00 元

打击盗版举报电话：010-59787491　　E-mail：WQ @ pmph.com
（凡属印装质量问题请与本社市场营销中心联系退换）

《传染病护理学》网络增值服务编委会

主　编　陈　璇

副主编　王艳华　蒋晓静

编　　委（按姓氏笔画为序）

王　雪（辽宁中医药大学）

王艳华（长春中医药大学）

伍永慧（湖南中医药大学）

吴小婉（广州中医药大学）

陈　璇（南京中医药大学）

梅　花（上海中医药大学）

蒋晓静（成都中医药大学）

程　婧（安徽中医药大学）

焦文娟（南京中医药大学）

鲁桂兰（南京市传染病医院）

秘　书　焦文娟（兼）

修订说明

为了更好地贯彻落实《国家中长期教育改革和发展规划纲要(2010-2020)》《医药卫生中长期人才发展规划(2011-2020)》《中医药发展战略规划纲要(2016-2030年)》和《国务院办公厅关于深化高等学校创新创业教育改革的实施意见》精神,做好新一轮全国高等中医药教育教材建设工作,全国高等医药教材建设研究会、人民卫生出版社在教育部、国家卫生和计划生育委员会、国家中医药管理局的领导下,在上一轮教材建设的基础上,组织和规划了全国高等中医药教育本科国家卫生和计划生育委员会"十三五"规划教材的编写和修订工作。

本轮教材修订之时,正值我国高等中医药教育制度迎来60周年之际,为做好新一轮教材的出版工作,全国高等医药教材建设研究会、人民卫生出版社在教育部高等中医学本科教学指导委员会和第二届全国高等中医药教育教材建设指导委员会的大力支持下,先后成立了第三届全国高等中医药教育教材建设指导委员会、首届全国高等中医药教育数字教材建设指导委员会和相应的教材评审委员会,以指导和组织教材的遴选、评审和修订工作,确保教材编写质量。

根据"十三五"期间高等中医药教育教学改革和高等中医药人才培养目标,在上述工作的基础上,全国高等医药教材建设研究会和人民卫生出版社规划、确定了首批中医学(含骨伤方向)、针灸推拿学、中药学、护理学4个专业(方向)89种国家卫生和计划生育委员会"十三五"规划教材。教材主编、副主编和编委的遴选按照公开、公平、公正的原则,在全国50所高等院校2400余位专家和学者申报的基础上,2200位申报者经教材建设指导委员会、教材评审委员会审定和全国高等医药教材建设研究会批准,聘任为主审、主编、副主编、编委。

本套教材主要特色包括以下九个方面:

1. **定位准确,面向实际** 教材的深度和广度符合各专业教学大纲的要求和特定学制、特定对象、特定层次的培养目标,紧扣教学活动和知识结构,以解决目前各院校教材使用中的突出问题为出发点和落脚点,对人才培养体系、课程体系、教材体系进行充分调研和论证,使之更加符合教改实际、适应中医药人才培养要求和市场需求。

2. **夯实基础,整体优化** 以培养高素质、复合型、创新型中医药人才为宗旨,以体现中医药基本理论、基本知识、基本思维、基本技能为指导,对课程体系进行充分调研和认真分析,以科学严谨的治学态度,对教材体系进行科学设计、整体优化,教材编写综合考虑学科的分化、交叉,既要充分体现不同学科自身特点,又应当注意各学科之间有机衔接;确保理论体系完善,知识点结合完备,内容精练、完整,概念准确,切合教学实际。

3. **注重衔接,详略得当** 严格界定本科教材与职业教育教材、研究生教材、毕业后教育教材的知识范畴,认真总结、详细讨论现阶段中医药本科各课程的知识和理论框架,使其在教材中得以凸显,既要相互联系,又要在编写思路、框架设计、内容取舍等方面有一定的区分度。

4. 注重传承,突出特色　本套教材是培养复合型、创新型中医药人才的重要工具,是中医药文明传承的重要载体,传统的中医药文化是国家软实力的重要体现。因此,教材既要反映原汁原味的中医药知识,培养学生的中医思维,又要使学生中西医学融会贯通,既要传承经典,又要创新发挥,体现本版教材"重传承、厚基础、强人文、宽应用"的特点。

5. 纸质数字,融合发展　教材编写充分体现与时代融合、与现代科技融合、与现代医学融合的特色和理念,适度增加新进展、新技术、新方法,充分培养学生的探索精神、创新精神;同时,将移动互联、网络增值、慕课、翻转课堂等新的教学理念和教学技术、学习方式融入教材建设之中,开发多媒体教材、数字教材等新媒体形式教材。

6. 创新形式,提高效用　教材仍将传承上版模块化编写的设计思路,同时图文并茂、版式精美;内容方面注重提高效用,将大量应用问题导入、案例教学、探究教学等教材编写理念,以提高学生的学习兴趣和学习效果。

7. 突出实用,注重技能　增设技能教材、实验实训内容及相关栏目,适当增加实践教学学时数,增强学生综合运用所学知识的能力和动手能力,体现医学生早临床、多临床、反复临床的特点,使教师好教、学生好学、临床好用。

8. 立足精品,树立标准　始终坚持中国特色的教材建设的机制和模式;编委会精心编写,出版社精心审校,全程全员坚持质量控制体系,把打造精品教材作为崇高的历史使命,严把各个环节质量关,力保教材的精品属性,通过教材建设推动和深化高等中医药教育教学改革,力争打造国内外高等中医药教育标准化教材。

9. 三点兼顾,有机结合　以基本知识点作为主体内容,适度增加新进展、新技术、新方法,并与劳动部门颁发的职业资格证书或技能鉴定标准和国家医师资格考试有效衔接,使知识点、创新点、执业点三点结合;紧密联系临床和科研实际情况,避免理论与实践脱节、教学与临床脱节。

本轮教材的修订编写,教育部、国家卫生和计划生育委员会、国家中医药管理局有关领导和教育部全国高等学校本科中医学教学指导委员会、中药学教学指导委员会等相关专家给予了大力支持和指导,得到了全国 50 所院校和部分医院、科研机构领导、专家和教师的积极支持和参与,在此,对有关单位和个人表示衷心的感谢! 希望各院校在教学使用中以及在探索课程体系、课程标准和教材建设与改革的进程中,及时提出宝贵意见或建议,以便不断修订和完善,为下一轮教材的修订工作奠定坚实的基础。

全国高等医药教材建设研究会

人民卫生出版社有限公司

2016 年 3 月

全国高等中医药教育本科
国家卫生和计划生育委员会"十三五"规划教材
教材目录

1	中国医学史(第2版)	主编 梁永宣
2	中医各家学说(第2版)	主编 刘桂荣
3	*中医基础理论(第3版)	主编 高思华 王 键
4	中医诊断学(第3版)	主编 陈家旭 邹小娟
5	中药学(第3版)	主编 唐德才 吴庆光
6	方剂学(第3版)	主编 谢 鸣
7	*内经讲义(第3版)	主编 贺 娟 苏 颖
8	*伤寒论讲义(第3版)	主编 李赛美 李宇航
9	金匮要略讲义(第3版)	主编 张 琦 林昌松
10	温病学(第3版)	主编 谷晓红 冯全生
11	*针灸学(第3版)	主编 赵吉平 李 瑛
12	*推拿学(第2版)	主编 刘明军 孙武权
13	*中医内科学(第3版)	主编 薛博瑜 吴 伟
14	*中医外科学(第3版)	主编 何清湖 秦国政
15	*中医妇科学(第3版)	主编 罗颂平 刘雁峰
16	*中医儿科学(第3版)	主编 韩新民 熊 磊
17	*中医眼科学(第2版)	主编 段俊国
18	中医骨伤科学(第2版)	主编 詹红生 何 伟
19	中医耳鼻咽喉科学(第2版)	主编 阮 岩
20	中医养生康复学(第2版)	主编 章文春 郭海英
21	中医英语	主编 吴 青
22	医学统计学(第2版)	主编 史周华
23	医学生物学(第2版)	主编 高碧珍
24	生物化学(第3版)	主编 郑晓珂
25	正常人体解剖学(第2版)	主编 申国明

26	生理学(第3版)	主编 郭 健 杜 联
27	病理学(第2版)	主编 马跃荣 苏 宁
28	组织学与胚胎学(第3版)	主编 刘黎青
29	免疫学基础与病原生物学(第2版)	主编 罗 晶 郝 钰
30	药理学(第3版)	主编 廖端芳 周玖瑶
31	医学伦理学(第2版)	主编 刘东梅
32	医学心理学(第2版)	主编 孔军辉
33	诊断学基础(第2版)	主编 成战鹰 王肖龙
34	影像学(第2版)	主编 王芳军
35	西医内科学(第2版)	主编 钟 森 倪 伟
36	西医外科学(第2版)	主编 王 广
37	医学文献检索(第2版)	主编 高巧林 章新友
38	解剖生理学(第2版)	主编 邵水金 朱大诚
39	中医学基础(第2版)	主编 何建成
40	无机化学(第2版)	主编 刘幸平 吴巧凤
41	分析化学(第2版)	主编 张 梅
42	仪器分析(第2版)	主编 尹 华 王新宏
43	有机化学(第2版)	主编 赵 骏 康 威
44	*药用植物学(第2版)	主编 熊耀康 严铸云
45	中药药理学(第2版)	主编 陆 茵 马越鸣
46	中药化学(第2版)	主编 石任兵 邱 峰
47	中药药剂学(第2版)	主编 李范珠 李永吉
48	中药炮制学(第2版)	主编 吴 皓 李 飞
49	中药鉴定学(第2版)	主编 王喜军
50	医药国际贸易实务	主编 徐爱军
51	药事管理与法规(第2版)	主编 谢 明 田 侃
52	中成药学(第2版)	主编 杜守颖 崔 瑛
53	中药商品学(第3版)	主编 张贵君
54	临床中药学(第2版)	主编 王 建 张 冰
55	中西药物配伍与合理应用	主编 王 伟 朱全刚
56	中药资源学	主编 裴 瑾
57	保健食品研发与应用	主编 张 艺 贡济宇
58	*针灸医籍选读(第2版)	主编 高希言
59	经络腧穴学(第2版)	主编 许能贵 胡 玲
60	神经病学(第2版)	主编 孙忠人 杨文明

61	实验针灸学(第2版)	主编	余曙光	徐 斌
62	推拿手法学(第3版)	主编	王之虹	
63	*刺法灸法学(第2版)	主编	方剑乔	吴焕淦
64	推拿功法学(第2版)	主编	吕 明	顾一煌
65	针灸治疗学(第2版)	主编	杜元灏	董 勤
66	*推拿治疗学(第3版)	主编	宋柏林	于天源
67	小儿推拿学(第2版)	主编	廖品东	
68	正常人体学(第2版)	主编	孙红梅	包怡敏
69	医用化学与生物化学(第2版)	主编	柯尊记	
70	疾病学基础(第2版)	主编	王 易	
71	护理学导论(第2版)	主编	杨巧菊	
72	护理学基础(第2版)	主编	马小琴	
73	健康评估(第2版)	主编	张雅丽	
74	护理人文修养与沟通技术(第2版)	主编	张翠娣	
75	护理心理学(第2版)	主编	李丽萍	
76	中医护理学基础	主编	孙秋华	陈莉军
77	中医临床护理学	主编	胡 慧	
78	内科护理学(第2版)	主编	沈翠珍	高 静
79	外科护理学(第2版)	主编	彭晓玲	
80	妇产科护理学(第2版)	主编	单伟颖	
81	儿科护理学(第2版)	主编	段红梅	
82	*急救护理学(第2版)	主编	许 虹	
83	传染病护理学(第2版)	主编	陈 璇	
84	精神科护理学(第2版)	主编	余雨枫	
85	护理管理学(第2版)	主编	胡艳宁	
86	社区护理学(第2版)	主编	张先庚	
87	康复护理学(第2版)	主编	陈锦秀	
88	老年护理学	主编	徐桂华	
89	护理综合技能	主编	陈 燕	

注:①本套教材均配网络增值服务;②教材名称左上角标有"*"者为"十二五"普通高等教育本科国家级规划教材。

第三届全国高等中医药教育教材建设指导委员会名单

顾　　　问	王永炎	陈可冀	石学敏	沈自尹	陈凯先	石鹏建	王启明
	秦怀金	王志勇	卢国慧	邓铁涛	张灿玾	张学文	张　琪
	周仲瑛	路志正	颜德馨	颜正华	严世芸	李今庸	施　杞
	晁恩祥	张炳厚	栗德林	高学敏	鲁兆麟	王　琦	孙树椿
	王和鸣	韩丽沙					

主任委员 张伯礼

副主任委员	徐安龙	徐建光	胡　刚	王省良	梁繁荣	匡海学	武继彪
	王　键						

常务委员 （按姓氏笔画为序）

	马存根	方剑乔	孔祥骊	吕文亮	刘旭光	许能贵	孙秋华
	李金田	杨　柱	杨关林	谷晓红	宋柏林	陈立典	陈明人
	周永学	周桂桐	郑玉玲	胡鸿毅	高树中	郭　娇	唐　农
	黄桂成	廖端芳	熊　磊				

委　　　员 （按姓氏笔画为序）

	王彦晖	车念聪	牛　阳	文绍敦	孔令义	田宜春	吕志平
	安冬青	李永民	杨世忠	杨光华	杨思进	吴范武	陈利国
	陈锦秀	徐桂华	殷　军	曹文富	董秋红		

秘 书 长 周桂桐（兼）　王　飞

秘　　　书 唐德才　梁沛华　闫永红　何文忠　储全根

全国高等中医药教育本科
护理学专业教材评审委员会名单

顾　　问　韩丽沙

主 任 委 员　孙秋华

副主任委员　徐桂华　陈锦秀　张先庚

委　　员（按姓氏笔画为序）

马小琴　刘兴山　池建淮　许　虹　李伊为　陈　燕　陈莉军
郝玉芳　胡　慧

秘　　书　马小琴（兼）

前　言

　　《传染病护理学》是全国高等中医药教育本科国家卫生和计划生育委员会"十三五"规划教材。在编写的过程中，坚持贯彻"三基、五性、三特定"的原则，目的不仅是让护理学本科学生能牢固地掌握传染病护理学基本理论知识，还使他们具有进行临床护理的思维和解决各种临床护理问题的能力。本教材适用于所有高等医药院校的护理学本、专科学生，也适用于临床护理工作者。

　　本教材的内容一共八章，按传染病学总论、病毒感染性疾病、细菌感染性疾病、恙虫病、立克次体感染、钩端螺旋体病、原虫感染性疾病、蠕虫感染性疾病的顺序编写。各传染病的内容按概念、病原学、流行病学、发病机制与病理、临床表现、实验室及其他检查、诊断要点、护理诊断/问题、护理措施、健康教育、中医护理概要的结构来编写。教材编写中注重编写内容的系统性、适用性和创新性。其特点是：①进一步明确护理程序是临床护理工作和思维的方法，以护理程序为框架编写，培养学生主动思维、及时发现和正确解决临床护理问题的能力。②内容编写上，疾病通过病例导入，同时加入课堂互动环节，提出相关问题，可以激发学生学习的兴趣，锻炼学生的思维；加入知识链接、知识拓展环节，增加知识的趣味性和先进性。③各论中将疾病的治疗、隔离纳入护理措施中。特异性病原治疗在用药护理措施中体现，对症治疗在对症及并发症护理措施中体现，隔离在一般护理措施中体现，从而减少了疾病内容上的重复，使疾病的护理知识更加系统。④增加中医护理概要知识点，既体现了中医院校教材的特点，与中医临床护理知识衔接，又能为学生临床解决患者的护理问题提供更多的思路和方法。本教材制作了网络增值服务，在学习本教材的过程中，同时参考网络增值服务，则有可能提高学习效果。

　　本教材的编者来自全国各高等医药院校及医疗机构，全体编者都以高度认真负责的态度参与了工作。编写分工如下：第一章由陈璇完成；第二章第一、八、十二、十三节由梅花完成，第二、三、五、六、十一节由蒋晓静完成，第四、七、九、十节由吴小婉完成；第三章第一、二、四、六节由王雪完成，第三、五、七节由伍永慧完成，第八、九、十、十一节由王艳华完成；第四章由程婧完成；第五章由鲁桂兰完成；第六章、第七章由焦文娟完成；第八章第一、二节由陈璇完成，第三、四节由焦文娟完成，第五节由程婧完成。

　　教材内容尚需接受课堂教学和医院临床工作实践检验，请各院校师生、临床护理工作者在使用本教材过程中，提出意见和建议，便于我们以后加以改进和完善。

编者

2016 年 3 月

目　录

第一章　总论 ………………………………………………………… 1

第一节　传染病概述 ……………………………………………… 1

一、传染病的特征 ……………………………………………… 1

二、传染病的流行过程及影响因素 ………………………… 3

第二节　传染病的诊断与治疗 ………………………………… 4

一、传染病的诊断 ……………………………………………… 4

二、传染病的治疗 ……………………………………………… 5

第三节　传染病的预防 ………………………………………… 6

一、管理传染源 ………………………………………………… 6

二、切断传播途径 ……………………………………………… 7

三、保护易感人群 ……………………………………………… 7

第四节　传染病的隔离与消毒 ………………………………… 8

一、传染病的隔离 ……………………………………………… 8

二、传染病的消毒 ……………………………………………… 10

第五节　传染病常见症状体征的护理 ……………………… 11

一、发热 ………………………………………………………… 11

二、皮疹 ………………………………………………………… 13

三、腹泻 ………………………………………………………… 14

四、意识障碍 …………………………………………………… 15

第二章　病毒感染性疾病 ……………………………………… 18

第一节　病毒性肝炎 …………………………………………… 18

第二节　流行性乙型脑炎 ……………………………………… 28

第三节　狂犬病 ………………………………………………… 32

第四节　流行性感冒 …………………………………………… 37

附：人禽流行性感冒 ………………………………………… 41

第五节　流行性腮腺炎 ………………………………………… 43

第六节　麻疹 …………………………………………………… 47

第七节　肾综合征出血热 ……………………………………… 51

第八节　水痘 …………………………………………………… 56

第九节　登革热和登革出血热 ………………………………… 60

第十节　艾滋病 ………………………………………………… 66

第十一节　手足口病 …………………………………………… 72

第十二节　严重急性呼吸综合征 ……………………………… 76
第十三节　埃博拉出血热 ………………………………………… 81
第三章　细菌感染性疾病 ……………………………………………… 88
第一节　伤寒、副伤寒 ………………………………………… 88
一、伤寒 ………………………………………………………… 88
二、副伤寒 ……………………………………………………… 95
第二节　细菌性食物中毒 ……………………………………… 96
第三节　细菌性痢疾 …………………………………………… 100
第四节　霍乱 …………………………………………………… 107
第五节　流行性脑脊髓膜炎 …………………………………… 114
第六节　布鲁菌病 ……………………………………………… 120
第七节　猩红热 ………………………………………………… 125
第八节　白喉 …………………………………………………… 129
第九节　百日咳 ………………………………………………… 134
第十节　鼠疫 …………………………………………………… 138
第十一节　炭疽 ………………………………………………… 144
第四章　恙虫病 ………………………………………………………… 151
第五章　立克次体感染 ………………………………………………… 158
第一节　流行性斑疹伤寒 ……………………………………… 158
第二节　地方性斑疹伤寒 ……………………………………… 163
第六章　钩端螺旋体病 ………………………………………………… 166
第七章　原虫感染性疾病 ……………………………………………… 174
第一节　溶组织内阿米巴感染 ………………………………… 174
一、肠阿米巴病 ………………………………………………… 174
二、肝阿米巴病 ………………………………………………… 179
第二节　疟疾 …………………………………………………… 181
第八章　蠕虫感染性疾病 ……………………………………………… 189
第一节　日本血吸虫病 ………………………………………… 189
第二节　钩虫病 ………………………………………………… 195
第三节　囊尾蚴病 ……………………………………………… 199
第四节　蛔虫病 ………………………………………………… 203
第五节　华支睾吸虫病 ………………………………………… 207
附录一　常用物品消毒灭菌方法 ……………………………………… 212
附录二　常见传染病潜伏期、隔离期和观察期 ……………………… 221
附录三　中华人民共和国传染病防治法 ……………………………… 223
附录四　突发公共卫生事件与传染病疫情监测信息报告管理办法 … 235
主要参考书目 …………………………………………………………… 240

第一章

总　论

📖 **学习目的**

通过学习传染病的概述、诊断与治疗、预防、隔离与消毒、常见症状体征护理的相关知识,为后续各类传染病护理知识的学习奠定基础。

学习要点

传染病的特征、传染病流行过程的基本条件、传染病的预防、传染病的隔离、传染病常见症状体征(发热、皮疹、腹泻、意识障碍)的护理措施。

传染病(communicable disease)是指由病原微生物(如朊粒、病毒、衣原体、立克次体、支原体、细菌、真菌、螺旋体)或寄生虫(如原虫、蠕虫、医学昆虫)感染人体后产生的有传染性、在一定条件下可造成流行的疾病。感染性疾病(infectious disease)是指由病原体感染所致的疾病,包括传染病和非传染性感染性疾病。

随着人类社会的进步和医学技术水平的提高,有些传染病如天花、脊髓灰质炎、白喉、百日咳等已被消灭或得到控制,有些传染病,由于疫苗的广泛应用也在逐渐减少。但也有一些新发现的传染病,如严重急性呼吸综合征、艾滋病、禽流感、埃博拉病毒病、手足口病和中东呼吸综合征等也逐渐开始流行,有可能再次肆虐人类。

传染病护理学是一门研究传染病临床护理理论与实践的科学。传染病护理是传染病防治工作的重要组成部分,不仅关系到患者能否早日恢复健康,而且对终止传染病在人群中的传播也具有重要的意义。本书旨在使学生掌握常见传染病护理的基本理论和技能,并能开展社区传染病防治知识宣传教育。

第一节　传染病概述

一、传染病的特征

传染病的致病因素是病原体(pathogen),它在人体内发生发展的过程与其他致病因素所造成的疾病有本质上的区别。传染病的基本特征和临床特征如下。

1. 基本特征

(1) 有病原体:每一个传染病都是由特异性的病原体引起的,包括病原微生物与寄生虫。目前部分传染病的病原体仍未被充分认识。

笔记

1

（2）有传染性：传染性（infectivity）意味着病原体能通过某种途径感染他人。传染病患者有传染性的时期称为传染期，是决定患者隔离期限的重要依据。

（3）有流行病学特征：传染病的流行过程在自然和社会因素的影响下，表现出各种特征，称流行病学特征（epidemiologic feature）。传染病的发病可分为散发性发病、流行、大流行和暴发流行。传染病发病率在时间上（季节分布）、空间上（地区分布）、不同人群（年龄、性别、职业）中的分布，也是流行病学特征。

（4）有免疫性：人体感染病原体后，均能产生针对病原体及其产物（如毒素）的特异性免疫，称为感染后免疫（postinfection immunity）。感染后免疫属于主动免疫，通过抗体转移而获得的免疫属于被动免疫。由于病原体的种类不同，感染后免疫持续时间和强弱也有很大差异。

2. 临床特征

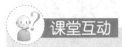

同样病原体感染者在不同免疫力状态下，可能会有哪些不同临床表现？

（1）传染病感染过程的临床表现：病原体（pathogens）通过各种途径进入人体后，就开始了感染过程。感染后的表现与病原体的致病力和机体的免疫功能有关，产生了感染过程的各种不同表现。

1）病原体被清除：病原体进入人体后，通过非特异性免疫或特异性免疫被清除，不引起临床表现。

2）隐性感染：隐性感染（covert infection）又称亚临床感染（subclinical infection），是指病原体侵入人体后，仅引起机体产生特异性的免疫应答，不引起或只引起轻微的组织损伤，在临床上不出现任何症状、体征，甚至生化改变，只能通过免疫学检查才能发现。隐性感染过程结束以后，大多数人获得不同程度的特异性主动免疫，病原体可被清除。少数人转变为病原携带状态，病原体持续存在于体内，称为无症状病原携带者，如伤寒、菌痢、乙型肝炎等。

3）显性感染：显性感染（overt infection）又称临床感染（clinical infection），是指病原体侵入人体后，不但引起机体发生免疫应答，而且通过病原体本身的作用或机体的变态反应，导致组织损伤，引起病理改变和临床表现。显性感染过程结束后，病原体可被清除，感染者获得特异性免疫力，不易再受感染。有些感染者病后免疫并不巩固，容易再受感染而发病。小部分感染者转变为病原携带者。

4）病原携带状态：病原携带状态（carrier state）是指病原体在体内生长、繁殖并排出体外，但人体不出现疾病的临床表现。按病原体种类不同分为带病毒者、带菌者与带虫者等。病原携带者具有传染性，如伤寒、痢疾、霍乱、白喉、流行性脑脊髓膜炎和乙型肝炎等病原携带者，可成为重要的传染源。

5）潜伏性感染：潜伏性感染（latent infection）是指病原体感染人体后，寄生在机体中某些部位，由于机体免疫功能使病原体局限而不引起显性感染，但又不能将其清除，病原体可长期潜伏下来。与病原携带状态不同，潜伏性感染期间，病原体一般不排出体外成为传染源。当机体免疫功能下降时，才引起显性感染。常见的潜伏性感染有单纯疱疹、带状疱疹、疟疾、结核等。

上述感染的 5 种表现形式在不同感染性疾病中各有侧重。一般来说,隐性感染最常见,病原携带状态次之,显性感染所占比重最低,而且一旦出现,则容易识别。上述感染的 5 种表现形式不是一成不变的,在一定条件下可相互转变。

(2) 传染病病程发展的临床表现:按其发生、发展和转归,通常分为 4 期。

1) 潜伏期:从病原体侵入人体起,在体内繁殖、转移、定位、引起组织损伤和功能改变,导致临床症状出现之前的整个过程称为潜伏期(incubation period)。对传染病诊断与检疫有重要意义。

2) 前驱期:从起病至症状明显开始为止的时期称为前驱期(prodromal period)。在前驱期中的临床表现通常是非特异性的,如头痛、发热、疲乏、食欲缺乏、肌肉酸痛等,为许多传染病所共有,一般持续 1~3 天。起病急骤者可无前驱期。

3) 症状明显期:急性传染病患者渡过前驱期后,某些传染病(如麻疹、水痘)患者绝大多数转入症状明显期(period of apparent manifestation)。在此期间该传染病所特有的症状和体征通常都获得充分表现,病情达顶峰。

4) 恢复期:机体免疫力增长至一定程度,体内病理生理过程基本终止,患者症状及体征基本消失,临床上称为恢复期(convalescent period)。

有些传染病患者进入恢复期后,已稳定退热一段时间,由于潜伏于组织内的病原体再度繁殖至一定程度,使初发病的症状再度出现,称为复发(relapse)。有些患者在恢复期,体温未稳定下降至正常,又再发热时,称为再燃(recrudescence)。

课堂互动

复发和再燃的关键区别点是什么?

(3) 常见症状与体征:各种传染病临床表现各异,但常表现出一些共同的症状、体征,如发热、发疹、黄疸及除发热以外的毒血症症状如头痛、全身不适、疲乏、厌食、肌肉骨骼疼痛等,严重者可出现意识障碍、呼吸衰竭及感染性休克。由于传染病的特殊性,患者还常常产生心理障碍,出现焦虑、抑郁等症状。由于病原体及其代谢产物的作用,也可出现单核-巨噬细胞系统充血、增生性反应,临床上表现为肝、脾和淋巴结肿大。

二、传染病的流行过程及影响因素

1. 传染病流行过程的基本条件

(1) 传染源:传染源(source of infection)是指病原体已在体内生长繁殖并能将其排出体外传染其他个体的人和动物。包括:①患者:是重要传染源,包括急性期及慢性期患者。轻型患者数量多而不易被发现,作为传染源意义更大。②隐性感染者:在某些传染病(如脊髓灰质炎)中是重要传染源。③病原携带者:慢性病原携带者不显现出症状而长期排出病原体,在某些传染病(如伤寒、细菌性痢疾)中有重要的流行病学意义。④受感染的动物:某些动物间的传染病,如狂犬病、鼠疫等,也可传给人类,引起严重疾病。还有一些传染病如血吸虫病,受感染动物是传染源中的一部分。

(2) 传播途径:病原体离开传染源后,到达另一个易感者的途径,称为传播途径

笔记

(route of transmission)。传播途径一般可分为:①空气传播:主要有流感、麻疹、白喉、肺结核、严重急性呼吸综合征等;②经水传播:主要有伤寒、某些病毒性肝炎、血吸虫病、菌痢等;③饮食传播:有多种肠道传染病、多种肠道寄生虫病和个别呼吸道传染病如结核、白喉等;④接触传播:可分为直接(狂犬病、性病等)和间接(通过污染的手或日常用品等)两类;⑤虫媒传播:经节肢动物如蚊、蝇、虱、蚤等媒介的传染病,有疟疾、乙脑、登革热、立克次体病等;⑥土壤传播:土壤中的感染期蚴(如钩虫)或芽胞(如破伤风、炭疽)可钻入皮肤或玷污皮肤伤口而引起感染;⑦其他还有血液、医源性传播,有乙型肝炎、丙型肝炎、艾滋病等。

(3) 人群易感性:易感者(susceptible person)是指对某种传染病缺乏特异性免疫力的人。儿童特别是婴幼儿由于缺乏特异免疫,青壮年男子由于职业、工作时与病原微生物接触多而易获感染。免疫缺陷者对多种病原微生物易感。易感者在人群中达到一定数量时,则传染病的流行很容易发生。

 课堂互动

传染源、传播途径和易感人群三个基本条件需形成什么样的关系才会导致传染?

2. 影响流行过程的因素

(1) 自然因素:自然环境中的各种因素,包括地理、气候和生态等条件对流行过程的发生和发展有重要的影响。如我国北方有黑热病地方性流行区,南方有血吸虫病地方性流行区。寒冷季节多发生呼吸道传染病,炎热夏季多发生消化道传染病。

(2) 社会因素:人群营养水平、居住条件、劳动环境、卫生设施、防疫工作等对传染病的发生和流行起着比自然因素更为重要的作用。

第二节 传染病的诊断与治疗

一、传染病的诊断

早期明确传染病的诊断有利于患者的隔离和治疗。传染病的诊断要综合分析下列三个方面的资料。

1. 临床资料 全面而准确的临床资料来源于详尽的病史询问和细致的体格检查。病史询问应了解发病的诱因和起病的方式,体格检查时应注意有诊断价值的体征,如玫瑰疹、焦痂、腓肠肌压痛等。

2. 流行病学资料 流行病学资料在传染病的诊断中占重要地位,包括发病年龄、职业、季节、地区及生活习惯、预防接种史及既往病史。

 课堂互动

有哪些检测方法可用于发现传染病的病原体呢?

3. 实验室及其他检查资料

(1) 一般检查:①血常规检查:细菌感染时白细胞计数增多,如流行性脑脊髓膜炎、败血症等。病毒、原虫感染时白细胞计数常减少,如病毒性肝炎、疟疾等。嗜酸性粒细胞增多往往见于钩虫、血吸虫等蠕虫感染,嗜酸性粒细胞减少常见于伤寒、流行性脑脊髓膜炎等。②尿常规检查:尿中见红细胞、白细胞、蛋白、管型等,有助于钩端螺旋体病和肾综合征出血热的诊断。③粪便常规检查:粪便中见红细胞、白细胞、虫卵等,有助于细菌性痢疾、感染性腹泻、蠕虫感染等消化道传染病的诊断。④血液生化检查:血清酶学检测、血清蛋白检测、血尿素氮检测等有助于病毒性肝炎、肾综合征出血热等疾病的诊断。

(2) 病原学检查:通过显微镜或肉眼直接检出病原体而明确诊断,例如从血液、骨髓涂片中可检出疟原虫、微丝蚴,从粪便涂片中检出各种寄生虫卵及阿米巴原虫,还可直接用肉眼检出绦虫节片。通过人工培养基分离培养检出病原体,如细菌、螺旋体和真菌等。病毒、立克次体可通过动物接种或组织培养分离。在疾病早期及使用抗生素之前采集标本有助于提高检测阳性率。

(3) 分子生物学检测:通过分子杂交方法或聚合酶链反应(Polymerase Chain Reaction, PCR)可检出特异性的病原体核酸,如检测肝炎病毒的 DNA 和 RNA。

(4) 免疫学检查:最常用的免疫学检查方法是应用已知抗原或抗体检测血清或体液中的相应抗体或抗原。免疫学检测可用于诊断、判断患者的免疫功能状态、调查该病的流行病学情况和人群免疫水平。

1) 特异性抗体检测:在急性期及恢复期采双份血清检测其抗体,抗体由阴性转为阳性或抗体滴度升高 4 倍以上时有重要意义。特异性 IgM 型抗体的检出有助于诊断现症或近期感染。凝集反应用于检测伤寒、副伤寒抗体(肥达反应),补体结合反应常用于检测病毒感染,中和反应常用于流行病学调查,免疫荧光检查具有快速诊断的作用。

2) 特异性抗原检测:在病原体直接分离培养不成功的情况下,病原体特异性抗原检测可提供病原体存在的直接证据,其诊断意义比抗体检测更为可靠且早期即可出现阳性,有助于早期诊断。

3) 免疫标记技术:包括酶标记技术、免疫荧光技术、放射免疫测定、非放射标记技术、印迹术,可特异性测定体液中微量抗原和抗体含量,并且进行定位。

4) 其他:皮肤试验常用于结核病和血吸虫病的流行病学调查,免疫球蛋白检测、T细胞亚群检测常用于艾滋病的诊断。

(5) 其他检查:影像学 X 线检查、超声检查、CT 和 MRI 用于检查肺结核、病毒性肝炎、肝硬化、脑脓肿和脑囊虫病等。内镜检查中结肠镜检查可用于慢性细菌性痢疾、血吸虫病、阿米巴痢疾等诊断,纤维支气管镜常用于诊断艾滋病并发肺孢子菌病和支气管淋巴结核病。活组织检查有助于肝炎组织病理诊断及皮肌型囊尾蚴病诊断,有明确诊断的意义。

二、传染病的治疗

治疗传染病的目的,不仅在于促进患者的康复,还在于控制传染源,防止进一步传播。

课堂互动

传染病治疗有哪些方面？其中关键措施是什么？

1. **一般治疗及支持治疗** 按患者所患传染病的传播途径采取相应的隔离消毒措施。根据不同的疾病过程给予各种合理饮食，足量维生素供给，应用各种血液和免疫制品增强患者体质和免疫功能，以及维持患者水和电解质平衡等各项必要的措施。

2. **特异性病原治疗** 特异性病原治疗既能清除病原体，又能达到控制和消除传染源的作用，是治疗传染病的关键措施。常用的治疗有：①抗生素：在传染病治疗中应用最广泛，主要是对细菌性传染病有显著疗效。临床应用时严格掌握适应证，最好根据细菌培养及药物敏感试验的结果选药。另外还应注意用量要适当、疗程要充足，并密切注意观察药物不良反应。②抗病毒药：可用于治疗病毒感染性疾病，但目前有效抗病毒药物尚不多。③化学制剂：可用于治疗细菌性感染及寄生虫病。④抗毒素：注射后可中和患者血液和组织液内毒素，达到治疗目的。

3. **对症治疗** 对症治疗不但有减轻患者痛苦的作用，而且通过调整患者各系统的功能，可减少机体消耗，保护重要器官，使损伤减低至最低限度。例如在高热时采取的各种降温措施；脑水肿时采取的各种脱水疗法；抽搐时采取的镇静措施；昏迷时采取的苏醒措施；心力衰竭时采取的强心措施；休克时采取的改善微循环措施；严重毒血症时采用的肾上腺糖皮质激素疗法等。

4. **康复治疗** 某些传染病如脊髓灰质炎和脑膜炎等可引起一定程度的后遗症，需要采用针灸、理疗等疗法促进康复。

5. **中医中药疗法** 中医中药疗法对调整患者各系统功能起相当重要的作用，某些中药如黄连、鱼腥草、板蓝根等还有抗微生物作用。

第三节 传染病的预防

一、管理传染源

1. **传染患者管理** 对患者应尽量做到五早：早发现、早诊断、早报告、早隔离、早治疗。建立健全的医疗卫生防疫机构，开展传染病卫生宣传教育，提高人群对传染病识别能力，对早期发现、早期诊断传染病有重要意义。一旦发现传染病患者或疑似患者，应立即隔离治疗。隔离期限由传染病的传染期或化验结果而定，应在临床症状消失后进行2~3次病原学检查（每次间隔2~3天），结果均为阴性时方可解除隔离。

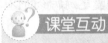

课堂互动

如何进行早报告？不同种类传染病的早报告有什么区别？

传染病的报告制度是早期发现传染病的重要措施。医疗防疫人员必须严格遵守

《传染病信息报告管理规范》规定的传染病报告时限。2004 年 12 月 1 日起施行的《中华人民共和国传染病防治法》将法定传染病分为三类:①甲类:共 2 种,鼠疫和霍乱;②乙类:共 25 种,严重急性呼吸综合征(传染性非典型肺炎)、艾滋病、病毒性肝炎、脊髓灰质炎、人感染高致病性禽流感、麻疹、流行性出血热、狂犬病、流行性乙型脑炎、登革热、炭疽、细菌性和阿米巴性痢疾、肺结核、伤寒和副伤寒、流行性脑脊髓膜炎、百日咳、白喉、新生儿破伤风、猩红热、布鲁菌病、淋病、梅毒、钩端螺旋体病、血吸虫病、疟疾;③丙类:共 10 种,流行性感冒、流行性腮腺炎、风疹、急性出血性结膜炎、麻风病、流行性和地方性斑疹伤寒、黑热病、包虫病、丝虫病、除霍乱、细菌性和阿米巴性痢疾、伤寒和副伤寒以外的感染性腹泻病。

2. 传染病接触者管理　接触者是指与传染源发生过接触的人。接触者可能受到感染而处于疾病的潜伏期,有可能是传染源。对接触者应根据具体情况采取检疫措施、医学观察、预防接种或药物预防。检疫期限由最后接触之日算起,至该病最长潜伏期。

3. 病原携带者管理　在人群中发现病原携带者,应对其采取管理、治疗、随访观察、调整工作岗位等措施,特别是对于服务行业及托幼机构工作人员应定期检查,及时发现病原携带者。

4. 动物传染源管理　对动物传染源,如属于经济价值的家禽、家畜,应尽可能加以治疗,必要时宰杀后加以消毒处理,如无经济价值者则设法消灭。

二、切断传播途径

根据各种传染病的传播途径采取措施,如消化道传染病,应着重加强饮食卫生、个人卫生及粪便管理,保护水源,消灭苍蝇、蟑螂、老鼠等。对呼吸道传染病,应着重进行空气消毒,提倡外出时戴口罩,流行期间少到公共场所。教育群众不随地吐痰,咳嗽和打喷嚏时要用手帕捂住口鼻。对虫媒传染病,应大力开展爱国卫生运动,采用药物等措施进行防虫、驱虫、杀虫。加强血源和血制品的管理、防止医源性传播是预防血源性传染病的有效手段。

做好隔离和消毒工作,是切断传播途径的重要措施。具体措施参见本章第四节"传染病的隔离与消毒"。

三、保护易感人群

1. 增强非特异性免疫力　非特异性免疫是机体对进入体内的异物的一种清除机制,不牵涉对抗原的识别和免疫应答的增强。可以通过天然屏障作用(如皮肤、黏膜、血 - 脑脊液屏障和胎盘屏障等)、单核 - 吞噬细胞系统的吞噬作用、体液因子作用(如补体、溶菌酶、各种细胞因子)而清除病原体。增强非特异性免疫力的措施包括改善营养、加强体育锻炼、形成规律的生活方式、养成良好的卫生习惯等。

2. 增强特异性免疫力　特异性免疫是指由于对抗原特异性识别而产生的免疫。特异性免疫通常只针对一种传染病,感染后免疫都属于特异性免疫,而且是主动免疫。增强特异性免疫力可采用人工免疫法,其中包括人工自动免疫和人工被动免疫两类。

(1) 人工自动免疫:是根据病原微生物及其产物可激发特异性免疫的原理,用病原微生物或其毒素制成生物制品给人预防接种,使人主动地产生免疫力。预防接种后,人体免疫力可在 1~4 周内出现,维持数月至数年。人工自动免疫用的生物制品有活菌(疫)苗、死菌(疫)苗、类毒素三种。活菌(疫)苗由毒力减弱的活病原体(如细菌、螺旋体、病毒、立克次体等)制成,亦称减毒活菌(疫)苗,目前常用的有卡介苗、麻疹疫苗、脊髓灰质炎疫苗等。死菌(疫)苗亦称灭活菌(疫)苗,如目前常用的伤寒副伤寒联合菌苗、流脑多糖菌苗、流行性乙型脑炎疫苗等。细菌所产生的外毒素经甲醛处理后,去其毒性而保留其抗原性即为类毒素,如白喉类毒素、破伤风类毒素等。目前已从完整病原体疫苗发展到基因工程合成的蛋白质或肽链疫菌。

(2) 人工被动免疫:是用含特异性抗体的免疫血清给人注射,以提高人体免疫力。注入人体后免疫立即出现,但持续时间仅 2~3 周,主要用于治疗某些由外毒素致病原引起的疾病,或与某些传染病患者接触后的应急预防措施。人工被动免疫用的生物制品有抗毒素与丙种球蛋白、特异高价免疫球蛋白等。

第四节 传染病的隔离与消毒

一、传染病的隔离

隔离是把传染病患者、病原携带者安置在指定地方,与健康人和非传染病患者分开,进行集中治疗和护理,以防止病原体的扩散和传播的措施。

1. 传染病科设置要求

(1) 传染病科门诊的设置:①传染病科门诊应与普通门诊分开,并应附设挂号收费处、小药房、治疗室、化验室、观察室等,以便将传染病患者和普通门诊患者分开;②传染病科门诊分别设置消化道传染病、呼吸道传染病等诊室,每个诊室为 1 个隔离单位,分别接诊不同种类的传染病患者。

(2) 传染病科病房设置

1) 病房的区域划分:①清洁区:指未与患者接触、未被病原微生物污染的区域,如更衣室、值班室、库房、配餐室、会议室等;②半污染区:指有可能被病原微生物污染的区域,如内走廊、医护办公室、治疗室、处置室等;③污染区:指常与患者接触、经常被病原微生物污染的区域,如病室、患者洗浴间、入院处置室、污衣污物间等。

2）病房的设施：①传染病病房有患者生活区与医护人员工作区两部分，由较宽的内走廊与之隔开。患者生活区面向开放式外走廊，其中包括病室、厕所、患者洗浴间。所有污染衣物、送检标本和尸体等均经外走廊送出。医护人员工作区包括卫生通过间、医护办公室、治疗室、储藏室等，供工作人员使用。每个病室均应附设缓冲间，供工作人员穿脱隔离衣、洗手、进出病室之间。每个病室与内走廊之间设置供递送药品和器材用的传递柜，柜门有里外两层，使用后要随时将柜门关闭，以保持内走廊少受污染。每个病室通向外走廊的窗下分别设置传递窗和污衣、标本存放柜。②传染病房应有消毒设备，如消毒柜、紫外线灯、甲醛蒸气箱等。并应有污物处理、污水净化装置，以及完善的防蚊、蝇和空调设备。

2. 隔离原则与方法

（1）在标准预防的基础上，根据疾病的传播途径，制定相应的隔离与预防措施。一种疾病可能有多种传播途径时，应将多种防护措施结合使用。

（2）隔离病室应有隔离标志，并限制人员的出入。如黄色为严密隔离、橙色为接触隔离、蓝色为呼吸道隔离、棕色为肠道隔离、红色为体液 - 血液隔离等。

（3）传染病患者或可疑传染病患者应安置在单人隔离房间。受条件限制的医院，同种病原体感染者可安置于一室。

（4）隔离的传染病患者或疑似传染患者产生的医疗废物，应严格执行医疗废物管理条例，防止病原体扩散和传播。

（5）解除隔离原则：已满隔离期者、连续多次病原检测阴性者，确定被隔离者不再排出病原体，即可解除隔离。

3. 隔离种类

课堂互动

隔离的种类有哪些？不同种类的隔离措施有哪些区别点？

（1）呼吸道隔离：适用于各种呼吸道传染病，如麻疹、流行性脑脊髓膜炎等。隔离方法：①相同病种住同一房间，床与床之间距离为 2 米。②接近患者应戴口罩，必要时穿隔离衣。③患者鼻咽分泌物、与分泌物接触过的物品，需进行消毒处理。④限制患者外出，如要到其他科室检查时需戴口罩。⑤病室用紫外线进行空气消毒，每天 2 次，通风每天不少于 3 次，地面擦洗每天 2 次，室内保持一定温度和湿度。

（2）消化道隔离：适用于消化道传染病，如伤寒、细菌性痢疾等。隔离方法：①不同病种患者最好分房收治，如条件不允许，患者也可同居一室，但每个患者之间必须实行隔离，床边挂上"床边隔离"标记。②密切接触患者时要穿隔离衣，护理不同病种患者要更换隔离衣。护理完患者要严格消毒双手。③患者的食具、便器要专用，用后要消毒。患者的呕吐物及排泄物也应进行消毒。④患者之间不能交换用物、书报等。⑤病房设纱窗、纱门，做好防蝇、灭蝇及灭蟑螂工作。

（3）严密隔离：适用于霍乱、鼠疫、严重急性呼吸综合征和某些传染性强的传染病。①患者应住单人房间，门上标明"严密隔离"标记。门口设置用消毒液浇洒的脚垫，门把手包以消毒液浸湿的布套。②病房内设备固定、专用，室内物品须经严密消毒处理后方可拿出室外。③工作人员进入严密隔离病房需另戴帽子、口罩及穿隔离衣、围裙,换隔离胶鞋。④患者的食具、便器、排泄物、分泌物均按不同的处理方法严密消毒处理。⑤患者禁止出病室,禁止探视和陪住。⑥病室须每日消毒。患者出院或死亡,其病室必须进行终末消毒。

(4) 虫媒隔离:适用于以昆虫为媒介的传染病,如疟疾、流行性乙型脑炎等。隔离方法:①病室应有防蚊设备,经常检查纱门、纱窗是否完好,并应喷洒灭蚊药物。②由虱子蚤类传播的疾病,患者入院时要做好灭虱蚤和卫生管理工作。

(5) 接触隔离:适用于病原体直接或间接的接触皮肤或黏膜而引起的传染病,如破伤风、狂犬病等。隔离方法:①不同病种应分室收住。②接触患者应戴口罩和帽子、穿隔离衣,护理不同病种患者时须更换隔离衣并洗手。③为患者换药及进行护理时应戴橡皮手套,已被污染的用具和敷料应严密消毒或焚烧。④患者出院或死亡,病室应进行终末消毒。

(6) 体液-血液隔离:适用于由血液、体液及血制品传播的传染病,如乙型肝炎、艾滋病等。隔离方法:①同病种患者可同住一室。②若患者的血液、体液有可能污染工作服时,需穿隔离衣。接触患者的血液、体液时需戴手套,必要时戴护目镜。③医疗器械应进行严格消毒,有条件时可使用一次性用品。④被患者的血液或体液污染的物品,应销毁或装入污物袋中,并做好标记,送出病房进行彻底消毒处理或焚烧。⑤当触摸患者或接触到患者的血液或体液时,要认真洗手后再检查或护理其他患者。

二、传染病的消毒

是指消除或杀灭由传染源排出到外环境中的病原体,从而切断传播途径,控制传染病的传播。

1. 消毒种类

(1) 疫源地消毒:指对有传染源存在或曾经有过传染源的地点所进行的消毒。包括:①随时消毒:随时对传染源的排泄物、分泌物和污染物品进行消毒,以便及时杀灭从传染源排出的病原体,防止传播。②终末消毒:指传染源已离开疫源地所进行的最后彻底的消毒措施,以便杀灭残留在疫源地内各种物体上的病原体。如患者出院、死亡、转科,其所住病室和物品等的消毒即是终末消毒。

(2) 预防性消毒:是指在未发现传染源的情况下,对可能受到病原体污染的场所、物品和人体所进行的消毒。如饮用水消毒、餐具消毒、空气消毒、手术室及医务人员手的消毒。

2. 消毒方法

(1) 物理消毒法

1) 热力灭菌法:如煮沸消毒、高压蒸汽灭菌、预真空型压力蒸汽灭菌、焚烧消毒、巴氏消毒法等,可以通过高温使微生物的蛋白质及酶发生变性或凝固,新陈代谢发生障碍而死亡。

2) 辐射消毒法:如日晒、紫外线、红外线、微波消毒、γ射线、高能电子束(β射线)等。紫外线穿透力差,对真菌孢子、细菌芽胞效果差,对乙型肝炎病毒(hepatitis b virus,HBV)和人免疫缺陷病毒(human immunodeficiency virus,HIV)无效。γ射线和β射线杀菌谱广,剂量易控制,但设备昂贵。

(2) 化学消毒法:是指用化学消毒药物使病原体蛋白质变性而致其死亡的方法。常用的化学消毒剂有以下几种。

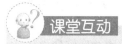

课堂互动

不同种类的器具消毒需用不同化学消毒法,那么精密仪器消毒应该用哪一种?

1) 含氯消毒剂:常用的有含氯石灰(漂白粉)、次氯酸钠、氯胺及二氯异氰尿酸钠等。这类消毒剂在水中产生次氯酸,有杀菌作用强、杀菌谱广、作用快、余氯毒性低及价廉等特点,但对金属制品有腐蚀作用。适用于餐(茶)具、环境、水、疫源地等消毒。

2) 氧化消毒剂:如过氧乙酸、过氧化氢、臭氧、高锰酸钾等。主要靠其强大的氧化能力灭菌,其杀菌谱广、速效,但对金属、织物等有较强腐蚀性与刺激性。

3) 醛类消毒剂:常用的有甲醛和戊二醛等,有广谱、高效、快速杀菌作用。戊二醛对橡胶、塑料、金属器械等物品无腐蚀性,适用于精密仪器、内镜消毒,但对皮肤黏膜有刺激性。

4) 杂环类气体消毒剂:主要有环氧乙烷、环氧丙烷等。为广谱高效消毒剂,杀灭芽胞能力强,对一般物品无损害。常用于电子设备、医疗器械、精密仪器及皮毛类等消毒。

5) 碘类消毒剂:常用 2% 碘酊及 0.5% 碘伏,有广谱、快速杀菌作用。碘伏对有害细菌及繁殖体等具有较强的杀灭作用,并对创伤具有消毒、止血、加快黏膜再生的功能,对皮肤及黏膜无刺激性、易脱碘。适用于手术前手消毒、手术及注射部位的清洗,皮肤烧伤、烫伤、划伤等伤口的清洗消毒,还包括妇产科黏膜冲洗、感染部位消毒、器皿消毒等。

6) 醇类消毒剂:主要有 75% 乙醇及异丙醇。乙醇可迅速杀灭细菌繁殖体,但对HBV 及细菌芽胞作用较差。异丙醇杀菌作用大于乙醇,但毒性较大。

7) 其他消毒剂:酚类:如甲酚皂、苯酚(石炭酸)等。季铵盐类:为阳离子表面活性剂,如苯扎溴铵(新洁尔灭)、消毒净等。氯己定:可用于手、皮肤、医疗器械等消毒。

第五节 传染病常见症状体征的护理

一、发热

发热是多种急性传染病共有的最常见、最突出的症状。传染病的发热过程可分为 3 个阶段:①体温上升期:体温骤然上升至 39℃ 以上,常伴有寒战、全身不适、肌肉酸痛,见于疟疾、登革热。患者体温亦可缓慢上升,呈阶梯曲线,见于伤寒。②高热持续期:体温上升至一定高度,然后持续数天至数周,如典型的伤寒极期。③体温下降期:体温可缓慢下降,几天后降至正常,如伤寒。患者体温亦可在 1 天之内降至正常,此时多伴有大汗,如间日疟、败血症等。

传染病常见热型有:①稽留热,见于伤寒、斑疹伤寒等;②弛张热,见于伤寒缓解期、流行性出血热等;③间歇热,见于疟疾等;④回归热,见于回归热、布鲁菌病等;⑤不规则热,见于流感、败血症等。

1. 护理评估

(1) 病史:了解患者发病的地区、季节、接触史等流行病学资料。观察发热时间、起病急缓、热型的特点、持续时间、伴随症状及热退情况。发热是否伴有皮疹、腹泻、黄疸、全身酸痛、食欲缺乏、呕吐、尿少、出汗等,小儿高热时应关注有无抽搐和惊厥的发生。

(2) 身体评估:全面的体格检查,重点评估生命体征、营养状况、意识状态、颜面色泽、有无皮疹、皮肤弹性有无减退、全身浅表淋巴结有无肿大、扁桃体大小及有无分泌物、颈部软硬度、心率快慢及心音强弱、肺部叩诊音、呼吸音及啰音、腹部压痛及肝脾大小、神经系统检查等。

(3) 实验室及其他检查:对感染性发热的患者进行血、尿、粪便常规及细菌学、病原血清学检查,还可以进行脑脊液、肝功能检查,必要时作胸部 X 线及超声检查等。

2. 主要护理诊断/问题

体温过高 与病原体感染后释放致热源,导致体温调节中枢功能紊乱有关。

3. 护理目标

(1) 体温得到有效控制,并逐渐恢复正常。

(2) 患者或家属了解发热的相关知识,学会实施简单物理降温措施。

4. 护理措施

(1) 休息与环境:传染病患者在症状明显期多表现为高热,应绝对卧床休息。病室应保持适宜的温湿度,注意通风、避免噪声。

(2) 饮食护理:保证足够的热量和液体的摄入,给予高热量、高蛋白、高维生素、易消化的流质饮食,每日 2000ml 液体摄入,维持水、电解质平衡,必要时静脉输液以保证入量。

(3) 病情观察:严密监测患者的生命体征,重点观察体温的变化,根据病情确定体温测量的频率。实施降温措施后,及时评价降温的效果,观察患者有无虚脱等不适表现。

 课堂互动

常用降温措施有哪些? 年老体弱者首选什么样的降温措施?

(4) 降温措施:以物理降温为主,药物降温为辅。中枢神经系统传染性疾病引起高热者,可用冰帽、冰袋冷敷头部或大动脉行走处降温;对高热、烦躁、四肢肢端灼热的患者可用 25%~50% 的酒精擦浴;对高热伴寒战、四肢肢端厥冷的患者采用 32℃~35℃的温水擦浴;冷(温)盐水灌肠适用于中毒性痢疾患者;幼儿、年老体弱者可用 50% 安乃近滴鼻,应防止用药过量致大量出汗而引起循环衰竭;体温过高者可遵医嘱给予小剂量肾上腺皮质激素治疗;高热伴惊厥抽搐者可遵医嘱采用冬眠疗法或亚冬眠疗法,以氯丙嗪和异丙嗪每次各 0.5~1mg/kg 肌内注射,每 4~6 小时 1 次,疗程一般 3~5 天,用药过程中应保持呼吸道通畅,密切观察生命体征变化。

(5) 口腔、皮肤护理:协助患者在饭后、睡前漱口,病情危重者给予口腔护理,避免口腔内感染。患者大量出汗后,应及时用温水擦拭,更换内衣、寝具,保持皮肤清洁、干燥,防止发生皮肤感染。

5. 护理评价

(1) 体温逐渐恢复正常,未发生并发症。

(2) 患者或家属已能说出发热的相关知识,并能正确执行1~2种物理降温措施。

二、皮疹

许多传染病在发热的同时还伴有皮疹,皮疹的形态、出现时间、分布部位及出现的先后顺序因病种不同而异,对传染病的诊断和鉴别诊断有重要参考价值。如水痘在发热第1天出疹,猩红热在发热第2天出疹,麻疹在发热第3天出疹,而伤寒在发热第6天出疹。水痘的皮疹主要集中在躯干,呈向心性分布;麻疹和猩红热的出疹顺序相似,均从颈部、耳后开始,自上而下迅速遍及全身。

传染病皮疹的常见形态有:①斑丘疹:为红色充血性,与皮肤表面相平或略高于皮肤表面,见于麻疹、伤寒、猩红热等;②出血疹:为点状或片状的皮下出血,压之不退色,见于流行性脑脊髓膜炎、流行性出血热等;③疱疹或脓疱疹:多见于水痘、带状疱疹等病毒性传染病;④荨麻疹:多见于急性血吸虫病、病毒性肝炎。发生皮疹时患者皮肤常有瘙痒,引起搔抓,使皮肤造成损伤,进一步可造成感染。

1. 护理评估

(1) 病史:了解患者发病的地区、季节、接触史等流行病学资料。仔细询问皮疹出现的时间、初发部位、发展情况、损害性质,有无发热、瘙痒、乏力、食欲缺乏、恶心、呕吐等伴随症状,有无出现并发症。

(2) 身体评估:评估患者生命体征、意识状态及全身情况。观察皮疹的部位、形态、大小,有无融合或出现溃疡、合并感染,出疹的进展及消退情况。

(3) 实验室及其他检查:进行血、粪便常规及病原学检查,注意血清学检查中抗原、抗体的检测结果。

2. 主要护理诊断 / 问题

皮肤完整性受损:皮疹　与病原体和(或)代谢产物造成皮肤血管损伤有关。

3. 护理目标

(1) 皮疹消退,皮肤不发生继发性损伤及感染。

(2) 患者或家属会实施有效的皮肤护理。

4. 护理措施

(1) 休息与环境:皮疹较重、伴有发热等症状者应卧床休息。病室应保持整洁,定时通风,定时空气消毒。

(2) 饮食:应避免进食辛辣刺激性食物。

(3) 病情观察:密切观察生命体征、意识状态,注意出疹的进展情况和消退情况,皮疹消退后有无脱屑、脱皮、结痂、色素沉着等变化。

课堂互动

皮疹常伴有瘙痒感,对于此种情况,如何防止患者抓伤皮肤?

（4）皮肤护理：①注意保持皮肤清洁，每日用温水轻擦皮肤，禁用肥皂水、酒精擦拭皮肤。②衣着应宽松，内衣裤应勤换洗。床褥应保持清洁、松软、平整、干燥。③有皮肤瘙痒者应避免搔抓，注意修剪指甲，幼儿自制能力差，可将手包起来，防止抓伤皮肤造成感染。皮肤剧痒者可涂5%碳酸氢钠或炉甘石洗剂等。因过敏反应皮肤瘙痒者，可遵医嘱给予抗组胺药物治疗。④疹退后若皮肤干燥可涂以液体石蜡油润滑皮肤。皮肤结痂后让其自行脱落，不要强行撕脱，翘起的痂皮可用消毒剪刀剪去。⑤对大面积瘀斑的坏死皮肤应注意保护，翻身时应注意避免拖、拉、拽等动作，防止皮肤擦伤。使用保护性措施，如海绵垫、气垫等，防止大小便浸渍，避免发生破溃。⑥若皮疹发生破溃，小面积者可涂以龙胆紫或抗生素软膏，大面积者用消毒纱布包扎，防止继发感染。⑦伴有口腔黏膜疹者，应每日用温生理盐水或多贝尔漱口液彻底清洗口腔2~3次，每次进食后用温水擦拭口腔，以保持口腔清洁、黏膜湿润。

（5）向患者及家属讲解皮肤护理的重要性及加重皮肤损伤的因素，并教会其上述皮肤护理的方法。

5. 护理评价

1）皮疹完全消退，受损组织恢复正常，无继发损伤及感染。

2）患者或家属能正确实施皮肤护理。

三、腹泻

腹泻是某些传染病的主要症状，如霍乱、细菌或阿米巴痢疾、沙门菌属感染等。在某些传染病的病程中可出现腹泻，如伤寒、艾滋病、血吸虫病等。不同种类的传染病腹泻次数、大便性状、每次大便量及伴随症状等均有所不同。如霍乱为急性起病，先泻后吐，大便次数多，每次排泄量大，典型大便呈米泔水样，不伴有发热及腹痛。细菌性痢疾的典型表现为腹痛、腹泻、脓血便、伴有发热及里急后重感。

急性腹泻可在短时间内丢失大量水分及电解质，而引起水、电解质紊乱和代谢性酸中毒，严重时还可造成低血容量性休克。排便频繁及粪便刺激，可造成患者脱肛及肛门周围皮肤糜烂。长时间腹泻，可导致营养障碍，出现体重下降、维生素缺乏等表现。

1. 护理评估

（1）病史：了解患者发病的地区、季节、接触史、不洁进食史等流行病学资料。观察患者起病缓急、病程、每日大便次数、大便量、性状、颜色、气味及有无异常成分；有无发热、腹痛、里急后重、恶心、呕吐和体重减轻等伴随症状；有无口渴、疲乏无力、尿量减少等失水表现；有无精神紧张、焦虑不安等异常表现。

（2）身体评估：全面的体格检查，重点评估生命体征、意识状态、营养状况、皮肤弹性、体重、心搏速率及节律、腹部压痛、肠鸣音、肛门周围皮肤情况等。

（3）实验室及其他检查：采集新鲜粪便标本做显微镜检查，进行细菌培养，测血清钾、钠、氯等电解质，测二氧化碳结合力，必要时做X线钡剂灌肠及纤维结肠镜检查。

2. 主要护理诊断/问题

（1）腹泻 与病原体引起肠道感染有关。

（2）有体液不足的危险 与大量腹泻引起失水有关。

3. 护理目标

（1）患者的腹泻及其引起的不适减轻或消失。

（2）患者不发生水、电解质平衡紊乱。

4. 护理措施

（1）休息与活动：腹泻频繁、全身症状明显者应卧床休息，并应避免精神紧张、烦躁，必要时按医嘱应用镇静剂，有利于减轻腹泻伴随症状。腹泻症状不重者可适当活动。

（2）饮食护理：频繁腹泻并伴有呕吐的患者可暂时禁食，病情好转后给予少渣、少纤维素、高蛋白、高热量、易消化的流质或半流质，忌食生冷及刺激性饮食，少量多餐，以后逐渐增加饮食量。

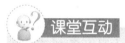

课堂互动

腹泻时病情观察很重要，那么观察要点有哪些？

（3）病情观察：密切观察生命体征、营养状况，准确记录出入量、体重变化。观察伴随症状有无改善，有无口渴、口唇干燥、皮肤弹性下降等脱水表现，有无四肢无力、腹胀、肠鸣音减弱、心律失常等低钾表现，肛门周围皮肤有无糜烂等。

（4）保持水、电解质平衡：根据每日吐泻情况，及时遵医嘱给予液体、电解质、营养物质，以满足患者的生理需要量，补充额外丢失量，恢复和维持血容量。一般可经口服补液，严重腹泻伴呕吐者经静脉补充液体和电解质。

（5）肛门周围皮肤护理：对排便频繁者，便后宜用软纸擦拭，用温水清洗肛周，保持肛周清洁干燥，局部涂以无菌凡士林油膏保护局部皮肤。有脱肛者可用手隔消毒纱布轻揉局部，以助肠管回纳。

（6）用药护理：肠道感染的治疗常使用抗生素，应注意药物剂量、使用方法、疗效及不良反应。如喹诺酮类药物易引起恶心、呕吐、食欲缺乏等胃肠道反应，与食物同服可减轻不良反应。如应用活性炭、复方地芬诺酯、复方苯乙哌啶等止泻药时，注意观察患者排便情况，腹泻得到控制应及时停药。如应用解痉止痛剂阿托品，注意口干、心动过速及视物模糊等药物不良反应。

（7）标本采集：腹泻患者常需留取粪便标本做常规检查及培养，留取标本的容器应清洁，标本应新鲜，选取脓血、黏液部分，及时送检，以提高粪便检查阳性率。还应向患者说明留取标本的目的、方法及注意事项。若服用油类、钡剂及铋剂者，应在停药3天后留取标本。

（8）慢性腹泻患者常需做纤维结肠镜检查，给予常规护理。

5. 护理评价

（1）患者的腹泻及其伴随症状减轻或消失。

（2）患者生命体征正常，无失水、电解质紊乱表现。

四、意识障碍

意识障碍是神经系统功能紊乱所产生的严重症状之一，有些传染病在病程易出现意识障碍，如流行性乙型脑炎、流行性脑脊髓膜炎、中毒性菌痢、伤寒、重型肝炎、脑型疟疾、脑囊虫病等。

意识障碍根据其程度不同可分为:嗜睡、意识模糊、昏睡或昏迷。此外,还有一种以神经兴奋性增高为主的意识障碍,称为谵妄。昏迷是意识障碍中最严重的一种,按其程度可分为3个阶段:①轻度昏迷:意识大部分丧失,无自主运动,对声、光刺激无反应,对疼痛刺激尚可出现痛苦表情或肢体退缩等防御反应。角膜反射、瞳孔对光反射、眼球运动、吞咽反射等可存在,生命体征无变化。②中度昏迷:对周围事物及各种刺激均无反应,对于剧烈刺激可出现防御反应。角膜反射减弱、瞳孔对光反射迟钝、眼球无转动。③深度昏迷:全身肌肉松弛,对各种刺激全无反应,深、浅反射均消失,大、小便失禁,血压、脉搏、呼吸等生命体征出现不同程度异常。

1. 护理评估

(1) 病史:了解患者发病的地区、季节、接触史等流行病学资料,分析意识障碍的原因及诱因。重点询问意识障碍发生的时间、过程、起病缓急,有无服用药物、毒物或酗酒等。有无发热、头痛、恶心、呕吐、腹泻、抽搐、肢体运动障碍和大小便失禁等伴随症状。

(2) 身体评估:进行全面的体格检查,评估患者的生命体征、意识状况,皮肤有无皮疹、黄疸,瞳孔大小、形状、对光反射,心、肺情况,肝脾大小,有无腹水征。进行肢体运动、神经系统检查,如神经反射、脑膜刺激征、病理反射等。

(3) 实验室及其他检查:进行血、尿、粪便常规,肝、肾功能检查,必要时做脑脊液检查、血清学检查,或脑电图、B 超、CT 和 MRI 检查等。

2. 主要护理诊断 / 问题

意识障碍 与传染性疾病引起脑实质病变、抽搐、惊厥有关。

3. 护理目标 患者的生命体征保持稳定,重要器官未受损害。

4. 护理措施

(1) 休息与环境:患者应卧床休息,病室内安静、光线柔和,防止声音、强光刺激。

(2) 病情观察:注意患者的意识状态、瞳孔大小、对光反射、血压、呼吸的改变,及早发现脑疝的临床表现。观察有无惊厥发作先兆,如烦躁不安、口角抽动、指(趾)抽动、两眼凝视、肌张力增高等表现。及时记录发作次数、持续时间、抽搐的部位。准确记录出入量。

(3) 对症护理:根据意识障碍不同的原因,给予相应的护理:①脑水肿所致者以脱水为主,使用 20% 甘露醇静脉滴注或推注时,应注意 30 分钟内脱水完毕。②呼吸道分泌物堵塞者,应取仰卧位,头偏向一侧,松解衣服和领口,如有义齿应取下,清除口咽分泌物,以保持呼吸道通畅。吸氧,氧流量 4~5L/min,以改善脑缺氧。如有舌后坠者用舌钳将舌拉出并使用简单口咽通气管,必要时行气管切开。③高热所致者以物理降温为主。高热伴抽搐者可使用亚冬眠治疗,期间应避免搬动患者。④脑实质炎症患者可遵医嘱使用镇静药。常用镇静药有地西泮肌内注射或缓慢静脉滴注,还可使用水合氯醛鼻饲或灌肠。

 课堂互动

意识障碍患者不能自理,此时生活护理就很重要,那么如何为意识障碍患者提供生活护理?

笔记

（4）生活护理：①皮肤护理：需给患者 2~3 小时翻身 1 次，用热湿毛巾擦洗骨突起处，并作局部按摩，至少每天 2~3 次，如有排泄物污染床褥，应及时清洗、更换，保持床单清洁、干燥、平整无折；搬动患者应将患者抬离床面，不要拖、拉、拽，以免擦伤皮肤；骨突起处应垫海绵垫或睡气垫床；注意观察受压部位皮肤，有无发红、苍白。②口腔护理：需口腔清洗每天 2 次；张口呼吸者，可用双层湿纱布盖于口鼻部，避免口腔及呼吸道黏膜干燥；口唇涂以甘油以防干裂；若发现口腔或上呼吸道感染时应及时处理。③眼睛护理：如眼睑闭合不全者，清洗眼睛每天 1~2 次，并用生理盐水湿纱布或眼罩进行保护。④安全护理：注意患者安全，防止坠床，必要时使用床栏或约束带。⑤其他：昏迷患者一般需留置导尿管，应每 4 小时放尿 1 次；定时更换导尿管及集尿袋；定时清洗尿道外口，女性患者定时冲洗外阴；大便后肛门及其周围皮肤也应冲洗干净。

5. 护理评价　患者重要脏器功能维持正常，未发生严重并发症。

学习小结

1. 学习内容

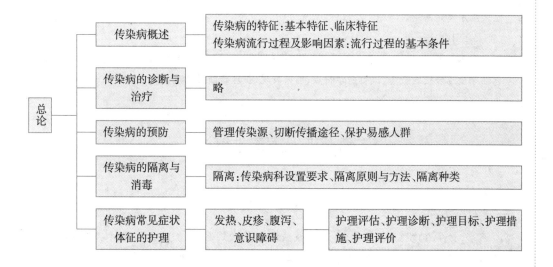

2. 学习方法

本章重点理解传染病的特征及流行过程的基本条件、传染病的预防、隔离、常见症状体征的护理等知识点。学习时注意运用分析比较的方法，掌握发热、皮疹、腹泻、意识障碍的护理特点。

（陈　璇）

复习思考题

1. 传染病与感染性疾病的区别。

2. 传染病感染过程中病原体和免疫应答的作用。

3. 护理传染性疾病患者时，如何做好自我防护？

第二章

病毒感染性疾病

学习目的

　　通过学习病毒性肝炎、流行性乙型脑炎、狂犬病、流行性感冒、流行性腮腺炎、麻疹、肾综合征出血热、水痘、登革热和登革出血热、艾滋病、手足口病、严重急性呼吸综合征等病毒感染性疾病的相关知识,学会运用护理程序解决传染病患者的护理问题,为传染病护理知识的临床应用奠定基础。

学习要点

　　病毒性肝炎、狂犬病、流行性感冒、肾综合征出血热、登革热和登革出血热、艾滋病、严重急性呼吸综合征的概念、流行病学特点、临床表现、护理诊断及护理措施。

第一节　病毒性肝炎

 病案导入

　　患者,女性,30岁。因"尿黄20天,伴皮肤瘙痒、食欲缺乏、乏力10天"入院。患者20天前出现尿色加深,为茶水样。10天前出现巩膜黄染,皮肤瘙痒,伴食欲减退。

　　护理体检:T36.7℃,P78次/分,R20次/分,BP120/80mmHg。皮肤巩膜轻度黄染,无蜘蛛痣及肝掌。

　　实验室检查:ALT340U/L,总胆红素56μmol/L,直接胆红素33μmol/L,白蛋白33g/L,HCVAb(+),HCV RNA(+)。

　　问题:根据本节内容,请考虑该患者的初步医疗诊断及诊断依据、目前存在的主要护理诊断/问题及具体护理措施。

　　病毒性肝炎(viral hepatitis)是由多种肝炎病毒引起的,以肝脏损害为主的一组全身性传染病。按病原学分为甲型、乙型、丙型、丁型、戊型五型肝炎病毒。临床以疲乏、食欲减退、肝大、肝功能异常为主要特征,部分病例可出现黄疸。

知识链接

病毒性肝炎是全球性疾病

每年约有 140 万人死于各类病毒性肝炎。据估计,全球共有 5 亿人受到乙型或丙型肝炎病毒慢性感染。WHO 一直在加紧努力,协助各国处理病毒性肝炎问题。根据世界卫生大会决议,WHO 于 2011 年设立了全球肝炎规划。

【病原学】

 课堂互动

为防止疾病传播,在日常生活中我们可以采取哪些方法灭活肝炎病毒(例如乙肝病毒)?

1. 甲型肝炎病毒 甲型肝炎病毒(hepatitis A virus,HAV)属于微小 RNA 病毒科的嗜肝病毒属,呈球形,直径 27~32nm,无包膜。电镜下可见实心和空心两种颗粒,前者为具有传染性的完整的 HAV,后者有抗原性、无传染性。HAV 对外界抵抗力较强,耐酸碱,室温下可生存 1 周,加热至 60℃ 30 分钟仍具有活性,80℃ 5 分钟或 100℃ 1 分钟才能完全灭活。对紫外线、氯、甲醛等敏感。

2. 乙型肝炎病毒 乙型肝炎病毒(hepatitis B virus,HBV)属于嗜肝 DNA 病毒科。电镜下可见 3 种形式的病毒颗粒:①大球形颗粒,又名 Dane 颗粒,为完整的 HBV 颗粒,由包膜与核心组成,包膜内含表面抗原(HBsAg)、糖蛋白及细胞脂质;核心内含环状双股 DNA、DNA 聚合酶、核心抗原,是病毒复制的主体;②小球形颗粒;③丝状或核状颗粒。后两种颗粒由 HBsAg 组成,为不含核酸的空心包膜,无感染性。HBV 的抵抗力很强,能耐受热、低温、干燥、紫外线及一般浓度的消毒剂,对 0.2% 苯扎溴铵及 0.5% 过氧乙酸敏感,65℃ 10 小时、100℃ 10 分钟或高压蒸气消毒可灭活。

HBV 基因组易变异,变异除了影响血清学指标的检测外,还可能与疫苗接种失败、肝炎慢性转化、重型肝炎和肝细胞癌的发生等有关。

3. 丙型肝炎病毒 丙型肝炎病毒(hepatitis C virus,HCV)属于黄病毒科丙型肝炎病毒属。呈球形颗粒,外有脂质的外壳、囊膜和棘突结构,内有核心蛋白及核酸组成的核衣壳。HCV 基因组为线状单股正链 RNA,具有显著的异质性。目前可将 HCV 分为 6 个不同的基因型,同一基因型中可再分为不同亚型。基因型分布有显著的地区性差异,我国以 1 型为主。HCV 对有机溶剂敏感,10% 氯仿可杀灭 HCV,煮沸、紫外线可灭活。血清经 60℃ 10 小时或 1:1000 甲醛 37℃ 6 小时可使其传染性消失。

4. 丁型肝炎病毒 丁型肝炎病毒(hepatitis D virus,HDV)是一种缺陷病毒,呈球形,在血液中由 HBsAg 包被,其基因组为单股环状闭合负链 RNA,必须有 HBV 或其他嗜肝 DNA 病毒辅助才能复制、表达抗原及引起肝损害。

5. 戊型肝炎病毒 戊型肝炎病毒(hepatitis E virus,HEV)是 α 病毒亚组的成员,为二十面对称体圆球形颗粒,无包膜,其基因组为单股正链 RNA。抗 HEV IgM 阳性是近期 HEV 感染的标志。HEV 在碱性环境下较稳定,对高热、氯仿、氯化铯敏感。

【流行病学】

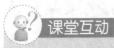 课堂互动

不同类型的病毒性肝炎传播途径是否一样？各型肝炎都有怎样的传播途径？

1. 传染源

(1) 甲型、戊型肝炎：急性肝炎患者和隐性感染者为其传染源。患者在发病前2周和起病后1周,传染性最强,其中隐性感染者为重要的传染源。

(2) 乙、丙、丁型肝炎：急、慢性患者和病毒携带者为其传染源。急性患者在潜伏期末及急性期有传染性。慢性患者和HBsAg携带者是乙型肝炎最主要的传染源。丙型肝炎的重要传染源之一为HCV携带者,但其主要传染源是慢性患者。丁型肝炎也以慢性患者和携带者为主要传染源。

2. 传播途径

(1) 甲型、戊型肝炎：以粪-口传播为主。日常生活接触是常见的传播方式,水源或食物污染可引起暴发流行。

(2) 乙型肝炎：①血液和体液传播：输血和血制品、手术、注射、针刺、共用剃刀和牙刷、血液透析、器官移植等均可传播;唾液、汗液、精液、阴道分泌物、乳汁等体液含有HBV,密切的生活接触、性接触等亦是获得HBV感染的可能途径。②母婴传播：主要经胎盘、产道及分娩、哺乳和喂养等方式传播。

(3) 丙型肝炎：主要通过输血、注射途径、血液透析等方式传播,密切生活接触、性接触也是可能的传播途径。

(4) 丁型肝炎：与乙型肝炎传播途径相似。输血和血制品是最重要的传播途径之一。生活密切接触也可传播,母婴传播少见。

3. 人群易感性 对各型肝炎普遍易感。甲型肝炎以幼儿、学龄前儿童发病最多。暴发流行时各年龄组均有发病。HBV感染多发生于婴儿及青少年。丙型肝炎多见于成年人。戊型肝炎以中老年发病居多。

4. 流行特征 甲型肝炎有明显的秋冬季发病高峰,戊型肝炎多发生于雨季或洪水后。乙型、丙型、丁型肝炎的发病无明显季节性。我国是病毒性肝炎高发区,以乙型、丙型肝炎为主。男性多于女性,农村高于城市,南方高于北方。据2006年全国肝炎流行病学调查,我国HBsAg总阳性率为7.18%,5岁以下的儿童HBsAg阳性率为0.96%。

【发病机制与病理】

目前对各型病毒性肝炎的发病机制尚未完全阐明。

1. 甲型肝炎 HAV经口由肠道进入血液,引起短暂的病毒血症,然后进入肝细胞内复制,再由胆汁排出体外。HAV引起肝细胞损伤的机制尚未完全阐明,可能与免疫反应有关。

2. 乙型肝炎 乙型肝炎的发病机制非常复杂,肝细胞病变主要取决于机体的免疫应答。HBV进入机体后,迅速通过血液到达肝脏和肝外组织,引起相应的病理改变和免疫功能改变,大多以肝脏病变最为突出。因其在清除病毒的同时也导致肝细胞损伤,甚至诱导病毒变异。乙型肝炎的肝外损伤主要由免疫复合物引起。乙型肝炎

的慢性化可能与免疫耐受有关,还可能与免疫抑制、遗传因素等有关。

3. 丙型肝炎　HCV 进入人体后首先引起病毒血症,且病毒血症间断存在于整个病程。HCV 引起肝细胞损伤的机制有 HCV 的直接致病作用、宿主免疫因素、自身免疫及细胞凋亡。HCV 的直接致病作用可能是急性丙型肝炎中肝细胞损伤的主要原因,而慢性丙型肝炎则以免疫损伤为主要原因。

4. 丁型肝炎　HDV 的复制效率高,感染的肝细胞内含大量 HDV。目前认为 HDV 本身及其表达产物对肝细胞有直接作用。另外,宿主免疫反应参与了肝细胞的损伤。

5. 戊型肝炎　目前认为其发病机制与甲型肝炎相似。除了甲型肝炎和戊型肝炎无慢性肝炎的病理改变外,其他各型肝炎的基本病理改变为肝细胞变性、坏死,伴有不同程度的炎症细胞浸润。慢性肝炎可见肝纤维增生形成纤维间隔。重型肝炎可见肝细胞大量坏死。

【临床表现】

课堂互动

按照疾病缓急轻重,病毒性肝炎分为几种类型?我们如何进行辨别?

各型病毒性肝炎的潜伏期不同:甲型肝炎 2~6 周,平均 4 周;乙型肝炎 1~6 个月,平均 3 个月;丙型肝炎 2 周~6 个月,平均 40 天;丁型肝炎 4~20 周,平均 6 周;戊型肝炎 2~9 周,平均 6 周。

1. 急性肝炎　各型肝炎病毒均可引起急性肝炎,包括急性黄疸型肝炎和急性无黄疸型肝炎。

(1) 急性黄疸型肝炎:典型临床表现有阶段性,分三期,总病程 2~4 个月。①黄疸前期:甲、戊型肝炎起病较急,大多数患者有发热、畏寒。乙、丙、丁型肝炎起病较缓,发热少见。此期主要症状有乏力、食欲减退、厌油、恶心、呕吐、腹胀、肝区痛、尿色加深等。本期持续约 5~7 天。②黄疸期:自觉症状好转,发热消退,尿色加深,巩膜和皮肤出现黄疸,1~3 周内黄疸达高峰,部分患者可有一过性粪色变浅、皮肤瘙痒等梗阻性黄疸表现。部分病例有轻度脾大。本期持续约 2~6 周。③恢复期:症状逐渐消失,黄疸消退,肝、脾回缩,肝功能逐渐恢复正常。本期持续约 1~2 个月。

(2) 急性无黄疸型肝炎:较黄疸型肝炎多见,除无黄疸外,其他临床表现与黄疸型相似。通常起病较缓慢,症状较轻,主要表现为全身乏力、食欲下降、腹胀、恶心、肝区痛、肝大、有叩痛及轻压痛等。病程多在 3 个月以内。

2. 慢性肝炎　是指急性肝炎病程超过 6 个月,或原有乙、丙、丁型肝炎或有 HBsAg 携带史而因同一病原再次出现肝炎症状、体征及肝功能异常者。轻度病情较轻,症状不明显;重度主要表现为全身不适、乏力、食欲减退、厌油、腹胀等,体检见肝病面容、肝掌、蜘蛛痣、脾大,实验室检查 ALT、AST 反复或持续升高。A/G 比例异常;中度病情严重程度居于轻、重度之间。

3. 重型肝炎(肝衰竭)　是病毒性肝炎最严重的一种类型,病死率高。

(1) 临床表现:①黄疸进行性加深,血总胆红素(TBil)高于 $171\mu mol/L$。②肝脏进行性缩小,出现肝臭。③出血倾向,凝血酶原活动度(PTA)≤40%。④迅速出现腹水、中毒性鼓肠。⑤神经精神系统症状(肝性脑病):早期可出现计算能力下降、定向障碍、精神行为异常、烦躁不安、嗜睡、扑翼样震颤等;晚期可发生昏迷,深反射消失。⑥肝肾综合征:出现少尿甚至无尿,电解质酸碱平衡紊乱,血尿素氮升高等。

(2) 分类:可分为四类,以慢性重型肝炎最为常见。

1) 急性重型肝炎(急性肝衰竭,acute liver failure,ALF):又称暴发型肝炎,起病急,早期即出现上述重型肝炎的临床表现。尤其是发病2周内出现以Ⅱ度以上肝性脑病为特征的肝衰竭群。发病多有诱因。本病病死率高,病程不会超过三周。

2) 亚急性重型肝炎(亚急性肝衰竭,subacute liver failure,SALF):又称亚急性肝坏死,起病较急,发病15天~26周内出现肝衰竭症候群。首先出现Ⅱ度以上肝性脑病,称脑病型;首先出现腹水及相关症候(包括胸水等)者,称为腹水型。此型病程可长达数月,易发展成为坏死后性肝硬化。

3) 慢加急性(亚急性)重型肝炎[慢性急性(亚急性)肝衰竭,acute-on-chronic liver failure,ACLF]:是在慢性肝病基础上出现的急性或亚急性肝功能失代偿。

4) 慢性重型肝炎(慢性肝衰竭,chronic liver failure,CLF):是在肝硬化基础上,肝功能进行性减退导致的以腹水或门脉高压、凝血功能障碍和肝性脑病等为主要表现的慢性肝功能失代偿。

(3) 重型肝炎发生的诱因:①病后未适当休息;②并发各种感染,常见胆系感染、原发性腹膜炎等;③长期大量嗜酒或在病后嗜酒;④服用对肝脏有损害的药物;⑤合并妊娠。

4. 淤胆型肝炎　又称毛细胆管炎型肝炎,是以肝内淤胆为主要表现的一种特殊临床类型。临床表现类似急性黄疸型肝炎,有梗阻性黄疸临床表现。可出现皮肤瘙痒,粪便颜色变浅或灰白色,肝肿大和梗阻性黄疸的实验室检查指标异常,TBi 明显升高。

5. 肝炎肝硬化　根据肝脏炎症情况分为活动性与静止性两型。①活动性肝硬化:有慢性肝炎活动的表现,伴有腹壁及食管静脉曲张、腹水、肝缩小及质地变硬、脾进行性增大及门脉高压征表现。②静止性肝硬化:无肝炎活动的表现,症状轻或无特异性,可有上述体征。根据肝组织病理及临床表现分为代偿性肝硬化和失代偿性肝硬化。

知识链接

世界肝炎日

为了纪念乙肝病毒的发现者、首个乙肝疫苗开发者及诺贝尔奖得主巴鲁克·塞缪尔·布隆伯格,WHO 于 2011 年将其生日 7 月 28 日正式确定为世界肝炎日。

2015 年世界肝炎日的主题为"预防肝炎,立刻行动":

1. 了解危险　不安全血液、不安全注射以及共享药物注射用具都可造成肝炎感染。

2. 安全注射　采用一次性无菌注射器可以预防这类感染。

3. 儿童接种疫苗　安全有效的疫苗可终生保护人们避免乙肝感染。

4. 获得检测,寻求治疗　存在用以治疗乙肝和治愈丙肝的有效药物。

笔记

【实验室及其他检查】

1. 肝功能检查

(1) 血清酶测定:丙氨酸氨基转移酶(ALT)是目前临床上肝功能检查最常用的指标。急性肝炎时明显升高,黄疸出现后开始下降。慢性肝炎和肝硬化时轻度至中度升高或反复异常。重型肝炎患者可出现 ALT 快速下降,胆红素不断升高的"胆酶分离"现象,提示肝细胞大量坏死。天冬氨酸转氨酶(AST)升高提示线粒体损伤,且与肝病严重程度呈正相关,急性肝炎时 AST 持续在高水平则可能转变为慢性肝炎。胆碱酯酶降低提示肝细胞损伤,其值愈低表明病情愈严重。其他血清酶类,如乳酸脱氢酶(LDH)、γ- 氨酰转肽酶(γ-GT)、碱性磷酸酶(ALP)在肝病时可升高。

(2) 血清蛋白测定:中度以上的慢性肝炎、肝硬化、重型肝炎时白蛋白下降,球蛋白升高,A/G 比值下降甚至倒置。

(3) 胆红素测定:胆红素含量是反映肝细胞损伤严重程度的重要指标。黄疸型肝炎时,直接和间接胆红素均升高。淤胆型肝炎以直接胆红素升高为主。

(4) 凝血酶原活动度(PTA)测定:PTA 高低与肝损程度成反比。PTA≤40% 是诊断重型肝炎的重要依据,也是判断重型肝炎预后的最敏感的实验室指标。

(5) 血氨浓度测定:重型肝炎、肝性脑病患者可有血氨升高。

2. 尿常规检查 肝细胞性黄疸时尿胆红素和尿胆原均为阳性,溶血性黄疸以尿胆原为主,梗阻性黄疸以尿胆红素为主。深度黄疸或发热患者尿胆红素阳性,尿中还可出现少量蛋白质以及红、白细胞或管型。

3. 病原学检查

(1) 甲型肝炎:①抗 HAV IgM 阳性表明有近期感染,是早期诊断甲型肝炎最简便而可靠的血清学标志。②抗 HAV IgG 为保护性抗体,见于甲型肝炎疫苗接种后或曾感染过 HAV 的患者。

(2) 乙型肝炎:① HBsAg 与抗 HBs:HBsAg 阳性见于 HBV 感染者,阴性不能排除 HBV 感染。抗 HBs 为保护性抗体,阳性表明对 HBV 有免疫力。② HBeAg 与抗 HBe:HBeAg 阳性表明病毒复制活跃且有较强的传染性。抗 HBe 阳性提示病毒复制多处于静止状态,传染性降低或 HBV 复制活跃,有较强的传染性。③ HBcAg 与抗 HBc:HBcAg 阳性表明 HBV 处于复制状态,有传染性。抗 HBc IgM 在 HBV 感染后出现。抗 HBc IgG 在血清中可长期存在,高滴度的抗 HBc IgG 表明现症感染,常与 HBsAg 并存;低滴度的抗 HBc IgG 表示过去感染,常与抗 HBs 并存。HBV DNA:是病毒复制和传染性的直接标志。

(3) 丙型肝炎:①抗 HCV IgM 阳性表明现症 HCV 感染,抗 HCV IgG 阳性提示现症感染或既往感染;② HCV RNA 阳性表明病毒感染和复制。

(4) 丁型肝炎:血清或肝组织中 HDV RNA 和(或)HDVAg 阳性可以确诊为 HDV 感染。抗 HDV IgG 阳性是现症感染的标志,高滴度抗 HD IgG 表明感染的持续存在,低滴度表明感染静止或终止。

(5) 戊型肝炎:抗 HEV IgM 和抗 HEV IgG 阳性均可诊断为 HEV 感染。两者均阴性时不能完全排除戊型肝炎,因少数患者始终不产生抗 HEV IgM 和抗 HEV IgG。

【诊断要点】

根据有进食未煮熟的海产品,尤其是贝壳类食物等,或饮用受污染的水和食用其他不洁食物史,有助于甲、戊型肝炎的诊断。有不洁注射史、手术史及输血和血制品史、肝炎密切接触史等,有助于乙、丙、丁型肝炎的诊断。临床表现为食欲减退、恶心、呕吐等消化道症状,黄疸,肝脾大,肝功能损害者应考虑本病。确诊有赖于肝炎病原学的检查。

【护理诊断/问题】

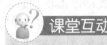

课堂互动

病毒性肝炎患者主要的护理问题有哪些?首要关注的问题是什么?

1. 主要护理诊断/问题
(1) 活动无耐力　与肝功能受损、能量代谢障碍有关。
(2) 营养失调:低于机体需要量　与食欲下降、呕吐、腹泻、消化和吸收功能障碍有关。
(3) 潜在并发症:上消化道出血、肝性脑病。
2. 其他相关护理诊断/问题
(1) 体温过高　与肝炎病毒感染、继发感染、重型肝炎大量肝细胞坏死有关。
(2) 有皮肤完整性受损的危险　与胆盐沉着刺激皮肤神经末梢引起瘙痒、重型肝炎大量腹水形成、长期卧床有关。
(3) 有感染的危险　与免疫功能低下有关。
(4) 潜在并发症:肝肾综合征。

【护理措施】

1. 一般护理
(1) 隔离措施:甲型和戊型肝炎患者采取消化道隔离,乙型、丙型、丁型肝炎采取血液、体液隔离。室温维持在 20~24℃,湿度 55%~60% 为宜,经常通风换气。急性肝炎、慢性肝炎活动期、重型肝炎应卧床休息,协助患者做好生活护理。当症状减轻、黄疸好转、肝功能改善后,逐步增加活动量,以不感到疲劳为度。肝功能正常 1~3 个月后可恢复日常活动及工作,仍应避免过度劳累和重体力劳动。

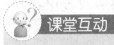

课堂互动

假设你是一名慢性重型乙肝患者的责任护士,如何做好该患者的饮食护理工作?

(2) 饮食护理:补充营养及液体。各型肝炎患者都应避免长期摄入高糖、高热量饮食,腹胀时控制产气食物(如豆制品)的摄入,禁饮酒。①急性期患者:宜进食清淡、易消化、富含维生素的流质。进食不能满足生理需要时,可遵医嘱静脉补充葡萄糖、脂肪乳和维生素。黄疸消退期患者可逐步增加饮食,少食多餐,避免暴饮暴食。②慢性期患者:卧床或休息者能量摄入以每天 84~105kJ/kg 为宜,中度活动者以每天 126~147kJ/kg 为宜。蛋白质每天 1.5~2.0g/kg 以优质蛋白为主,如鸡肉、瘦猪肉、牛奶、鱼等;碳水化合物每天 300~400g,保证足够热量;脂肪每天 50~60g,多选用植物油;多食水果、蔬

笔记

菜等富含维生素的食物。③肝炎后肝硬化、重型肝炎患者:如血氨升高、有肝性脑病倾向及症状时应限制蛋白质的摄入,供给足够的热量和维生素,以碳水化合物为主,可进食葡萄糖、果汁、蜂蜜、面条、稀饭等。昏迷患者可鼻饲25%葡萄糖液供给热量,以减少体内蛋白质的分解。患者神志清楚后,应逐步增加蛋白质饮食每天20g,以后每3~5天增加10g,注意短期内不能超过每天40~50g,以植物蛋白为宜。因脂肪延缓胃的排空,应尽量少用。不宜用维生素 B$_6$。

2. 病情观察　监测生命体征及肝功能。对急性肝炎患者应评估其消化道症状、黄疸情况,观察尿液的颜色变化。密切观察重型肝炎患者的精神和意识状况,凝血酶原时间,血小板计数,血红蛋白,血尿素氮,血肌酐,血清钾、钠,24小时尿量,尿常规,尿比重及尿钠等。

3. 用药护理　遵医嘱使用改善和恢复肝功能的药物、降酶药、免疫增强剂、抗肝纤维化药、抗病毒药物等。

(1) 改善和恢复肝功能的药物:常用药物有:①非特异性护肝药:如各种维生素、葡萄糖醛酸内酯(肝泰乐)、还原型谷胱甘肽等;②降酶药:如甘草甜素、甘草酸二铵、垂盆草、五味子制剂等。

(2) 免疫增强剂:常用药物有胸腺素、胸腺肽等。胸腺肽每天100~160mg,静脉滴注,3个月为一疗程。胸腺肽 α$_1$ 每次1.6mg,皮下注射,每周2次,6个月为一疗程。不良反应有一过性低热,少数患者可有头晕、乏力、口干等。

(3) 抗肝纤维化:主要有丹参、冬虫夏草、核仁提取物、γ干扰素等。

(4) 抗病毒治疗

1) 干扰素 α(IFN-α):可用于慢性乙型肝炎和丙型肝炎的抗病毒治疗。治疗慢性乙型肝炎时,普通干扰素推荐剂量为每次5MU,每周3次,皮下或肌内注射,疗程1年;聚乙二醇化干扰素每周1次,疗程1年。治疗慢性丙型肝炎时联合利巴韦林可提高疗效。

IFN-α常见不良反应及处理:①类流感综合征,如发热、头痛、肌肉痛等症状,应嘱患者多饮水、卧床休息,必要时遵医嘱给予解热镇痛药对症处理,多数患者的体温在24小时内均能恢复正常,不必停用干扰素。②骨髓抑制,表现为粒细胞及血小板计数减少,一般停药后可自行恢复。当中性粒细胞 $<0.5 \times 10^9$/L,或血小板 $<30 \times 10^9$/L 时,应停药。待血常规恢复后可重新恢复治疗,但需密切观察。③神经精神症状,如焦虑、抑郁、易怒、兴奋等,出现抑郁及精神症状时应停药。④脱发、失眠、轻度皮疹,如出现癫痫、肾病综合征、间质性肺炎和心律失常时应停药观察。⑤诱发自身免疫性疾病,如出现甲状腺炎、血小板减少性紫癜、溶血性贫血、风湿性关节炎、1型糖尿病时应停药。

2) 核苷类似物:主要用于乙型肝炎的抗病毒治疗。常用的药物有拉米夫定,每天100mg,顿服。替比夫定,600mg,每天1次口服。其他核苷类药物有阿德福韦酯、恩替卡韦等。不良反应主要有头痛、疲乏、胃痛、腹泻等,偶见过敏反应。

4. 对症护理

(1) 黄疸的护理:患者出现黄疸时应卧床休息,注意观察黄疸的变化。保持皮肤清洁,剪短指甲,嘱患者不要搔抓皮肤,以免皮肤破损引起感染和皮下出血。用温水清洗皮肤,忌用刺激性的洗浴用品。

(2) 腹水的护理:大量腹水患者应取半卧位。记录24小时出入量,限制水钠的摄入,定期测量患者的体重、腹围,监测尿量的变化,注意维持水电解质酸碱平衡。加强皮肤护理,防止压疮。

(3) 腹胀的护理:观察患者腹胀的程度,避免进食产气的食物,如豆制品、牛奶等。协助患者在床上变换体位,鼓励患者在床上做肢体的屈伸活动。指导并协助患者进行腹部按摩,必要时遵医嘱行肛门排气。

5. 并发症的护理

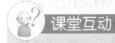 课堂互动

病毒性肝炎患者最危险的并发症是什么? 一旦发生怎样处理?

(1) 上消化道出血的护理

1) 病情监测:监测生命体征,严密观察患者出血部位、表现、程度,及时发现新的出血及其先兆征象,记录出血量。监测血型、凝血酶原时间、血小板计数、血红蛋白,必要时备血。

2) 一般护理:急性出血期给予禁食,出血停止后遵医嘱给予冷流质,逐步改为半流质。指导患者稳定期进食易消化的软食,避免过硬、过于粗糙、刺激性食物。保持大便通畅,排便时不可过于用力,以防腹压骤增而诱发出血。便秘者遵医嘱使用开塞露或缓泻剂促进排便。

3) 用药护理:遵医嘱使用维生素 K 等止血药物,给予新鲜血浆或凝血因子复合物补充凝血因子,使用 H_2 受体拮抗剂防治消化道出血,必要时使用生长抑素,慎用肝素。

(2) 肝性脑病的护理

1) 病情监测:监测患者生命体征及瞳孔的变化,密切注意肝性脑病的早期征象,如患者的性格、行为异常,扑翼样震颤,观察患者思维及认知的改变,评估患者意识障碍的程度,定期复查血氨、肝功能、肾功能、电解质,若有异常应及时通知医生并协助处理。

2) 一般护理:绝对卧床休息,专人守护,躁动患者防坠床等意外;肝昏迷时禁蛋白饮食,病情好转后予低蛋白饮食,如不能进食者可鼻饲流质;注意口腔、皮肤护理;保持大便通畅,忌用肥皂水灌肠。

3) 用药护理:遵医嘱给予口服乳果糖、诺氟沙星等抑制肠道细菌;在合理应用抗生素的基础上,及时应用微生态制剂,调节肠道微环境;用乙酰谷酰胺、谷氨酸钠、精氨酸、门冬氨酸钾镁降血氨;用左旋多巴纠正假性神经递质;用 20% 甘露醇和呋塞米快速静滴减轻脑水肿,注意维持电解质平衡。

4) 意识障碍的护理:具体措施参见第一章第五节"意识障碍的护理"。

【健康指导】

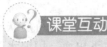 课堂互动

假如你是一名慢性重型乙肝患者的责任护士,如何做好该患者的出院宣教?

笔记

1. **对患者的指导** 向患者及家属讲解病毒性肝炎的家庭护理和自我保健知识。慢性乙型和丙型肝炎反复发作的诱因常为过度劳累、感染、暴饮暴食、酗酒、不合理用药、不良情绪等。保持乐观情绪,正确对待疾病。生活规律,劳逸结合,恢复期患者可参加散步、体操等轻微体育活动,待体力完全恢复后参加正常工作。加强营养,适当增加蛋白质摄入,但要避免长期高热量、高脂肪饮食。戒烟酒。不滥用药物,如吗啡、苯巴比妥类、磺胺类及氯丙嗪等药物,以免加重肝损害。实施适当的家庭隔离,如患者的食具、用具和洗漱用品应专用,患者的排泄物、分泌物可用3%漂白粉消毒后弃去。患者应自觉注意卫生,养成良好卫生习惯,防止唾液、血液及其他排泄物污染环境。家中密切接触者,可预防接种。定期检查:急性肝炎患者出院后第一个月复查1次,以后每1~2个月复查1次,半年后每3个月复查1次,定期复查1~2年。慢性肝炎患者出院后遵医嘱定期复查肝功能、病毒的血清学指标、肝脏B超和与肝纤维化有关的指标,以及时调整治疗方案。

2. **疾病预防指导**

(1) 管理传染源:肝炎患者和病毒携带者是本病的传染源。急性患者应隔离治疗至病毒消失。对供血者进行严格筛查,做好血源监测。现症感染者应禁止从事托幼、餐饮等工作。

(2) 切断传播途径:甲型和戊型肝炎应预防消化道传播,加强粪便管理,保护水源,严格饮用水的消毒,加强食品卫生和食品消毒。乙型、丙型、丁型肝炎应预防通过血液和体液传播。凡接受输血、大手术及应用血制品的患者,定期检测肝功能及肝炎病毒标记物,以便早期发现由血液和血制品所致的各型肝炎。推广一次性注射用具,重复使用的医疗器械要严格消毒灭菌。生活用具应专用。接触患者后用肥皂和流动水洗手。采取主动和被动免疫以阻断母婴传播。

(3) 保护易感人群:甲型肝炎易感者可接种甲型肝炎疫苗,对接触者可预防注射人丙种球蛋白进行被动免疫。我国预防和控制乙型肝炎流行的最关键措施是接种乙型肝炎疫苗。新生儿应进行普种,易感者均可接种。与HBV感染者密切接触者、医务人员、保育员、同性恋者、药瘾者等高危人群及从事餐饮服务、食品加工等职业的人群为主要接种对象。母亲为HBV感染的新生儿及暴露于HBV的易感者,应及早注射乙型肝炎免疫球蛋白(HBIG),保护期约3个月。

【中医护理概要】

1. 本病属于中医学之"胁痛"、"郁证"、"积聚"、"臌胀"范畴。多因湿热或湿热疫毒之邪侵及中焦所致,病位在肝,与脾胃胆有关。基本病机为湿热疫毒作用脾胃,引起中焦转输、生化及升降功能障碍,毒邪侵犯肝胆,致使肝气郁滞,复横逆脾胃,证见乏力纳减、胃脘胀满、胁痛、肝脾轻度肿大等。

2. 根据湿热、虚实辨证确定护治原则。急性肝炎以湿热为主,多属标实证,治疗以清热解毒利湿;慢性肝炎病机复杂,多属虚实夹杂证,治疗当扶正祛邪相结合;重型肝炎以热毒炽盛、热瘀互结为主,可重用凉血化瘀之品。

3. 治疗时配合耳穴埋压、艾灸可提高疗效。取肝、胆、肝动脉、脾、肾上腺,贴压王不留行籽,3天更换一侧耳穴。取肝俞、足三里、大椎、期门,或配合膈俞、肾俞进行艾灸。

第二节　流行性乙型脑炎

 病案导入

患者,男,3岁。因"发热、嗜睡3天,抽搐2次"入院。患儿于3天前无明显诱因出现发热,体温为38℃,同时出现精神萎靡,1天前体温有升高趋势,最高达39℃,并出现嗜睡及双眼凝视,面色发绀、四肢强直、双手握拳。患儿家居农村,环境卫生差,蚊子多,1月前当地流行"猪瘟"。

护理体检:T39.5℃,P120次/分,R30次/分,BP90/60mmHg。呈嗜睡状,呼之能应,颈项强直(+),克氏征(+),布氏征(+),巴氏征(+)。

实验室检查:WBC16.5×10^9/L,N85%;脑脊液压力增高。

问题:根据本节内容,请考虑该患者的医疗诊断及诊断依据、目前存在的主要护理诊断/问题及具体护理措施。

　　流行性乙型脑炎(epidemic encephalitis B)简称乙脑,是由乙型脑炎病毒引起的以脑实质炎症为主要病变的中枢神经系统急性传染病。临床以高热、意识障碍、抽搐、病理反射及脑膜刺激征为主要特征,病死率高,部分病人留有后遗症。

【病原学】

 课堂互动

乙脑病毒容易杀灭吗? 只用消毒剂擦拭处理被其污染的器具有用吗?

　　乙脑病毒属黄病毒科,核心为单股正链为RNA,球状,直径约为40~50nm。适宜在神经细胞内生长繁殖。乙型脑炎病毒抵抗力不强,容易被常用消毒剂所杀灭,对乙醚、酸及一般消毒剂均敏感,不耐热,100℃2分钟或56℃30分钟即可灭活,但耐低温和干燥,用冰冻干燥法在4℃冰箱中可保存数年。

【流行病学】

　　1. 传染源　乙脑是人畜共患的自然疫源性疾病,人与动物(猪、牛、马、羊、鸡、鸭、鹅等)都可成为本病的传染源。猪是本病的主要传染源,子猪经过一个流行季节几乎100%受到感染。人感染后因血中病毒数量少、病毒血症期短,不是主要的传染源。

　　2. 传播途径　乙脑主要通过蚊虫叮咬而传播。三带喙库蚊为主要传播媒介。蚊感染后可携带病毒越冬或经卵传播,成为乙脑病毒的长期贮存宿主。

　　3. 人群易感性　人对乙脑病毒普遍易感,病例主要集中在10岁以下儿童,以2~6岁组儿童发病率最高。感染后多以隐性感染最为常见,感染后可获较持久的免疫力。

　　4. 流行特征　乙脑在热带地区全年均可发生,在亚热带和温带地区有明显的季节性,80%~90%病例集中在7、8、9三个月,这与蚊虫繁殖、气候和雨量等因素有关。东南亚和西太平洋地区是乙脑的主要流行区。在我国除东北、青海、新疆及西藏外均

YFYS

有本病流行,发病率农村高于城市。

【发病机制与病理】

带有病毒的蚊虫叮咬人后,病毒进入人体内,在单核-吞噬细胞系统内繁殖,继而进入血液循环引起病毒血症。若不侵入中枢神经系统则呈阴性或轻型感染,仅在少数情况下如机体免疫力低下、病毒数量多、毒力强时,病毒才通过血脑屏障进入中枢神经系统,引起脑炎。

乙脑的病变范围较广,可累及整个中枢神经系统,尤其以大脑皮质、间脑和中脑最为严重。主要病理变化有:①神经细胞变性、坏死;②软化灶形成;③血管变化和炎症反应;④胶质细胞增生。

【临床表现】

 课堂互动

据说乙脑的前期表现与感冒相似,那么如何早期识别乙脑,避免误诊?

潜伏期4~21天,一般10~14天。典型的临床表现可分为4期。

1. 初期　起病急,体温在1~2天内上升至39~40℃,伴有头痛、恶心、呕吐、精神倦怠或嗜睡。少数患者可有颈项强直及抽搐。此期持续约1~3天。

2. 极期　除初期症状加重外,主要表现为脑实质受损的症状,此期病程4~10天。

(1) 持续高热:为乙脑病人最常见的临床表现,体温常高达40℃以上,多呈稽留热,一般持续7~10天。发热越高,热程越长,则病情越严重。

(2) 意识障碍:为乙脑最主要的临床表现,表现为不同程度的意识障碍,如谵妄、定向力障碍、嗜睡、昏迷等。与病情的严重程度平行。常持续1周,重型者可达1个月以上。

(3) 惊厥或抽搐:为乙脑病情严重的表现,可有局部小抽搐、肢体阵挛性抽搐,重型者可有全身强直性抽搐,持续数分钟至数十分钟,伴有意识障碍。频繁或长时间的抽搐可加重缺氧和脑实质损伤,导致呼吸衰竭。

(4) 呼吸衰竭:为乙脑重症病人最多见、最严重的表现和死亡的主要原因,多发生于重型患者。常因脑实质炎症、脑水肿、脑疝和低血钠脑病等所致,其中以脑实质病变为主要原因。主要为中枢性呼吸衰竭,其特点为呼吸节律不规则及幅度不均,可为呼吸表浅、双吸气、叹息样呼吸、潮式呼吸等,直至呼吸停止。此外,因脊髓病变导致呼吸肌瘫痪可发生周围性呼吸衰竭。其特点为:呼吸先快后慢,呼吸表浅,但呼吸节律规则。

高热、抽搐和呼吸衰竭是乙脑极期的严重表现,三者相互影响。

(5) 其他神经系统症状和体征:多在病程10天内出现,第2周后很少出现新的神经系统表现。主要表现为:①浅反射减弱或消失,深反射先亢进后消失,病理征阳性。②大脑椎体束受损表现:可有肢体强直性瘫痪,肌张力增强,巴宾斯基征阳性等。③不同程度的脑膜刺激征。④其他:颞叶受损可有失语,听觉障碍。

(6) 循环衰竭:常与呼吸衰竭同时出现,但较少见,表现为血压下降、脉搏细速、休克和消化道出血等。

3. **恢复期** 多数患者于病程 8~11 天进入恢复期,体温逐渐下降,神经、精神症状和体征逐渐好转,一般于 2 周左右可完全恢复,重型患者常需 1~6 个月才能逐渐恢复。此阶段的表现可伴有持续性低热、多汗、失眠、失语、流涎、吞咽困难、肢体强直性瘫痪等。

4. **后遗症期** 患病 6 个月后仍留有神经、精神症状者称为后遗症。约 5%~20% 重型乙脑患者留有后遗症,主要表现为意识障碍、痴呆、失语、强直性瘫痪等。如给予积极治疗可有不同程度的恢复。

【实验室及其他检查】

1. **血常规检查** 白细胞总数增高,一般在 $(10~20)×10^9/L$,中性粒细胞在 80% 以上。

2. **脑脊液检查** 为无菌性脑膜炎改变。表现为压力增高,外观清亮或微浊,白细胞多在 $(50~500)×10^6/L$,少数可达 $1000×10^6/L$ 以上。分类早期以中性粒细胞为主,蛋白轻度增高,糖正常或偏高,氯化物正常。

3. **血清学检查** ①特异性 IgM 抗体检查:在病程第 3~4 天即可检查出,2 周时达高峰,约 80% 患者入院时脑脊液特异性抗体呈阳性,可用于早期诊断。②补体结合试验:补体结合抗体为 IgG 抗体,具有较高的特异性,多在病后 2 周出现,5~6 周达到高峰。③血凝抑制试验:血凝抑制抗体出现较早,一般在病后 4~5 天出现,2 周时达高峰。主要用于流行病学调查。

4. **病原学检查** 可用组织培养法获得病毒。

【诊断要点】

根据夏、秋季发病,患者为 10 岁以下儿童等流行病学资料,临床表现为急起高热、头痛、呕吐、意识障碍、昏迷和感染性休克,严重者有呼吸衰竭,病理反射及脑膜刺激征阳性。结合实验室检查白细胞及中性粒细胞计数均增高,脑脊液呈无菌性脑膜炎改变,可作为临床诊断。血清学检查乙脑 IgM 抗体阳性为确诊依据。

【护理诊断/问题】

1. 主要护理诊断/问题

(1)体温过高 与病毒血症和脑实质性炎症有关。

(2)意识障碍 与中枢神经系统、脑实质损害、抽搐、惊厥有关。

2. 其他相关护理诊断/问题

气体交换功能受损 与呼吸衰竭有关。

【护理措施】

1. 一般护理

 课堂互动

乙脑是通过蚊虫叮咬传播的疾病,我们该如何进行蚊子的虫媒隔离?

(1)隔离措施:采取虫媒隔离,应有防蚊设备和灭蚊措施。患者应卧床休息,病房环境安静、光线应柔和,防止强光、强声的刺激,避免诱发抽搐或惊厥。昏迷、抽搐患者应防止坠床。

（2）饮食护理：初期及极期应给予清淡流质饮食，成人每天补液量约为1500~2000ml，并注意水、电解质平衡。昏迷及有吞咽困难患者给予鼻饲或静脉输液，以保证足够的水分和营养。恢复期应逐渐增加高蛋白、高热量饮食。

2. 病情观察　①密切观察生命体征，特别是体温及呼吸的变化，每1~2小时测体温一次，观察呼吸的频率、节律、幅度的改变，及时判断有无呼吸衰竭。②观察意识障碍是否继续加重。③观察惊厥发作先兆、频率、发作持续时间、间隔时间、抽搐的部位、方式及伴随的症状。④观察颅内压增高及脑疝的先兆，重点观察瞳孔的大小、形状、两侧是否对称、对光反应等。⑤准确记录24小时出入量。⑥并发症的观察，如肺部感染及压疮等。

 课堂互动

乙脑的药物治疗是以杀灭病毒为主，还是以控制病情为主？

3. 用药护理　遵医嘱用药。①冬眠灵、异丙嗪：适用于持续高热伴反复抽搐者，具有降温、镇静、止痉的作用。成人每次各25~50mg，儿童每次各0.5~1mg/kg，肌内注射，每4~6小时1次，疗程3~5天。因该药可抑制呼吸中枢咳嗽反射，静脉注射可引起体位性低血压，故在用药过程中应保持呼吸道通畅，密切观察生命体征。② 20%甘露醇：具有脱水、利尿的作用，用于脑水肿，是降低颅内压安全有效的首选药。每次1~2g/kg，静脉滴注或静脉注射（20~30分钟内），根据病情可4~6小时重复使用。静脉给药过快可致一过性头疼，眩晕，视力模糊，心悸，水、电解质失调等，应密切观察。③地西泮（安定）：具有镇静、止惊的作用。成人每次10~20mg，儿童每次0.1~0.3mg/kg（每次不超过10mg），肌内注射或缓慢静脉注射。常见的不良反应有呼吸抑制、头晕、嗜睡、乏力等。④尼可刹米、洛贝林：具有兴奋呼吸中枢的作用，使呼吸频率加快、幅度加深、通气量增大、呼吸功能改善。中枢性呼吸衰竭时首选洛贝林，成人每次3~6mg，儿童每次0.15~0.2mg/kg，肌内注射或静脉滴注，亦可选用尼可刹米，成人每次0.375~0.75g，儿童每次5~10mg/kg，肌内注射或静脉滴注。尼可刹米、洛贝林不良反应过量可引起血压升高、心动过速，甚至惊厥等。

4. 对症护理

（1）发热的护理：具体措施参见第一章第五节"发热的护理"。

（2）意识障碍的护理：具体措施参见第一章第五节"意识障碍的护理"。

（3）呼吸衰竭的护理：①保持呼吸道通畅：应及时、彻底的吸痰，并鼓励协助翻身、拍背，痰液黏稠者遵医嘱雾化吸入，痰液阻塞者行机械吸痰。②吸氧：选用鼻导管或面罩持续吸氧，纠正患者的缺氧状态。③用药护理：中枢性呼吸衰竭时遵医嘱肌内注射或静脉滴注呼吸兴奋剂，使用东莨菪碱或山莨菪碱等血管扩张药，改善脑微循环、减轻脑水肿、接触脑血管痉挛和兴奋呼吸中枢。注意监测心率、血压以防心动过速、血压升高等不良反应。④急救物品的准备：如需行气道插管、气管切开或应用人工呼吸机的患者，应做好相应的术前准备，此外还可使用纳洛酮、阿托品、酚妥拉明。

【健康指导】

1. 对患者的指导　讲解乙脑发病原因、主要临床特点、治疗方法、病程及预后等。

如在乙脑流行季节患者有高热、头疼、意识障碍者,应考虑乙脑的可能性,应及时诊治。康复期患者,应加强运动和保证营养的供给。

2. 疾病预防的指导

 课堂互动

> 猪是乙脑的最主要传染源,为了预防乙脑该如何管理它?

(1) 管理传染源:及时隔离和治疗,患者隔离至体温正常。加强家畜的管理,尤其是幼猪,搞好饲养场所的环境卫生,人畜居住地分开。

(2) 切断传播途径:积极开展防蚊、灭蚊工作是预防乙脑病毒传播的主要措施,应消灭蚊虫孳生地。乙脑流行季节使用驱蚊剂、蚊帐等措施防止蚊虫叮咬。

(3) 保护易感人群:预防接种是保护易感人群的根本措施。目前我国使用的是地鼠肾细胞灭活和减毒活疫苗,保护率可达 60%~90%。对 10 岁以下儿童和初进入流行区域的人员进行疫苗接种。一般接种 2 次,间隔 7~10 天,第二年加强注射一次,3 次加强后不必再注射,可获得较持久的免疫力。

【中医护理概要】

1. 本病属于中医学之"暑温(瘟)"、"暑风"、"暑痫"范畴。本病内因乃为人体正气虚弱;外因则为感受暑邪疫毒。病位多在肺胃,与心肝肾有关。基本病机为邪在卫分,皮毛开阖失常,进入气分,若不再传,即为轻症;若邪入营血,暑热火毒炽盛,热扰神明,引动肝风,内闭心包,伤气耗津;或伤肾阳,可见内闭外脱之危证。

2. 本病治疗应针对痰、热、风三个主要病机以清热解毒为主,早期应用化痰之品,能降低闭窍动风之变;同时清暑利湿利水而不伤阴。

3. 本病高热者可中药直肠灌肠配合治疗。此外针灸、耳针亦可提高治疗乙脑的疗效。

第三节　狂　犬　病

 病案导入

> 患者,女性,4 岁。因"恐水、怕光、咽肌痉挛 3 天"入院。患者 5 天前被野狗咬伤后出现头痛、呕吐,伤口未作特殊处理。继而出现恐水、怕光、怕风、怕声、流涎、多汗。
>
> 护理体检:T39.7℃,P110 次 / 分,R28 次 / 分,BP130/80mmHg。
>
> 实验室检查:WBC 13.5×10^9/L,N85%;脑脊液压力增高、狂犬病毒培养(+)。
>
> 问题:根据本节内容,请考虑该患者的医疗诊断及诊断依据、目前存在的主要护理诊断 / 问题及具体护理措施。

狂犬病(rabies)又名恐水症(hydrophobia),是由狂犬病毒(rabies virus)引起的一种侵犯中枢神经系统为主的急性人畜共患传染病,人因被携带狂犬病的病畜咬伤而感染。

临床以恐水、怕风、恐惧不安、咽肌痉挛、进行性瘫痪等为主要特征。

 知识链接

<u>全球狂犬病疫情</u>

狂犬病一旦发生,死亡率为100%,被称为只可预防不可治疗的疾病。WHO 报告显示,目前全球有 100 多个国家出现狂犬病疫情,每年约有 55 000 人死于狂犬病,我国是狂犬病高发国家之一。

【病原学】

 课堂互动

狂犬病是由狂犬病毒引起的,该病毒易灭活吗? 灭活方法有哪些?

狂犬病毒属弹状病毒科,形如子弹,大小约 75nm×180nm。从患者和病畜体内分离的病毒称为野毒株或街毒株,其特点是致病力强、潜伏期长,能在唾液腺中繁殖。该毒株连续多次在家兔脑内传代后获得的病毒株称为固定毒株,其毒力减弱,潜伏期短,对人和犬失去致病力,故可供制备疫苗之用。狂犬病毒易被紫外线、碘酒、苯扎溴铵、高锰酸钾、乙醇、甲醛等灭活。加热 100℃ 2 分钟即可灭活。

【流行病学】

 课堂互动

如果只是抚摸了患有狂犬病的狗,我们有可能被传染狂犬病吗?

1. 传染源　携带狂犬病毒的动物是本病的传染源,我国狂犬病的主要传染源是病犬,其次是猫、猪、牛、马等家畜。一般来说,狂犬病患者不是传染源,不形成人与人之间的传染。

2. 传播途径　主要通过病畜咬伤而传播,也可经过各种抓破黏膜和皮肤入侵体内。

3. 人群易感性　人群普遍易感,尤其是兽医与动物饲养员。被病畜咬伤而未做预防接种者,其发病率为 15%~20%。若及时处理伤口及接种疫苗后,发病率可明显下降为 0.15%。

【发病机制与病理】

狂犬病毒自皮肤或黏膜破损处侵入人体后,对神经组织有强大的亲和力,可分为三个阶段:①组织内病毒小量增殖期:病毒先在伤口附近的肌肉小量增殖,并在局部停留 3 天或更久,然后侵入近处的末梢神经。②侵入中枢神经:病毒沿中枢神经的轴突向中枢神经向心性扩展,至脊髓的背根神经节再大量繁殖,入侵脊髓并很快到达脑部,侵犯脑干、小脑等处。③向各器官扩散期:病毒从中枢神经向周围神经扩散,侵入各神经组织。尤以唾液腺、舌部味蕾、嗅神经上皮等病毒较多。由于迷走、舌咽及舌下脑神经核受损,导致吞咽肌及呼吸肌痉挛,故出现恐水、吞咽困难等症状。交感神经受累时可出现唾液分泌和出汗增多。而迷走神经节、交感神经和心脏神经节受损时可引起心血管功能紊乱或者猝死。

主要病理变化为急性弥漫性脑脊髓炎。具有特征性的病变是在神经细胞浆内可见嗜酸性包涵体,称为内基小体,为狂犬病毒的集落,具有诊断意义。

【临床表现】

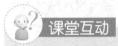 **课堂互动**

狂犬病发作时是否就如其名一样似"犬发狂"的表现?

潜伏期一般为 1~3 个月,最长者可达 10 年以上。潜伏期的长短与年龄、伤口部位、伤口深浅、入侵机体病毒的数量和毒力有关。典型临床经过分为 3 期:

1. 前驱期 本期持续 2~4 天,症状常有低热、倦怠、头痛、恶心、全身不适,继之恐惧不安、烦躁失眠,对水、风、光等刺激敏感,并有喉头紧缩感。50%~80% 的病例在愈合的伤口附近及其神经支配的区域有痒、痛、麻及蚁走等异样感觉,是最具有诊断意义的早期症状。

2. 兴奋期 本期持续 1~3 天,临床特点为:①高度兴奋,表情极度恐惧,发作性咽肌痉挛和呼吸困难,可为多种刺激而加重,又恐水、怕风、怕光、怕声。其中恐水为本病特征。典型患者虽极度口渴但不敢饮水,甚至闻水声、见水、饮水或仅提及饮水时均可引起咽肌严重痉挛,严重发作时可出现全身肌肉阵发性抽搐,因呼吸肌痉挛致呼吸困难和发绀。②体温常升高,达到 38~40℃。③交感神经功能亢进,患者可出现流涎、多汗、心率增快、血压升高、瞳孔散大,对光反应迟钝等。多数患者神志清楚,少数患者可出现精神失常、幻视、幻听等。

3. 麻痹期 本期持续时间短,约为 6~18 小时。肌肉痉挛发作停止,全身弛缓性瘫痪,患者由安静转为昏迷状态,最后因呼吸、循环衰竭而死亡。

本病全程一般不超过 6 天,除上述狂躁型表现外,尚有以脊髓或延髓受损为主的麻痹型,患者无兴奋期和典型恐水表现,呈横断性脊髓炎或上行性麻痹等症状。

知识链接

狂犬病接触类型和 WHO 推荐的接触后预防	
与疑患狂犬病动物的接触类型	**接触后预防措施**
Ⅰ类:触摸或饲喂动物,动物舔触处的皮肤完整	无
Ⅱ类:轻咬裸露皮肤,或无出血的轻微抓伤或擦伤	立即接种疫苗并对伤口进行局部处理
Ⅲ类:一处或多处穿透性皮肤咬伤或抓伤,动物舔触处的皮肤有破损;动物舔触处的黏膜被唾液污染,与蝙蝠有接触	立即接种疫苗并注射狂犬病免疫球蛋白;对伤口进行局部处理

笔记

【实验室及其他检查】

1. **血常规及脑脊液检查**　外周血白细胞总数轻中度增高,中性粒细胞占80%以上。脑脊液检查示压力增高,细胞数及蛋白质轻度增高,糖及氯化物正常。

2. **病原学检查**

(1) 抗原检查:可取患者脑脊液或唾液直接涂片检测抗原,阳性率可达98%。

(2) 病毒分离:取患者脑脊液、唾液、皮肤或脑组织进行细胞培养,可分离病毒。

(3) 内基小体检查:取病畜或死亡患者脑组织做切片染色,镜检找到内基小体,阳性率为70%~80%。

(4) 核酸测定:采用反转录—聚合酶链反应(RT-PCR)法测定狂犬病毒RNA。

【诊断要点】

患者有被狂犬或病畜咬伤、抓伤史,临床出现典型恐水、怕风、怕光、怕声、咽肌痉挛、流涎、多汗、伤口处有痒痛麻及蚁走异样感觉等典型表现,可做出临床诊断。通过检测病毒抗原、病毒核酸或尸检脑组织中的内基小体进行确诊。

【护理诊断/问题】

1. **主要护理诊断/问题**

(1) 皮肤完整性受损　与带狂犬病病毒的动物咬伤或抓伤有关。

(2) 体温过高　与患者高度兴奋、交感神经功能亢进、感染有关。

(3) 有窒息的危险　与病毒损害中枢神经系统致呼吸肌痉挛有关。

2. **其他相关护理诊断/问题**

(1) 营养失调:低于机体需要量　与吞咽困难不能进食有关。

(2) 恐惧　与疾病引起死亡的威胁有关。

【护理措施】

1. **一般护理**

 课堂互动

狂犬病患者发病时常有躁动不安者,对于此类患者进行隔离时需要采取哪些特殊措施?

(1) 隔离措施:严格隔离患者,防止唾液污染。应将患者置于安静、避光的单人房间内,卧床休息。避免一切不必要的刺激如水、光、声、风等,尤其与水有关的刺激。对躁动不安、恐怖、幻视、幻听患者,加床栏保护或适当约束,防止外伤或坠床。

(2) 心理护理:患者有恐水、怕风、怕光、怕声、抽搐等症状,担心病情加重而异常痛苦。但此时多数患者神志清楚,患者常常表现为恐惧、紧张等心理功能障碍,做好其心理护理,使之产生一种安全感。

2. **病情观察**　①密切观察生命体征及意识、瞳孔。尤其是呼吸频率、节律改变、观察有无缺氧征如发绀、呼吸困难等。②观察有无恐水、恐风、怕声、多汗、流涎等表现。③密切观察患者伤口及其相应的神经支配区域有无痒、麻、痛和蚁走等异样感觉。④若患者发生抽搐,观察并记录抽搐部位、发作次数、持续时间、间隔时间及伴随症状。

3. **用药护理**　遵医嘱给药,常用抗病毒药物,如干扰素、阿糖胞苷、大剂量人抗狂犬病免疫球蛋白治疗。持续抽搐者可用地西泮,肌内注射或缓慢静脉注射,常见不良反应有头昏、嗜睡、乏力、呼吸抑制等表现。有脑水肿者、颅内高压时脱水、降压,常用20%甘露醇 1~2g/kg,快速静脉滴注。常见的不良反应有一过性头痛、眩晕、视力模糊、心悸及水电解质失衡等。

4. 对症护理

(1) 防止窒息的护理:及时清除口腔及呼吸道分泌物,以保持呼吸道通畅。呼吸肌持续痉挛者,给予氧气吸入及镇静剂,必要时行气管切开术或气管插管术或使用人工呼吸机辅助呼吸。

(2) 发热的护理:具体措施参见第一章第五节"发热的护理"。

 课堂互动

不小心被家中的狗咬伤了,应该怎样快速处理伤口?

(3) 伤口护理:迅速有效的处理伤口是降低狂犬病发病率最有效的措施之一。尽快用20%肥皂水或0.1%苯扎溴铵(新洁尔灭)反复冲洗30分钟以上,尽量去除犬涎,挤出污血。彻底冲洗后用2%碘酒或75%酒精消毒伤口,伤口一般不予缝合、包扎和止血,以便排血引流。如伤口较深或咬伤部位在头部、颈部者,清创后应在伤口底部和周围行局部浸润注射狂犬病免疫球蛋白或免疫血清。

【健康指导】

1. 对患者的指导 狂犬病患者及时隔离、消毒、对症治疗等,并进行狂犬病知识的教育,被犬咬伤后及时有效地处理伤口。讲解狂犬病发展过程,恐水、怕风、兴奋、狂躁等原因,强调避免刺激患者,积极配合治疗。

2. 疾病预防指导

(1) 管理传染源:严格犬的管理为主。管理和免疫家犬,对病犬、猫及其他狂畜进行捕杀,并立即焚毁或深埋处理。

(2) 切断传播途径:严密接触隔离,咬伤的伤口进行严格的处理。

 课堂互动

狂犬病死亡率高,暴露前、暴露后如何预防?

(3) 保护易感人群:预防免疫,主动免疫可用于暴露后预防,也可用于暴露前预防。①暴露前预防:主要对高危人群如兽医、山洞探险者、相关实验员、动物管理员应暴露前预防接种。共接种三次,每次 1ml 肌内注射于 0、7、28 天进行;1~3 年加强注射一次。②暴露后预防:主要对被犬、猫或患狂犬病的动物咬伤、抓伤者,或医务人员的皮肤破损处被狂犬病患者唾液沾污时均需要尽早预防接种。共接种 5 次,每次 2ml,肌内注射,分别于 0、3、7、14 天和 28 天完成,如严重咬伤者疫苗可全程注射 10 针,分别于当日到第 6 天每天一针,随后分别于 10、14、30、90 天各注射一次。③被动免疫:被动免疫制剂有狂犬病免疫血清、人抗狂犬病免疫球蛋白,以后者为佳。

【中医护理概要】

1. 本病属于中医学之"疯狗咬"、"恐水病"、"怕水疯"范畴。本病的发生是由于疫疠之邪经癫狂之犬的唾液由伤口侵入人体而发病,发病潜伏期长短不一。基本病机是病邪直入营血,迅速生风化痰,上蒙神明,内攻心营而见发热、惊恐、怕水、怕风等,邪毒内闭,瘀毒内雍,凝滞血脉则见肢体软瘫、失语、神昏等症。

2. 中医外治法可应用于伤口处理。咬后即刺伤口使之出血,继以药筒拢之,使毒血外出,然后用葱白 30g,地榆 30g,甘草 10g,煎汤反复冲洗伤口,继以玉真散外敷。

第四节 流行性感冒

 病案导入

患儿,男,8 岁。因"发热、肌肉酸痛、乏力 4 天"于急诊就诊,患儿家中 3 人有相同症状。

护理体检:T38.6℃,P100 次 / 分,R26 次 / 分,BP95/65mmHg。两肺呼吸音粗,可闻及双肺弥漫性细湿啰音。

实验室检查:血凝抑制试验和补体结合试验显示为阳性。

问题:根据本节内容,请考虑该患者的医疗诊断及诊断依据、目前存在的主要护理诊断 / 问题及具体护理措施。

流行性感冒(influenza)简称流感,是由流感病毒(influenza virus)引起的急性呼吸道传染病。临床主要表现为急起高热、全身酸痛、乏力等全身中毒症状,而呼吸道症状相对较轻。老年人和慢性病患者则可引起严重的并发症。

 知识链接

流感大流行

20 世纪以来全球至少有 4 次流感大流行,其中 3 次据认为首发于中国。2009 年暴发新甲型 H1N1 流感后,4 月 WHO 迅即发布了《早期预警和应付建议草案》及《对未发生猪流感国家的初步建议 - 临床管理和公共卫生措施》。

【病原学】

 课堂互动

流感病毒有几种? 每种流感病毒都可以用同样方法杀灭吗?

流感病毒属正黏液病毒科的 RNA 病毒。病毒结构自外向内可分为包膜、基质蛋白及核心三部分。核心部分含核蛋白(NP),基质蛋白构成病毒外壳骨架,包膜中有两种重要糖蛋白,即血凝素(hemagglutinin,H)和神经氨酸酶(neuraminidase,N)。人流感

笔记

病毒根据其 NP 抗原性可分为甲、乙、丙三型。甲型流感病毒按 H 与 N 抗原特异性的不同,分为若干个亚型(H_1~H_{16},N_1~N_9)。抗原变异是流感病毒独特的和显著的特征。在感染人类的三种流感病毒中,甲型流感病毒变异性极强,常引起流感大流行,乙型次之,丙型流感病毒的抗原性非常稳定。

流感病毒不耐热,56℃数分钟即失去致病力。对酸、乙醚、乙醇、甲醛及紫外线均敏感。

【流行病学】

 课堂互动

日常生活中,我们可以与流感患者共用毛巾等生活用品吗? 为什么?

1. 传染源　流感患者和隐性感染者是主要传染源。自潜伏期即有传染性,发病 3 日内传染性最强,病毒可从鼻涕、口涎、痰液等分泌物排出。

2. 传播途径　主要通过人与人之间飞沫传播。也可通过接触病毒污染的茶具、食具、毛巾等间接传播。

3. 人群易感性　人群普遍易感。感染后获得同型病毒免疫力,各型及亚型间无交叉免疫性,病毒变异后人群无免疫力。

4. 流行特征　流行以秋、冬季节为主。大流行主要由甲型流感病毒引起,一般每 10~15 年可有一次世界性大流行,2~3 年一次小流行。乙型流感以局部流行为主,约 5~6 年发生一次。丙型流感则为散发。

【发病机制与病理】

病毒侵入呼吸道表面纤毛柱状上皮细胞并进行复制。被感染的宿主细胞发生变性、坏死、溶解或脱落,产生炎症反应,引起发热、全身酸痛、头痛等症状。当病毒侵袭全部呼吸道,可致流感病毒性肺炎。可见肺呈暗红色,黏膜充血,黏膜下有灶性出血、水肿和轻度白细胞浸润,肺泡细胞出血、脱落,甚至有肺水肿及毛细血管血栓形成。

【临床表现】

 课堂互动

假如你是急诊预检分诊护士,前来就诊的患者哪些症状让你警觉其可能感染了流感病毒?

潜伏期通常 1~3 天。

1. 典型流感　起病急,高热、头痛、寒战、肌肉酸痛、乏力等全身症状较重,而呼吸道症状较轻。查体可见结膜充血,肺部可闻及干啰音。病程 4~7 天。

2. 轻型流感　急性起病。轻中度发热,全身及呼吸道症状轻。病程 2~3 天。

3. 肺炎型流感　多发生于老年人、婴幼儿、慢性病患者及其他免疫力低下者。可见高热、全身衰竭、烦躁不安、剧烈咳嗽、血性痰液、呼吸困难及发绀,可伴心、肝肾功能衰竭。双肺听诊满布干、湿啰音,但无肺实变体征。多于 5~10 天内发生呼吸循环衰竭,预后较差。

4. 其他类型　胃肠型伴消化道症状,脑膜脑炎型伴神经系统症状。

5. 并发症　呼吸系统并发症主要有急性鼻窦炎、急性化脓性扁桃体炎、继发性细菌性气管炎和继发性细菌性肺炎等。肺外并发症可见瑞氏(Reye)综合征、中毒性休克、中毒性心肌炎等。

【实验室及其他检查】

1. 血常规检查　白细胞计数多减少,中性粒细胞减少,淋巴细胞相对增多。

2. 病毒分离　患者上呼吸道分泌物接种于鸡胚或组织培养进行病毒分离。

3. 血清学检查　进行血凝抑制试验或补体结合试验,抗体滴度 4 倍以上增长为阳性。

 知识链接

佩戴口罩预防流感

流感是发热门诊就诊最常见的呼吸道传染病,不会正确佩戴口罩很容易造成流感等急性呼吸道传染病的院内交叉感染。卫生部于 2005 年下发了《急性呼吸道发热病人就诊规定》,要求医师在接诊过程中,对体温≥38℃,伴有呼吸道症状(鼻塞、流涕、咳嗽、咽喉肿痛、气促、呼吸困难等)的急性呼吸道发热者,首先为其提供一次性外科口罩。

【诊断要点】

冬、春季节在同一地区,1~2 天内即有大量上呼吸道感染患者集体发病,临床表现为起病急骤,持续高热、肌肉关节酸痛等全身中毒症状较重,呼吸道表现如鼻塞、流涕、咽痛等症状出现较晚且较轻应考虑流感。病毒分离、血凝抑制试验或补体结合试验阳性有助于确诊。

【护理诊断/问题】

1. 主要护理诊断/问题

(1) 体温过高　与病毒感染有关。

(2) 疼痛:头痛　与病毒感染有关。

2. 其他护理诊断/问题

气体交换受损　与病毒性肺炎或合并细菌性肺炎有关。

【护理措施】

1. 一般护理

 课堂互动

若发现流感患者,如何避免其传染给他人?

(1) 隔离措施:流感暴发时,应及时向疾病控制部门报告。采取呼吸道隔离,按要求隔离患者 1 周或至主要症状消失。隔离期避免外出,外出时需戴口罩。急性期应卧床休息,协助患者做好生活护理。

(2) 饮食护理:发热期宜多饮水,给予清淡易消化、富含维生素的流质或半流质饮

 笔记

食。伴呕吐或严重腹泻者,可适当增加静脉营养的供给。

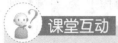 **课堂互动**

针对流感患者,临床常用哪些治疗药物,采用哪些护理措施?

2. 病情观察 严密观察患者的生命体征,注意有无高热不退、咳嗽、咳痰、呼吸急促、发绀、血氧饱和度下降;观察咳嗽的诱因、时间、节律、性质、音色。

3. 用药护理 遵医嘱应用抗病毒药物及抗生素。

(1) 抗病毒药物:金刚烷胺只对甲型流感病毒有效,成人每天200mg,老人每天160mg,小儿每天4~5mg/kg,分两次口服,3~4天为一疗程。金刚烷胺有一定的中枢神经系统不良反应,如头晕、嗜睡、失眠和共济失调等,老年及有血管硬化者慎用,孕妇及有癫痫史者禁用。奥司他韦(达菲)能特异性抑制甲、乙型流感,成人每次75mg,每天2次,5天一疗程。儿童体重15kg者每次30mg,15~23kg者每次45mg,24~40kg者每次60mg,大于40kg者可用75mg,1岁以下儿童不推荐使用。

(2) 抗生素的应用:若无充分证据提示细菌感染无需使用抗生素。出现下列情况可考虑应用抗生素:①继发细菌感染;②有风湿病史者;③抵抗力差的幼儿、老人,尤其是慢性心、肺疾病患者。

4. 对症护理 ①高热者可行物理降温,必要时用解热镇痛药物;②患者出现咳嗽、咳痰、胸闷、气急、发绀等肺炎症状时,应取半坐卧位,吸氧,必要时吸痰,严重时可予以呼吸机辅助呼吸。

【健康指导】

 课堂互动

假设现在正值流感小流行,作为护理人员,如何给流感住院后康复的患者做出院宣教?

1. 对患者的指导 平日要注意锻炼身体,增强机体的抵抗力。流感流行季节根据天气变化增减衣物。房间经常通风换气,保持清洁。

2. 疾病预防的指导

(1) 管理传染源:早期发现疫情,及早对流感患者进行呼吸道隔离和早期治疗,隔离1周或至主要症状消失。流感流行时,尽量减少公众集会和集体娱乐活动。

(2) 切断传播途径:室内每天开窗通风或进行空气消毒,患者用过的食具应煮沸消毒,衣物可用含氯消毒液浸泡消毒或阳光下曝晒2小时。

(3) 保护易感人群:预防流感的基本措施是接种疫苗,裂解疫苗是目前使用较为普遍的流感疫苗。重点接种人群包括65岁以上老人,严重心肺疾病患者,慢性肾病、糖尿病、免疫缺陷病患者,接受激素及免疫抑制剂治疗者以及医疗卫生机构工作者。不宜接种的人群有:对疫苗中的成分或鸡蛋过敏者、吉兰-巴雷综合征患者、妊娠3个月以内的孕妇、严重过敏体质者等。

 笔记

【中医护理概要】

1. 本病属于中医学之"感冒"、"时行感冒"范畴。由于风热或风寒病邪在气温突变、生活起居不慎,或人体素虚,正气不足以抵御外邪时而触发。病位在肺。基本病机是风热多由口鼻而入,风寒多由皮毛而入,病邪侵及肺卫,致使卫外失司,肺气失宣,邪从外解而向愈,否则毒邪化热入里,可致邪热壅肺,后内陷心包、引动肝风等。

2. 本病应按表里、寒热,或卫气营血辨证确定护治原则。主要以辛温、辛凉、祛暑解表、清热解毒为主。

3. 火罐、外敷、中药熏蒸配合治疗可提高疗效。如大椎、肺俞穴拔火罐;消炎止痛膏贴敷大椎、肺俞穴;中药熏蒸如紫苏、荆芥各 30g,艾叶、苍术各 15g,白醋 30~50g 水煎至沸,熏蒸口鼻 15~20 分钟,每天 2 次,可治风寒感冒;桑叶、菊花、贯众、大青叶各 30g,青蒿 20g,白醋 30~50g,水煎至沸,熏蒸口鼻,每次 15~20 分钟,每天 2 次,可治风热感冒。

附:人禽流行性感冒

人禽流行性感冒(human avian influenza)简称人禽流感,是由甲型流感病毒某些感染禽类亚型中的毒株引起的人类急性呼吸道传染病。通常禽流感病毒不感染人类,但自 1997 香港 1 名 3 岁的男童因感染禽甲型流感病毒 H_5N_1 亚型而死亡后,临床证据显示它已经跨越了禽类的范围,开始侵袭人类,引起人禽流感。人禽流感主要临床表现为高热、咳嗽、呼吸急促。病情轻重不一,其中高致病性禽流感(highly pathogenic avian influenza)常由 H_5N_1 亚型引起,病情严重,并可出现多种并发症而致人死亡。

【病原学】

禽流感病毒属正黏病毒科甲型流感病毒属。甲型流感病毒常见形状为球形,直径平均为 100nm,有囊膜。目前已鉴定出 16 个 H 亚型和 9 个 N 亚型,由禽鸟感染人类的禽流感病毒有 H_5N_1、H_7N_7 及 H_9N_2 3 种亚型。其中感染 H_5N_1 亚型的患者病情较重,病死率高。

禽流感病毒对乙醚、氯仿等有机溶剂均敏感,可被常用消毒剂如氧化剂、漂白粉、碘剂等灭活。对热亦较敏感,56℃ 30 分钟或 100℃ 2 分钟即可将病毒灭活。自然条件下存在于口腔、鼻腔和粪便中的病毒受到有机物的保护,具有较大的抵抗力。病毒对低温抵抗力较强。

【流行病学】

1. 传染源 主要为患禽流感或携带禽流感病毒的鸡、鸭、鹅等家禽类,尤其是鸡;野禽在禽流感的自然传播中扮演了重要角色。

2. 传播途径 病毒主要通过呼吸道传染给人,人类通过密切接触感染的家禽及其粪便、羽毛、呼吸道分泌物、血液等而被感染,也可通过眼结膜和破损皮肤引起感染。目前尚缺乏人与人之间传播的确切证据。

3. 人群易感性 人群普遍易感。12 岁以下儿童发病率较高,病情较重。从事家禽养殖业者,与不明原因病死家禽或感染、疑似感染禽流感家禽密切接触以及接触禽流感病毒的实验室工作人员属高危人群。

【发病机制】

人禽流感的发病机制与一般流感的发病机制基本相同。

【临床表现】

潜伏期通常为 2~4 天,一般在 7 天以内。不同亚型的病毒感染可引起不同的临床症状。感染 H_9N_2 亚型者通常仅有轻微的上呼吸道感染症状,部分患者甚至没有临床症状。感染 H_7N_7 亚型的患者常表现为结膜炎。重症患者一般均为 H_5N_1 亚型病毒感染。临床表现为起病急,早期类似普通型流感,主要为发热,体温大多持续在 39℃以上,热程 1~7 天,多为 3~4 天,可伴有流涕、鼻塞、咳嗽、咽痛、头痛、肌肉酸痛和全身不适。部分患者可有恶心、腹痛、腹泻、稀水样便等消化道症状。重症患者病情发展迅速,进展为呼吸窘迫,可有肺部实变体征,最终发展为呼吸衰竭而导致死亡。还可出现肺炎、急性呼吸窘迫综合征、肺出血、胸腔积液、全血细胞减少、败血症、肾衰竭、感染性休克及 Reye 综合征等多种并发症。

【实验室及其他检查】

1. 血常规检查 外周血白细胞计数一般正常或降低。重症患者多有白细胞总数及淋巴细胞下降,并有血小板降低。

2. 病毒抗原及基因检测 取患者呼吸道标本采用免疫荧光法(IFA)或 ELISA 检测甲型流感病毒核蛋白抗原(NP)及禽流感病毒 H 亚型抗原。还可用 RT-PCR 检测禽流感病毒亚型特异性 H 抗原基因。

3. 病毒分离 可从患者呼吸道标本(如鼻咽分泌物、口腔含漱液、气管吸出物或呼吸道上皮细胞)中分离禽流感病毒。

4. 血清学检查 发病初期和恢复期双份血清抗禽流感病毒抗体滴度有 4 倍或以上升高,可作为回顾性诊断的参考指标。

5. 影像学检查 X 线胸片检查缺乏特异性,重症患者胸部 X 线检查呈大片毛玻璃状或肺实变影像,少数可伴有胸腔积液等。

【诊断要点】

根据流行病学史、临床表现及实验室检查结果,排除其他疾病后,可以作出人禽流感的诊断。

流行病学史是指发病前 1 周内曾到过禽流感暴发疫点,或与病禽及其分泌物、排泄物有密切接触史,或为禽流感病毒实验室工作人员。

1. 医学观察病例 有流行病学史,1 周内出现临床表现者。

2. 疑似病例 有流行病学史,发热(T≥38℃),有咳嗽、咽喉痛、呼吸急促一种或一种以上的症状。呼吸道分泌物标本甲型流感病毒和 H 亚型单克隆抗体抗原检测阳性或 RT-PCR 扩增出 H 亚型基因。

3. 确诊病例 有流行病学史及临床表现,患者呼吸道分泌物或尸检肺标本中病毒分离出甲型流感病毒或 RT-PCR 检测到 H 亚型病毒基因,且双份血清抗禽流感病毒抗体滴度恢复期较发病期上升 4 倍或以上者。

【护理诊断 / 问题】

参见本章第四节"流行性感冒"的常用护理诊断 / 问题。

【护理措施】

参见本章第四节"流行性感冒"。

【健康指导】

1. 对患者的指导 注意饮食卫生,不喝生水,不吃未熟的肉类及蛋类等食品;勤洗手,养成良好的个人卫生习惯;养成早晚洗鼻的良好卫生习惯,保持呼吸道健康,增强呼吸道抵抗力。

2. 预防疾病指导

(1) 管理传染源:加强禽类疾病的监测,一旦发现禽流感疫情,动物防疫部门立即按有关规定进行处理。人禽流感实行专病报告管理,已发现人禽流感疑似或确诊病例的县(区),须以县(区)为单位实行人禽流感疫情日报告和"零"报告制度。

(2) 切断传播途径:接触人禽流感患者应戴口罩、戴手套、穿隔离衣,接触后应洗手;加强检测标本和实验室禽流感病毒毒株的管理,严格执行操作规范,防止医院感染和实验室的感染及传播。

(3) 保护易感人群:养殖及相关人员做好防护工作,加强对密切接触禽类人员的监测,并采取相应的防治措施;对密切接触者必要时可试用抗流感病毒药物或用中医药防治。

 知识拓展

六招预防 H_7N_9 禽流感病毒

1. 尽量不与禽畜接触,不购买无检疫证明的禽畜产品。

2. H_7N_9 禽流感潜伏期一般为 7 天,若出现发热及呼吸道症状,应戴上口罩,尽快就诊,切记要告知医生禽类接触史等,坚持正规治疗和用药。

3. 保持良好的个人卫生习惯,不喝生水。

4. 蛋、禽、肉类应烧熟煮透后食用。

5. 处理生禽畜肉和蛋类后要彻底洗手,做到生熟分开,避免交叉污染。

6. 营养健康的生活方式,加强体育锻炼。

——中国疾病预防控制中心

【中医护理概要】

参见本章第四节"流行性感冒"。

第五节　流行性腮腺炎

病案导入

患者,男,6 岁。因"腮腺肿大、疼痛 3 天"入院。5 天前患者出现发热、恶心、呕吐、乏力、精神欠佳,继而出现腮腺肿大、疼痛。

护理体检:T38.6℃,P104 次 / 分,R28 次 / 分,BP100/80mmHg。双侧腮腺肿大,局部有灼热。

实验室检查:WBC 正常。血清特异性 IgM 抗体阳性。

问题:根据本节内容,请考虑该患者的医疗诊断及诊断依据、目前存在的主要护理诊断 / 问题及具体护理措施。

流行性腮腺炎(mumps)是由腮腺炎病毒引起的急性呼吸道传染病。临床上以腮腺非化脓性炎症、腮腺区肿痛为特征,腮腺炎病毒除侵犯腮腺外,可累及全身多个腺体和器官,引起脑膜炎、脑膜脑炎、睾丸炎、卵巢炎和胰腺炎等。

【病原学】

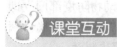 课堂互动

腮腺炎病毒易消灭吗?可以采用哪些方法消灭它?

腮腺炎病毒属于副黏病毒科的单股 RNA 病毒。该病毒抗原结构稳定,只有一个血清型,存在于患者唾液、血液、尿液及脑脊液中。

腮腺炎病毒抵抗力弱,对物理和化学因素敏感。来苏、甲醛等均能在 2~5 分钟内将其灭活,紫外线照射也可将其杀灭,加热至 56℃即可灭活,但 4℃时能存活数天。

【流行病学】

1. 传染源　患者及隐性感染者是本病的主要传染源。患者腮腺肿大前 7 天到肿大后 9 天,或更长的时间内均可从唾液中分离出病毒,此时传染性最强。

2. 传播途径　主要通过飞沫传播。

3. 人群易感性　人群普遍易感,90% 病例为 1~15 岁的少年儿童。

4. 流行特征　呈全球性分布,一年四季均可发病,以冬春季为主。患者主要是学龄儿童,无免疫力的成人亦可发病,感染后可获终身免疫。

【发病机制与病理】

腮腺炎病毒通过呼吸道侵入人体后,在上呼吸道黏膜上皮细胞和局部淋巴结中复制,导致局部炎症和免疫反应,然后进入血液,引起病毒血症,播散到腮腺和中枢神经系统,引起脑膜炎和腮腺炎。病毒在进一步繁殖复制后,再次进入血液,形成第二次病毒血症,侵犯第一次毒血症时未累及的器官,如颌下腺、舌下腺、睾丸、胰腺等,从而引起相应的临床表现。

其病理变化为非化脓性炎症。腺体呈肿胀发红,可见间质水肿、点状出血,淋巴浸润和腺泡坏死等。

【临床表现】

 课堂互动

流行性腮腺炎是不是仅有"腮腺发炎"? 这一疾病有生命危险吗?

潜伏期为 14~25 天,平均 18 天。大部分患者无前驱期症状,少部分病例有发热、头痛、乏力、食欲缺乏等。典型病例常以腮腺肿大为首发症状。通常先一侧腮腺肿大 2~4 天后累及对侧,双侧腮腺肿大者约占 75%。局部疼痛,过敏,张口咀嚼或吃酸性食物促使唾液分泌时疼痛加剧。腮腺肿大以耳垂为中心,向前后下发展,边缘不清,表面灼热但多不发红。触之有疼痛及感觉过敏,腮腺肿大 2~3 天达高峰,持续 4~5 天后逐渐消退。腮腺导管开口在早期有红肿,腮腺肿胀时,常波及邻近的颌下腺和舌下腺,并出现吞咽困难。

腮腺炎病毒呈嗜腺体和嗜神经性,常侵入中枢神经系统和其他腺体或器官而出现相应症状:①脑膜脑炎:发生于 15% 的病例,患者出现头痛、嗜睡和脑膜刺激症。一般发生在腮腺炎发病后 4~5 天,脑膜脑炎患者常表现为发热、头痛、呕吐、颈项强直、谵妄、抽搐、昏迷。脑脊液白细胞计数在 25×10^6/L 左右,主要是淋巴细胞增高。严重者可导致死亡。②睾丸炎:常见于腮腺炎肿大开始消退时,出现发热、睾丸明显肿胀和疼痛。多为单侧,是男孩最常见的并发症。急性症状持续 3~5 天,10 天左右逐渐消退。③卵巢炎:发生于 5% 的成年妇女,较少见,可出现下腹疼痛。④急性胰腺炎:常于腮腺肿大数天后发生,可有恶心、呕吐和中上腹疼痛和压痛。⑤其他:可在腮腺炎发生前后出现心肌炎,乳腺炎和甲状腺炎等。

【实验室及其他检查】

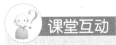

有哪些辅助检查可以帮助及早发现腮腺炎的并发症?

1. 血常规检查　有睾丸炎者白细胞可以增高。
2. 血清和尿液中淀粉酶测定　90% 患者血、尿淀粉酶增高,其增高的程度与腮腺炎肿胀程度成正比。血脂肪酶增高有助于胰腺炎的诊断。
3. 特异性抗体检查　血清特异性 IgM 的抗体阳性提示近期感染。
4. 脑脊液检查　有腮腺炎而无脑膜炎症状和体征的患者,约半数脑脊液中白细胞计数轻度升高,且能从脑脊液中分离出腮腺炎病毒。
5. 病毒分离　能从患者唾液、脑脊液或尿液中分离出腮腺炎病毒。

【诊断要点】

根据流行情况和发病前 2~3 周有接触史,结合发热和以耳垂为中心的腮腺肿大等临床表现,可作出临床诊断。确诊依赖于血清学检查和病毒分离。

【护理诊断 / 问题】

1. 主要护理诊断 / 问题
(1) 疼痛　与腮腺非化脓性炎症有关。
(2) 体温过高　与病毒感染致毒血症有关。
2. 其他相关护理诊断 / 问题
(1) 营养失调:低于机体需要量　与腮腺肿大不能张口进食有关。
(2) 潜在并发症:脑膜炎、睾丸炎、胰腺炎。

【护理措施】

1. 一般护理

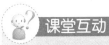

流行性腮腺炎患者也需要隔离吗?如果隔离应采用哪种类型的隔离?

(1) 隔离措施:呼吸道严格隔离至腮腺肿胀完全消退为止,保持病室内空气流通。

发热并伴有并发症者应卧床休息至体温下降。

(2) 饮食护理:给予富有营养、易消化的半流质或软食,鼓励患者多饮水,避免进食酸辣、干硬的食物,以免因咀嚼和唾液分泌使疼痛加剧。

2. 病情观察 密切监测生命体征,观察患者意识状态,观察腮腺肿大疼痛程度、颜色,腮腺导管有无红肿及脓性分泌物。判断有无脑膜炎、睾丸炎、急性胰腺炎的表现。

3. 用药护理 遵医嘱用药,发病早期可使用抗病毒药物利巴韦林,成人每天 1g,儿童 15mg/kg,静脉滴注。疗程 5~7 天。常见的不良反应有头痛、皮疹、白细胞减少等。

4. 对症护理

(1) 发热的护理:具体措施参见第一章第五节"发热的护理"。

(2) 疼痛的护理:局部选用紫金锭、青黛散或如意金黄散外敷减轻腮腺肿胀。疼痛较重时可给予镇痛剂。

5. 并发症的护理 睾丸炎时,遵医嘱可用丁字带托起阴囊,局部间歇冷敷以减轻疼痛,疼痛剧烈时可用 2% 普鲁卡因做精索封闭。脑膜脑炎颅内高压者,遵医嘱静脉注射 20% 甘露醇,重症可短期应用肾上腺皮质激素治疗。

【健康指导】

1. 对患者的指导 无并发症的患者一般在家中进行隔离治疗以防传播,进行饮食、用药指导,做好口腔、皮肤护理指导。

2. 疾病预防指导

(1) 管理传染源:隔离患者至腮腺肿胀完全消退为止,有接触史的易感者应观察 3 周。

(2) 切断传播途径:流行期间避免去公共场所或人员聚集的地方,出入应戴上口罩。居室空气应流通,对患者口鼻分泌物及污染用品都应进行消毒处理。

(3) 保护易感人群:对易感患者可预防性应用腮腺炎减毒活疫苗,90% 接种者可产生抗体。

【中医护理概要】

1. 本病属于中医学之"痄腮"、"虾蟆温"、"鸬鹚温"范畴。小儿罹患为多,主要是外感风温疫毒而患此病。基本病机是病邪从口鼻入,郁久化热,壅阻少阳经脉,经脉壅滞,气血流行受阻,郁而不散,结于腮部,故见耳下腮颊漫肿坚硬作痛。

2. 根据本病病因病机及其症状的表里、寒热轻重之异确定护治原则。主要以疏风清热、解毒散结为其治疗大法。

3. 外治法治疗本病疗效突出。如意金黄散(成药)醋调外敷;鲜蒲公英、鲜马齿苋、鲜仙人掌、鲜鱼腥草,任选一种捣泥外敷患处;生石膏粉、黄柏粉 3:7 比例混合,加米醋调糊状外敷,每天换 1 次。流行期间隔离患者至腮腺肿胀消退,以板蓝根 30g 煎水口服,连续使用 1 周。

第六节 麻　疹

患者,男,3岁。因"发热、咳嗽、流涕,结膜充血、面部皮疹4天"入院。4天前患者出现乏力、发热、流泪、咽部充血。

护理体检:T38.8℃,P102次/分,R28次/分,BP104/60mmHg。双颊黏膜上可见约0.5~1mm针尖样大小的灰白色小点,耳后、发际及前额、面部有淡红色斑丘疹。

实验室检查:WBC8×10⁹/L,L60%。血清学检查检出特异性IgM抗体(+)。

问题:根据本节内容,请考虑该患者的医疗诊断及诊断依据、目前存在的主要护理诊断/问题及具体护理措施。

 知识链接

关于麻疹的重要事实

关于麻疹,WHO的报告指出了以下几个重要事实:

1. 尽管已有安全的麻疹疫苗,但麻疹仍是造成幼儿死亡主要原因之一;
2. 2013年,全球有14.57万人死于麻疹,相当于每天约400人死亡;
3. 2000—2013年间,麻疹疫苗接种使全球麻疹死亡率下降了75%;
4. 2013年,全世界约有84%的儿童在1周岁前接种麻疹疫苗。

麻疹(measles)是由麻疹病毒引起的急性呼吸道传染病。临床以发热、上呼吸道炎(咳嗽、流涕)、结膜炎、口腔麻疹黏膜斑(又称柯氏斑,Koplik spots)及全身皮肤特殊斑丘疹为主要特征。本病传染性极强,易并发肺炎。

【病原学】

 课堂互动

居家环境下,我们如何能灭活麻疹病毒?

麻疹病毒属于副黏病毒科,呈圆颗粒状,抗原性稳定。麻疹病毒体外抵抗力弱,对热、紫外线及一般消毒剂敏感,56℃30分钟即可灭活。但在低温下能长期存活。

【流行病学】

 课堂互动

麻疹传染性强吗?接触患者时怎样才能避免被传染?

1. 传染源　患者是唯一的传染源,在发病前2天至出疹前后5天均具有传染性。

前驱期传染性最强,出疹后逐渐减弱。

2. 传播途径 主要通过呼吸道飞沫传播。密切接触者亦可经污染病毒的手而传播。

3. 人群易感性 人群普遍易感,接触患者后 90% 以上发病,病后可获得持久免疫力。

4. 流行特征 发病季节以冬春季为多。好发于 6 个月至 5 岁的小儿。

【发病机制与病理】

麻疹病毒侵入易感者的呼吸道上皮细胞、口咽部或眼结合膜及局部淋巴结,繁殖后入血,引起第一次病毒血症。此后病毒在全身单核 - 巨噬细胞系统内大量复制、增殖,再次侵入血液,形成第二次病毒血症。同时病毒由白细胞携带播散到全身各大组织器官,导致广泛性损害而出现一系列临床表现如发热、皮疹等。

其病理特征是感染部位数个单细胞浸润融合成多核巨细胞,可见于皮肤、眼结合膜、呼吸道、胃肠道黏膜、全身淋巴结、肝脾等处。皮疹为病毒或免疫损伤致皮肤浅血管内皮细胞肿胀、增生、渗出、真皮淋巴细胞浸润、充血肿胀所致。由于崩解的红细胞和血浆渗出,使皮疹消退后遗留色素沉着、表皮细胞坏死及退行性变形成脱屑。口腔麻疹黏膜斑是口腔黏膜内血管内皮肿胀、坏死及淋巴细胞浸润的结果。

【临床表现】

1. 典型麻疹临床过程可以分为四期:

(1) 潜伏期:6~21 天,平均 10 天左右,曾接受过被动或主动免疫者可以延长至 3~4 周。在潜伏期末可出现轻度发热、精神萎靡、全身不适等中毒症状。

(2) 前驱期(也称出疹前期):从发热到出疹一般 3~4 天,以中度以上发热首发症状。出现卡他症状,如咳嗽、喷嚏流涕、咽部充血、眼结合膜充血、畏光、流泪等。在病程的 2~3 天,约 90% 以上患者在双侧第二磨牙对面的颊黏膜上出现 0.5~1mm 针尖样大小的灰白色小点,周围有红晕,称麻疹黏膜斑,是麻疹前驱期的特征性体征。1~2 天内黏膜斑迅速增多融合,于出疹后逐渐消失。

？课堂互动

与水痘相比,麻疹患者的出疹顺序有什么特点?

(3) 出疹期:发病 3~4 天出现典型皮疹,持续 1 周左右。从耳后、发际,渐及前额、面、颈部,自上而下至胸、腹、背及四肢,最后达到手掌与足底,2~3 天遍及全身。皮疹初为淡红色斑丘疹,直径约 2~5mm,压之褪色,疹间皮肤正常。出疹高峰期皮疹增多密集而融合成片,颜色转为暗红色。此时全身毒血症状加重,体温可高达 40℃,伴有嗜睡或烦躁、呕吐、腹泻等。

(4) 恢复期:皮疹达高峰后 1~2 天内迅速好转,体温下降,全身症状明显减轻。随之按出疹顺序皮疹依次消退,并有米糠样脱屑及褐色色素沉着,经 1~2 周后消失。

2. 非典型麻疹 ①轻型麻疹:症状轻,麻疹黏膜斑不典型,无并发症。多见于 6 个月前婴儿、近期接受过被动免疫或曾接种过麻疹疫苗者。②重型麻疹:中毒症状严重,常有严重并发症,死亡率高。分中毒性、休克性、出血性和疱疹性麻疹四种类型。

多见于体弱、免疫力低下或严重继发感染者。

3. 并发症　主要有肺炎、喉炎、心肌炎、脑炎。其中肺炎是最常见的并发症,占麻疹患儿死因的 90% 以上。

【实验室及其他检查】

1. 血常规检查　白细胞总数减少,淋巴细胞相对增多。

2. 血清学检查　皮疹出现 1~2 天内检出特异性 IgM 抗体,可作为早期诊断。

3. 病原学检查　从早期患者呼吸道分泌物中检测或分离出麻疹病毒,可作出特异性诊断。

【诊断要点】

在麻疹流行期间有麻疹接触史,出现急起高热、上呼吸道卡他症状、眼结合膜充血、畏光、流泪、口腔麻疹黏膜斑及皮疹等典型临床表现可做出临床诊断。确诊依赖于检出特异性 IgM 抗体或检出麻疹病毒。

知识链接

全球麻疹和风疹行动

WHO、联合国儿童基金会、美国红十字会、美国疾病控制和预防中心与联合国基金会发起的全球"麻疹和风疹行动"提出 2015 年和 2020 年的全球目标是:

1. 到 2015 年底,全球麻疹死亡数相比 2000 年至少减少 95%,实现区域性消除麻疹和风疹 / 先天性风疹综合征目标。

2. 到 2020 年底,至少在 WHO 的五个区域消除麻疹和风疹。

【护理诊断 / 问题】

1. 主要护理诊断 / 问题

(1) 体温过高　与病毒血症、继发感染有关。

(2) 有皮肤完整性受损的危险　与皮疹瘙痒有关。

2. 其他相关护理诊断 / 问题

潜在并发症:肺炎、喉炎等。

【护理措施】

1. 一般护理

(1) 隔离措施:呼吸道严格隔离。保持室内空气清新、通风,室内温度保持于18~22℃为宜,室内光线宜柔和。患者急性期应绝对卧床休息至皮疹消退、体温正常或至少出疹后 5 天。

(2) 饮食护理:发热期间给予清淡、易消化、营养丰富的流质或半流质饮食,少食多餐。补充水分,必要时静脉补液。恢复期应给予高蛋白、高维生素的饮食。

2. 病情观察　观察生命体征及神志变化。出疹期应注意观察出疹顺序、皮疹颜色及分布情况,如出疹过程不顺利,提示可能出现并发症。如出现体温过高或下降后又升高、呼吸困难、发绀、躁动不安等,提示可能出现并发症。

3. 用药护理　遵医嘱及时用药,常用的药物有解热剂如安乃近滴鼻,咳嗽时可用祛痰镇咳药,体弱的患儿可早期注射丙种球蛋白。并发喉炎时使用抗生素,重症者可用肾上腺皮质激素。药物治疗后应密切观察其疗效及不良反应。

4. 对症护理

(1) 发热的护理:在处理麻疹发热时需兼顾透疹,在前驱期尤其是出疹期,如体温不超过 39℃ 不予处理。降温时因体温骤降可引起末梢循环障碍而使皮疹突然隐退,禁用冷敷及酒精擦浴。如体温过高为防止惊厥可给予物理降温和小剂量退热剂,使体温略降为宜。其他措施参见第一章第五节"发热的护理"。

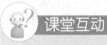

课堂互动

麻疹患者的皮肤护理尤其重要,作为护理人员我们该如何处置?

(2) 保持皮肤黏膜的完整性:及时评估出疹情况,如出疹不畅,可用中药或鲜芫荽煎服或外用,帮助透疹。如出疹瘙痒,遵医嘱给予外用药涂擦,切忌抓伤皮肤引起感染。鼓励饮白开水,常用淡盐水或 2% 硼酸溶液漱口,保持口腔清洁、舒适。眼部炎性分泌物多而形成眼痂者,应用生理盐水清洗双眼,再滴入抗生素滴眼液或眼膏,一日数次,并可服用维生素 A 预防干眼。防止眼泪及呕吐物流入耳道,引起中耳炎。及时清除鼻腔分泌物,以保持鼻腔通畅。其他措施参见第一章第五节"皮疹的护理"。

【健康指导】

1. 对患者的指导　由于麻疹传染性强,为控制疾病的流行,应向患者及家属介绍麻疹的相关知识,使其有充分的心理准备,并积极配合隔离、消毒、治疗和护理。

2. 疾病预防指导

(1) 管理传染源:对患者行呼吸道隔离至出疹后 5 天,伴呼吸道并发症者应延长至出疹后 10 天。接触过患儿的易感儿童应隔离观察 3 周,若接触后接受过被动免疫制剂者则延至 4 周。

(2) 切断传播途径:流行期间避免去公共场所或人员聚集的地方,出入应戴口罩。患者房间每天用紫外线消毒或通风半小时。

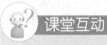

课堂互动

麻疹疫苗接种的年龄要求是怎样的?

(3) 保护易感人群:①主动免疫,主要对象为婴幼儿,8 个月以上未患过麻疹者均应接种麻疹减毒活疫苗,7 岁时进行复种。在流行期间可应急接种,以防止传染病扩散。②被动免疫,接触麻疹后 5 天内立即采用被动免疫,如注射免疫血清蛋白预防发病。

【中医护理概要】

1. 本病属于中医学之"发斑"、"赤疹"、"瘾疹"范畴。主要由感受麻毒时邪所致。与肺胃相关。基本病机是麻毒时邪从口鼻而入,首犯肺卫,出现发热、咳嗽等类伤风感冒症状,麻毒由卫入气,与气血相搏,阻于经络,正气抗邪外出,则见皮疹。

2. 护治原则要按不同病程和体质特点进行确立。以"麻宜发表透为先"为诊治要点,以"麻为阳毒"及"麻喜清凉"为理论指导,按其不同阶段采取透发、解毒、养阴三个大法。

3. 疹前期芫荽煎水代茶,并煮水擦身及足心;出疹期以芦根、紫草、浮萍、蝉衣煎水代茶;恢复期以西河柳、鲜茅根煎水代茶。此外,外治透疹法,如麻黄、浮萍、芫荽各15g,黄酒60g,加水适量煮沸,使蒸汽充于室内,再用药液温擦皮肤可帮助透疹。

第七节　肾综合征出血热

 病案导入

患者,男,48岁,因"发热,伴腰痛、头痛5小时"入院。患者5小时前突发高热,并伴有腰痛、头痛。数天前有不洁饮食史。

护理体检:T 39.6℃,P112次/分,R28次/分,BP110/70mmHg。急性病容,表情痛苦,颜面部、颈部和前胸皮肤充血潮红。

实验室检查:WBC14×10^9/L,N85%,PLT80×10^9/L;尿蛋白(++)、血尿。

问题:根据本节内容,请考虑该患者的初步医疗诊断及诊断依据、目前存在的主要护理诊断/问题及具体护理措施。

肾综合征出血热(hemorrhagic fever with renal syndrome,HFRS),也称流行性出血热(epidemic hemorrhagic fever),是由汉坦病毒(Hanta-viruses)引起的、以鼠类为主要传染源的一种自然疫源性传染病。临床以发热、充血、出血、低血压休克和肾脏损害为主要特征。

 知识链接

肾综合征出血热需重点防治

肾综合征出血热是严重危害我国居民健康的重要传染病之一。2001年,卫生部在《全国疾病预防控制工作第十个五年计划纲要》中将该病被列为重点防治的传染病。

【病原学】

 课堂互动

汉坦病毒有何特性?外包装被其污染的食物是不是就不能吃了呢?

汉坦病毒属于布尼亚病毒科,为负性单链RNA病毒。根据抗原结构的不同,汉坦病毒至少分为20个以上的血清型。不同型别的病毒引起人类疾病临床症状轻重亦不相同,其中Ⅰ型最重,Ⅱ型次之,Ⅲ型多为轻型。我国所流行的主要是Ⅰ型和Ⅱ型病毒。汉坦病毒不耐热、不耐酸,高于37℃或pH5.0以下易灭活,对紫外线、乙醚、氯仿、乙醇及碘酒等消毒剂敏感。

【流行病学】

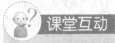

肾综合征出血热患者是唯一传染源吗？汉坦病毒是怎样传播的？

1. 传染源 在我国,黑线姬鼠和褐家鼠为主要宿主动物和传染源,林区则是大林姬鼠。据国内外不完全统计,有170多种脊椎动物可自然感染汉坦病毒,我国有53种,这些动物既是宿主又是传染源。人不是主要的传染源。

2. 传播途径 可经多种途径传播:①呼吸道传播:含病毒的鼠类排泄物污染尘埃后形成的气溶胶可通过呼吸道而感染人体;②消化道传播:进食被鼠类含病毒排泄物污染的食物后可经口腔或胃肠黏膜而感染;③接触传播:被鼠咬伤或破损伤口接触带病毒的鼠类血液或排泄物可致感染;④垂直传播:孕妇感染本病后病毒可经胎盘感染胎儿;⑤虫媒传播:尚需进一步证实。

3. 人群易感性 人群普遍易感,病后有较稳固的免疫力。

4. 流行特征 主要分布在亚洲,我国疫情最重,除青海和新疆外,均有病例报告。季节特点是黑线姬鼠传播者以11月~次年1月为高峰,家鼠传播者以3~5月为高峰,林区姬鼠传播者则以夏季为流行高峰。男性青壮年农民和工人发病最多,约占80%。

【发病机制与病理】

1. 发病机制 本病的发病机制至今仍未完全清楚,多数研究认为汉坦病毒是本病发病的始动因子。一方面病毒感染能导致被感染细胞功能和结构的损害;另一方面病毒感染诱发人体的免疫应答(如Ⅰ、Ⅱ、Ⅲ、Ⅳ型变态反应)和各种细胞因子(如IL-1、TNF)的释放,既有清除感染病毒、保护机体的作用,又能引起机体的组织损伤。

2. 发生休克、出血和急性肾衰竭的机制

(1) 休克:①血管通透性增加,血浆外渗使血容量下降;②血液黏稠度增高,促进弥散性血管内凝血(DIC)发生,使血循环淤滞,有效血容量减少;③大出血、继发感染和多尿期水与电解质补充不足。

(2) 出血:①血管壁损伤;②血小板减少和功能异常;③肝素类物质增加;④ DIC。

(3) 急性肾衰竭:①肾血流障碍;②肾小球和肾小管病变引起滤过率下降、肾小管阻塞;③肾脏 DIC;④肾素、血管紧张素Ⅱ激活。

3. 病理改变 本病基本病变时小血管内皮细胞肿胀、变性和坏死,以小血管和肾脏病变最明显,其次为心、肝、脑等脏器。

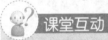

不同期的肾综合征出血热的患者是否表现都一样?有什么样的典型症状能够帮助早期警觉这一疾病?

【临床表现】

潜伏期4~46天,多为7~14天。典型病例表现为发热、出血、肾损害三类症状和发热期、低血压休克期、少尿期、多尿期、恢复期五期经过。

1. 发热期

(1) 发热:突发畏寒、高热,体温可迅速升至39~40℃之间,热型以弛张热多见,多持续3~7天。体温越高,持续时间越长,病情越重。轻者退热后症状缓解,重症病例退热后病情反而加重。

(2) 全身中毒症状:①头痛、腰痛、眼眶痛(三痛)及全身酸痛,疼痛原因与相应部位充血和水肿有关。②多数患者可出现食欲减退、恶心、呕吐、腹泻、腹痛等消化道症状。腹痛剧烈者可有腹部压痛、反跳痛,易被误诊为急腹症。③部分患者出现嗜睡、烦躁不安、谵妄、神志恍惚等神经症状,易发展为重型。

(3) 毛细血管损伤表现:①充血:多有颜面、颈部、胸部潮红(皮肤三红),重者呈醉酒貌;还可见眼结膜、软腭与咽部充血(黏膜三红)。②出血:可见皮肤、黏膜及内脏出血。皮肤出血呈点状、条索状、搔抓样瘀点,多在腋下和胸背部;黏膜出血多见于软腭及眼结膜;内脏出血者表现为咯血、黑便、血尿等。③渗出与水肿:主要为球结膜水肿,通常渗出水肿程度与疾病严重程度成正比。

(4) 肾损害:多在起病后的2~4天出现,主要表现为蛋白尿和镜检可见管型。

2. 低血压休克期 常发生于病程第4~6天,一般持续1~3天。持续时间长短与病情轻重、治疗措施是否正确和及时有关。患者多在发热末期或退热同时出现低血压及休克。轻者血压略有波动,不发生低血压及休克,重者可为顽固性休克,且易并发DIC、急性呼吸窘迫综合(ARDS)、脑水肿、急性肾衰竭等。

3. 少尿期 是本病具有特征性的一期,也是本病的极期。一般发生于病程的第5~8天,持续时间1~10天,多为2~5天,持续时间长短与病情有关。以少尿或无尿、尿毒症、水和电解质、酸碱平衡紊乱为特征,严重者可出现高血容量综合征和肺水肿。少数无明显少尿而存在氮质血症者系肾小球受损而肾小管损害不重所致,临床称无少尿型肾功能不全。

4. 多尿期 一般发生于病程第9~14天,持续1天至数月不等,多为7~14天。本期又可分为三期:尿量每天400~2000ml为移行期,此期尿量增加,但血尿素氮、肌酐仍上升,症状加重,应注意观察病情变化;尿量每天超过2000ml为多尿早期,氮质血症无改善,病情仍重;多尿后期尿量每天超过3000ml,每天可达4000~8000ml以上,全身症状明显好转,但仍可出现继发性休克、低血钾及低血钠等症状。

5. 恢复期 多尿期后,情况逐渐好转,尿量逐渐恢复至每天2000ml或以下。可持续1至数月方可完全恢复。

6. 并发症

(1) 腔道出血:可出现消化道大出血、咯血、腹腔出血、鼻出血等。

(2) 肺部并发症:心源性肺水肿、ARDS等。

(3) 中枢神经系统并发症:脑水肿、颅内出血、脑炎和脑膜炎等。

【实验室及其他检查】

1. 血常规检查 白细胞计数增多,可达$(15~30)×10^9$/L,重者明显增多,且可见幼稚细胞,呈类白血病反应。分类计数早期以中性粒细胞为主,病程第4~5天淋巴细胞增多,且可见较多异型淋巴细胞。血红蛋白和红细胞因血液浓缩而升高。血小板从第2病日起即有不同程度下降,并出现异型血小板。

2. 尿常规检查 显著蛋白尿为本病主要特征之一,病程第 2 天即可出现,至少尿期达高峰,尿蛋白常达 +++~++++。部分病例尿中出现膜状物,系红细胞、尿蛋白和上皮细胞混合的凝聚物。

3. 血液生化检查 血尿素氮、肌酐多在低血压休克期开始上升。发热期血气分析常出现呼吸性碱中毒,休克期及少尿期则多见代谢性酸中毒。血钾在发热期、休克期处于低水平,少尿期升高,但亦有部分少尿期低血钾。

4. 免疫学检查 病程第 2 天用 ELISA、IFA 可检测血清特异性抗原及抗体。IgM 抗体 1:20 为阳性,IgG 抗体 1:40 为阳性,相隔 1 周血清滴度升高 4 倍以上有诊断价值。

5. 分子生物学方法 巢式 RT-PCR 检出汉坦病毒 RNA,具有诊断价值,但未广泛应用于临床。

【诊断要点】

根据在当地流行季节、有疫区野外作业及留宿史等流行资料,结合三大症状及五期临床表现,可做出临床诊断。血清特异性抗体阳性可明确诊断。

【护理诊断 / 问题】

1. 主要护理诊断 / 问题

(1) 组织灌注量改变 与全身广泛小血管损害、血浆外渗或出血有关。

(2) 体温过高 与病毒血症有关。

(3) 体液过多 与肾损害有关。

2. 其他相关护理诊断 / 问题

(1) 营养失调:低于机体需要量 与发热、呕吐、进食量减少及大量蛋白尿有关。

(2) 有感染的危险 与机体抵抗力下降、营养不良有关。

(3) 潜在并发症:心力衰竭、肺水肿、出血等。

【护理措施】

1. 一般护理

(1) 隔离措施:采取严密隔离,隔离期为 10 天。疾病早期需绝对卧床休息,避免过多活动而加重血浆外渗及脏器出血。病情好转可逐步恢复活动与工作。

 课堂互动

患者在不同病期饮食指导上异同点是什么?

(2) 饮食指导:给予清淡、易消化、高热量、高维生素的流质或半流质饮食。发热期间注意适当补充液体;少尿期入液量应为前一天出量加 500ml;多尿期注意维持水、电解质、酸碱平衡,应随尿量增加水分的补充。

2. 病情观察 ①密切观察生命体征及意识状态的变化,尤其注意体温及血压的变化。②观察充血、渗出及出血的表现:有无"三红"、"三痛",皮肤瘀斑的范围及是否有破溃出血;有无呕血、咯血、便血。③严格记录 24 小时出入量,注意尿量、颜色、性状及尿蛋白的变化。④了解实验室检查结果,判断患者有无氮质血症及水、电解质、酸碱平衡紊乱。若血小板进行性减少,凝血酶原时间延长,常提示患者出现 DIC,预后多不良。

3. 对症护理

 课堂互动

针对肾综合征出血热患者,我们如何应对其各个进展期的病情变化?

(1) 发热期护理:①高热以物理降温为主,中毒症状严重者可短期予以激素。②一般用药:应用芦丁、维生素 C 降低血管通透性,后期可予以胶体液或 20% 甘露醇,以提高血浆渗透压,减少血浆外渗和组织水肿。③预防与治疗 DIC:可用丹参注射液、低分子右旋糖酐降低血液黏滞性,发生 DIC 应尽早使用肝素。④抗病毒药物:可用利巴韦林,每天 1g,连用 3~5 天。发病后第 1 周内尽早使用。⑤免疫调节药物:可选用甘草甜素制剂、干扰素等。

(2) 低血压休克期护理:①补充血容量:力争血压在 4 小时内稳定回升,输液以早期、快速、适量为原则,先晶体后胶体。可选用平衡盐液、10% 低分子右旋糖酐、20% 甘露醇、血浆和清蛋白。②纠正酸中毒:以动态血气检测结果作为依据尽快纠正酸中毒,可用 5% 碳酸氢钠。③强心剂:如血容量已补足,心率仍在 140 次 / 分以上,可给予毛花苷丙或毒毛旋花子苷 K。④血管活性药物与肾上腺糖皮质激素:经处理血压仍不稳定者可选用间羟胺、多巴胺等血管活性药物,或用地塞米松 10~20mg 静脉滴注。

(3) 少尿期护理:①控制氮质血症:供给充分热量,减少蛋白质分解。②促进排尿:可选用利尿剂及血管扩张剂,如呋塞米、苄胺唑啉等。③导泻:可用甘露醇、硫酸镁、中药大黄、番泻叶等。④持续无尿 2 天或少尿 3 天,明显氮质血症,高血钾或高血容量综合征者,应尽早进行血液或腹膜透析治疗。

4. 并发症护理

(1) 配合抢救、防止并发症:有效循环血容量不足者,应迅速建立静脉通路,快速补充血容量,纠正酸中毒并使用血管活性药物,以迅速纠正休克。快速扩容时,注意观察心功能,有无突发的呼吸困难,咳嗽、咳粉红色泡沫样痰等急性肺水肿的临床表现。

(2) 消化道大出血的处理:针对病因治疗,如为血小板减少引起应及时补充血小板,肝素类物质增高用鱼精蛋白或甲苯胺蓝静脉注射,尿毒症引起者则需进行透析。

(3) 心衰、肺水肿的治疗:严格控制输液量及速度,根据需要给予强心、镇静、扩血管和利尿药物,或进行导泻和透析治疗。

【健康指导】

 课堂互动

老鼠是本病的主要传染源,在日常生活中我们如何避免被其传染?

1. 对患者的指导 肾功能恢复需较长时间,故患者出院后仍应休息 1~3 个月。生活要规律,保证足够睡眠,安排力所能及的体力活动,如散步、太极拳等,逐渐增加活动量。

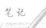 笔记

2. 疾病预防指导

(1) **管理传染源**：灭鼠和防鼠是预防本病的关键。同时注意改善卫生条件,防止鼠类排泄物污染食物和水源。

(2) **切断传播途径**：野外作业、疫区工作时应加强个人防护,不要用手直接接触鼠类或鼠的排泄物。被打死的老鼠要烧掉或埋掉。

(3) **保护易感人群**：重点人群可行沙鼠肾细胞疫苗(Ⅰ型)和地鼠肾细胞疫苗(Ⅱ型)注射,每次 1ml,共注射 3 次,保护率达 88%~94%。1 年后应加强注射 1 针。

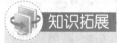

如何管理传染源

治理鼠害如要达到防病目的,应有的放矢主要矛头指向害鼠,将其密度降到足够低的水平或将其隔离在人类生活和生产环境的范围之外,并保持一段时间。过去的大量实践证明,无目的、大范围的不科学灭鼠其后果可能导致鼠种平衡被打破,导致发病增加,因此在今后灭鼠防治工作中应采取"灶点"灭鼠处理疫点,加强针对性,要将灭鼠工作放到乡和村级,建立专业灭鼠队伍,要将突击性灭鼠和经常性灭鼠结合起来,要把防鼠与灭鼠结合起来。

【中医护理概要】

1. 本病属于中医学之"疫斑热"范畴。认为是由温热疫毒之邪侵入血脉及本身正气虚弱所致。病位在肾,与心肺有关。基本病机是疫毒在六淫协同下,乘肾精不足,由口鼻皮毛入,沿三焦、六经 / 或卫气营血,由表及里,造成卫气营血各阶段正邪相争、湿郁热伏、气滞血瘀、肾精亏耗等。

2. 本病应根据毒热疫邪在卫气分,还是营血分确立护治原则。风热犯表则以解肌清热;气分热盛则以甘寒清热;气血两燔则以清热凉血,解毒化斑;热毒内陷则以清热解毒,滋阴化瘀。

3. 耳穴埋压配合治疗可提高疗效。发热期取肾、皮质下、肾上腺穴;低血压期取肾、心、肾上腺穴;少尿期取肾、交感、内分泌穴;多尿期取肾、膀胱、内分泌穴,取双侧耳穴,每天按压 30 分钟,每天 1 次。

第八节　水　痘

病案导入

患儿,女,7 岁。因"发热、头痛 3 天,发现水泡 2 天"入院。患者三天前无诱因出现发热,伴头痛。2 天前发现左侧胸前有大量米粒大小水泡,呈椭圆形,3~5mm,周围有红晕,水泡的中央呈脐窝状,左侧胸部有明显的灼痛感。

护理体检:T38.0℃,P103 次 / 分,R22 次 / 分,BP100/70mmHg。

实验室检查:WBC12×10⁹/L。

问题:根据本节内容,请考虑该患者的初步医疗诊断及诊断依据、目前存在的主要护理诊断 / 问题及具体护理措施。

水痘(varicella, chickenpox)是由水痘-带状疱疹病毒(varicella-zoster virus, VZV)引起的一种传染性很强的急性传染病,临床以全身性丘疹、水疱及结痂同时出现为主要特征,多见于儿童。

【病原学】

水痘-带状疱疹病毒属疱疹病毒科,为双链的脱氧核糖核酸(DNA)病毒,仅一个血清型,可在人胚成纤维细胞、甲状腺细胞中繁殖,产生局灶性细胞病变。受病毒感染的细胞可形成多核巨细胞,核内出现嗜酸性包涵体。

该病毒在体外环境抵抗力较弱,不耐酸和热,且在痂皮中不能存活,对紫外线和消毒剂均敏感。

【流行病学】

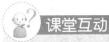

水痘患者在没有出疹前是否有传染性?

1. 传染源 水痘患者是唯一的传染源。发病前1~2天至皮疹完全结痂为止均有传染性,一般认为在短暂的前驱期和出疹早期传染性最大。人是已知的自然界唯一的宿主。

2. 传播途径 主要通过呼吸道飞沫和直接接触传播。

3. 人群易感性 人群普遍易感。易感儿童接触水痘患者后90%发病。病后可获持久免疫,以后可发生带状疱疹。

4. 流行特征 本病全年均可发生,呈散发性,以冬、春季高发。

知识链接

<h3 align="center">水痘疫苗</h3>

接种水痘疫苗不仅能预防水痘,还能预防因水痘带状疱疹而引起的并发症。水痘减毒活疫苗使用全球通用的OKa减毒株,接种对象是1岁以上的儿童,无水痘史的成人和青少年也可接种。水痘减毒活疫苗的免疫持久性较好,一般可持续20年以上的时间。但与自然感染获得的水痘抗体相比,疫苗免疫后仍有5%~10%的人群发生突破病例(即再次发生水痘)。

——中国疾病预防控制中心

【发病机制与病理】

病毒经口、鼻侵入人体,在呼吸道黏膜细胞中繁殖,4~6天后进入血液,产生病毒血症,在单核-吞噬细胞系统内增殖后再次入血,形成第2次病毒血症而发病。病变主要损害皮肤,偶可累及内脏。由于病毒侵入血液是间歇性的,故皮疹分批出现的时间与间歇性病毒血症的发生相一致。

皮肤病变主要在表皮棘细胞层,细胞呈气球样变、肿胀,组织液渗入形成水痘疱疹,内含有大量病毒。水痘疱疹以单房为主,水疱液开始时透明,当上皮细胞脱落加之炎性细胞浸润,使疱内液体变浊并减少,结痂后下层上皮细胞再生,结痂脱落后一般不留疤痕。

【临床表现】

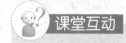 **课堂互动**

与一般的皮疹相比,水痘患者的皮疹有哪些特点?

潜伏期 10~24 天,以 14~16 天多见。典型水痘可分为两期:

1. 前驱期 婴幼儿常无症状或症状轻微,皮疹和全身表现常同时出现。年长儿童和成人可有畏寒、低热、头痛、乏力、咳嗽、咽痛及食欲减退等症状,持续 1~2 天后才出现皮疹。

2. 出疹期 皮疹先见于躯干和头部,后延及面部和四肢,其特点呈向心性分布。最初皮疹为粉红色小斑疹,数小时后变为丘疹并发展成疱疹。从斑疹→丘疹→疱疹→开始结痂,短者仅 6~8 小时。皮疹发展迅速是本病特征之一。水疱 3~5mm 大小,周围有红晕,壁薄易破,疱液透明,后变混浊,常伴瘙痒。1~2 天后疱疹从中心开始干缩,迅速结痂,红晕消失。1 周左右痂皮脱落愈合,一般不留瘢痕。继发感染时,将发展成脓疱,结痂、脱痂时间延长。皮疹分批出现,故病程中在同一部位可见斑丘疹、水疱和结痂不同形态的皮疹同时存在。部分患者可在口腔、咽、眼结膜、生殖器等处发生疱疹,易破溃形成溃疡。后期出现的斑丘疹未发展成水疱即隐退。水痘多为自限性疾病,10 天左右可自愈。儿童症状和皮疹均较轻,成人症状较重,易并发水痘肺炎。妊娠期感染水痘,可致胎儿畸形、早产或死胎。产前数日内患水痘可致新生儿水痘,病情常较危重。免疫功能低下者,易出现播散性水痘,皮疹融合形成大疱。

除了上述典型水痘外,可有疱疹内出血的出血型水痘,病情极严重。此型全身症状重,皮肤、黏膜有瘀点、瘀斑和内脏出血等,是因血小板减少或弥散性血管内凝血(DIC)所致。还有因继发细菌感染所致的坏疽型水痘,皮肤大片坏死,可因脓毒症而死亡。

【实验室及其他检查】

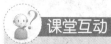 **课堂互动**

水痘患者最快速的诊断方法是什么?

1. 血常规检查 血白细胞总数正常或稍增高,淋巴细胞增高。

2. 疱疹刮片检查 用瑞特或吉姆萨染色可见多核巨细胞,用苏木素 - 伊红染色可查见核内包涵体,可供快速诊断。

3. 血清学检查 常用酶联免疫吸附法和补体结合试验检测特异性抗体。水痘患者于出疹后 1~4 天血清中即出现补体结合抗体,2~6 周达高峰,6~12 个月后逐渐下降。

4. 病原学检查

(1) 病毒分离:在起病 3~4 天内取疱疹液接种于人胚成纤维细胞,病毒分离阳性率较高。

（2）分子生物学检查:PCR方法检测患者呼吸道上皮细胞和外周血白细胞中的病毒DNA,是敏感、快速的早期诊断方法。

【诊断要点】

根据有无与水痘患者的密切接触史和典型皮疹特征可做出临床诊断。确诊有赖于疱疹刮片检查发现包涵体、VZVDNA检测。

【护理诊断/问题】

1. 主要护理诊断/问题

（1）皮肤完整性受损　与水痘病毒引起的皮疹及继发感染有关。

（2）体温过高　与病毒血症有关。

2. 其他相关护理诊断/问题

（1）舒适的改变　与瘙痒有关。

（2）潜在并发症:皮肤继发感染、水痘肺炎、出血性水痘、病毒性脑炎等。

【护理措施】

 课堂互动

患儿,女,3岁,入院诊断为"水痘"。今晨39℃,背部几个水泡被患儿挠破,假如你是该患儿的责任护士,你如何护理?

1. 一般护理

（1）隔离措施:采取呼吸道隔离。室内温湿度适宜,经常通风换气。如有发热,应卧床休息。

（2）饮食护理:多饮水,饮食宜清淡,给予易消化及营养丰富的流质或半流质饮食,如绿豆汤、粥、面片等。避免食用辛辣、油腻食物。

2. 病情观察　观察生命体征,重点注意体温的变化;观察皮疹的性质、范围、分布及有无继发感染;注意观察并及早发现有无咳嗽、胸痛、呼吸困难等并发症的症状。

3. 用药护理　遵医嘱早期应用抗病毒药,首选阿昔洛韦,每天600~800mg,分次口服,疗程10天,注意胃肠道反应,监测肾功能。避免使用肾上腺皮质激素,防止出现严重皮疹,使病情加重,因其他疾病已用激素者,尽快减量或停用。避免使用阿司匹林,防止引起脑炎、Reye综合征。

4. 对症护理

（1）皮肤的护理:具体措施参见第一章第五节"皮疹的护理"。

（2）发热的护理:具体措施参见第一章第五节"发热的护理"。

5. 水痘肺炎的护理　①保持呼吸道通畅:指导患者进行有效的咳嗽,以促进排痰,鼓励并协助患者翻身、拍背,痰液黏稠者可给予雾化吸入,必要时吸痰。床旁备气管插管、气管切开等急救物品,必要时可行机械通气。②氧疗:患者出现气促、发绀时遵医嘱给予鼻导管或面罩吸氧,监测血氧饱和度及动脉血气分析结果,观察氧疗效果。③用药护理:遵医嘱给予抗生素、抗病毒治疗等对症支持处理,密切观察药物疗效及不良反应。注意控制输液速度,避免加重心脏负荷。

【健康指导】

1. 对患者的指导 向患者及家属讲解疾病的相关知识,患者在家休养期间指导注意消毒、隔离,注意皮肤护理,防止搔破皮疹引起继发感染或留下疤痕。

2. 疾病预防指导

(1) 管理传染源:水痘患者应予呼吸道隔离至疱疹全部结痂为止,易感儿童接触后应隔离观察3周。

(2) 切断传播途径:避免与急性期患者接触,消毒患者呼吸道分泌物和污染用品。流行期间水痘易感儿童尽量避免出入公共场所。

(3) 保护易感人群:对使用大剂量激素、免疫功能受损、严重疾病患者以及孕妇,如有接触史,可肌内注射水痘 - 带状疱疹免疫球蛋白活疫苗预防发病。对易感儿童可接种水痘疫苗。

【中医护理概要】

1. 本病属于中医学之"水痘"、"水花"、"水疱"范畴。主要是以外感时邪风毒,与内蕴湿热相搏而致。病位在肺,涉及脾胃。基本病机是外感时邪风毒,蕴郁于肺,见发热流涕等肺卫症状,病邪深入,郁于肺脾,内热炽盛,侵及气营则见高热烦渴,湿热蕴结血分,时邪与内湿相搏,外透于肌表,则发为水痘。

2. 本病常见证候主要有风毒犯表及热毒蕴结肌肤。风毒犯表则以疏风清热、解毒祛湿为护治原则;热毒蕴结肌肤则以清热凉血、解毒祛湿为护治原则。

3. 本病会发生痛感和奇痒,要防止抓破皮肤。若痘疹穿破流水,可用松花粉撒患处;痘疹溃破,可用青黛油膏(青黛60g,煅石膏、滑石各120g,黄柏30g,黄连、冰片各15g,研细末,和匀,用麻油调搽)。

第九节 登革热和登革出血热

 病案导入

患者,男性,45岁。因"畏寒、高热3天,伴皮疹、牙龈出血1天"入院。患者3天前突然出现畏寒高热,体温39.3℃,伴头痛、肌肉痛,继而四肢出现皮疹,晨起牙龈出血。

护理体检:T39.1℃,P96次/分,R24次/分,BP130/80mmHg。轻度黄疸,肝肋下2cm,剑突下未触及。

实验室检查:WBC 3×10^9/L;尿蛋白(+);血凝抑制试验单份血清效价>1:1280。

问题:根据本节内容,请考虑该患者的初步医疗诊断及诊断依据、目前存在的主要护理诊断/问题及具体护理措施。

登革热(Dengue fever)和登革出血热(dengue hemorrhagic fever)是由登革病毒引起的、由伊蚊传播的急性发热性传染病。前者临床以突起发热,头痛,全身肌肉、骨骼、关节痛,疲乏,皮疹,淋巴结肿大及白细胞减少为主要特征。后者以高热、休克、出血、皮疹、血液浓缩、血小板减少为主要特征。

【病原学】

课堂互动

何种病毒可引发登革热? 在日常生活中我们如何杀灭它?

登革病毒归为黄病毒科中的黄病毒属,是单股 RNA 病毒。其最外层的包膜含有型和群特异性抗原,可分为 4 个血清型,各型之间以及与其他黄病毒属的病毒之间可产生交叉免疫反应。各型登革热病毒均可引起登革出血热,其中以血清Ⅱ型最常见。

登革病毒不耐热,60℃ 30 分钟或 100℃ 2 分钟均可灭活。耐低温及干燥。对酸、脂肪溶媒、洗涤剂均敏感,用乙醚、紫外线或 0.65% 甲醛溶液可灭活。

【流行病学】

课堂互动

哪些地区是登革热的高发区? 如何有效预防登革热的感染和传播?

1. 传染源 患者和隐性感染者为主要传染源。患者从发病前 6~18 小时至发病后 3 天内传染性最强。在流行期间,轻型患者及隐性感染者占大多数,可能是本病重要的传染源。

2. 传播途径 通过蚊子叮咬而传播,伊蚊是传播病毒的主要媒介。包括埃及伊蚊和白纹伊蚊。在东南亚和我国沿海地区,主要传播媒介是埃及伊蚊;在太平洋岛屿和长江以南地区,主要传播媒介是白纹伊蚊。伊蚊吸入带病毒血液后,病毒在唾腺和神经细胞内复制,吸血后 10 天伊蚊即有传播能力,传染期可长达 174 天。伊蚊在非流行期还可能是登革病毒的贮存宿主。

3. 人群易感性 人群普遍易感。在新流行区,发病以成人为主,20~40 岁青壮年发病较多;在地方性流行区,发病以儿童为主。感染后对同型病毒株有巩固免疫力,对其他血清型有短暂的免疫力。

4. 流行特征 呈世界性分布,尤其是在东南亚、太平洋岛屿和加勒比海地区。发病季节多在夏秋雨季,我国广东省多为 5~11 月,海南省多为 3~12 月。

知识链接

登革热的发展趋势

据 WHO 资料统计,登革热发展有以下特点:

1. 全球急剧上升势态 发生人数不断增加,全球近 40% 人口处于登革热发生的风险区,据 WHO 近期估计,全球每年约有 5000 万到 1 亿例;

2. 登革热的发生区域在扩大 20 世纪 60 年代仅有 9 个登革热流行较重的国家,而目前登革热流行国家已经超过 100 个。

【发病机制与病理】

登革热和登革出血热的发病机制尚未完全阐明。登革病毒经伊蚊叮咬进入人体,在毛细血管内皮细胞和单核-吞噬细胞系统增殖后进入血循环,引起第一次病毒血症,然后再定位于单核-吞噬细胞系统和淋巴组织中复制,再次释入血流引起第二次病毒血症,引起临床症状。机体产生的抗登革病毒抗体与登革病毒形成免疫复合物,激活补体系统,导致血管通透性增加,引起皮疹、出血等;同时抑制骨髓中的白细胞和血小板系统导致白细胞、血小板减少。

登革热主要病变为肝、肾、心、脑的退行性变。心内膜、心包、胸膜、腹膜、胃肠黏膜、肌肉、皮肤及中枢神经系统不同程度的出血。皮疹活检可见小血管内皮肿胀、周围水肿及单核细胞浸润。瘀斑中广泛血管外溢血。

登革出血热主要病变为全身血管损害引起的血管扩张、充血,导致出血和血浆外渗,心包、胸腔、腹腔等浆膜腔渗出。多数组织器官弥漫性出血。单核-吞噬细胞系统中的淋巴细胞及浆细胞增生。肝细胞变性,有灶性坏死。肾上腺毛细血管扩张、出血,并有灶性坏死。骨髓原核细胞成熟障碍。

【临床表现】

 课堂互动

如何辨别身边的人是否感染上登革热?

潜伏期3~15天,一般为5~8天。感染登革病毒后,可导致隐性感染、登革热和登革出血热。

1. 典型登革热

(1) 发热:起病急骤,多有高热、畏寒,24小时内体温可高达40℃,持续5~7天后骤退至正常。部分患者于病程第3~5天体温降至正常,1天后再度上升,称为双峰热或马鞍热。发热时多伴头痛、眼球后痛、背痛,全身骨、关节、肌肉痛、极度乏力等全身毒血症状及恶心、呕吐、腹痛、腹泻等胃肠道症状。骨、关节及肌肉痛可持续至热退后。早期体格检查可见颜面潮红、结合膜充血、浅表淋巴结肿大。儿童起病较慢,毒血症状较轻,恢复较快。

(2) 皮疹:起病后3~6天出现,为多形性,可为斑丘疹、麻疹样皮疹、猩红热样疹、红斑疹或皮下出血点等。分布于躯干、四肢或头面部,压之褪色,多伴有痒感,持续3~4天退疹后脱屑、色素沉着。

(3) 出血:多发生在起病后第5~8天。约25%~50%病例有不同程度、不同部位的出血,如牙龈、鼻黏膜、皮下出血,咯血,尿血,内脏和浆膜腔出血等。

(4) 其他:约1/4病例有肝肿大,程度不重,黄疸及脾大不多见。

轻型登革热类似流感,短期发热,全身疼痛轻,皮疹稀少或不出疹,浅表淋巴结常有肿大,易被忽视。重型登革热于病程第3~5天时突然病情加重,出现脑膜脑炎表现,如剧烈头痛、呕吐、意识障碍、颈项强直等,甚至出现瞳孔缩小等脑疝表现。部分病例表现为消化道大出血,甚至出血性休克。本型病情发展迅速,多因中枢性呼吸衰竭或出血性休克而死亡。

2. 登革出血热　病程早期 2~5 天,具有典型登革热临床表现。在发热过程中或热退后,病情突然加重,表现为皮肤变冷,脉速,昏睡或烦躁,出汗,瘀斑,消化道或其他器官出血,肝大,束臂试验阳性。部分病例脉压进行性下降,如不治疗,即进入休克,可于 4~6 小时内死亡。仅有出血者为登革出血热,同时有休克者为登革休克综合征。

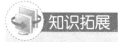 **知识拓展**

与登革热症状相似的"寨卡病毒"

WHO 于 2016 年 1 月 28 日发表紧急讲话表示,寨卡病毒正在美洲地区"爆炸性传播"。该病毒的症状与登革热类似,包括发热、皮疹、结膜炎、肌肉和关节痛、全身乏力及头痛,但发病相对较温和。

寨卡病毒是一种新出现的蚊媒病毒,2015 年 5 月在巴西首次出现相关病例。某些地区的寨卡病毒被认为与急剧增加的小头症婴儿出生率有关。目前尚缺乏针对该病毒的疫苗、具体治疗办法和快速诊断方式。

【实验室及其他检查】

 课堂互动

轻型登革热类似流感,那么怎样才能尽早发现登革热患者?

1. 一般检查　登革热患者白细胞第 4~5 天降至最低,可低至 $2 \times 10^9/L$,分类中性粒细胞减少,可见异常淋巴细胞,血小板减少。登革出血热患者的白细胞总数正常或增多,血小板减少。尿常规可见蛋白尿及红细胞尿。

2. 血清学检查　血凝抑制试验灵敏性较高。单份血清效价 >1∶1280 或双份血清效价递增 4 倍以上可确诊。血清补体结合试验滴度 >1∶32 有诊断意义。血清中特异性 IgM 抗体有助于早期诊断。

3. RT-PCR　用于检测登革病毒核糖核酸,敏感性明显高于病毒分离,可用于早期快速诊断登革病毒感染及血清型鉴定。

4. 病毒分离　是早期确诊的敏感性指标,取急性期患者血清接种于 C6/36 白纹伊蚊可分离病毒。

【诊断要点】

根据流行区、流行季节,出现典型登革热临床表现者考虑为登革热,确诊依赖于病毒分离或血清学检查。登革出血热诊断标准为:①典型登革热症状;②多器官较大量出血表现:束臂试验阳性,皮下及器官出血;③肝大。具备其中 2~3 项,同时血小板在 $100 \times 10^9/L$ 以下、血细胞容积增加 20% 以上者为登革出血热。同时伴休克者,为登革休克综合征。

【护理诊断/问题】

1. 主要护理诊断/问题

(1) 体温过高　与登革热病毒感染有关。

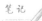 笔记

(2) **皮肤完整性受损** 与登革病毒感染导致皮肤黏膜损伤有关。

(3) **体液不足** 与高热、多汗、血管通透性增加致血浆外渗有关。

2. **其他相关护理诊断 / 问题**

(1) **有感染的危险** 与机体抵抗力低下、营养失调等因素有关。

(2) **疼痛** 与全身骨骼、肌肉和关节痛与病毒血症有关。

(3) **潜在并发症**：急性血管内溶血。

【护理措施】

1. **一般护理**

(1) **休息与活动**：早期患者应卧床休息，恢复期亦不可过早活动。体温正常，血小板计数恢复正常，无出血倾向者方可适当活动。

(2) **饮食护理**：给予高蛋白、高热量、高维生素、易消化的流质或半流质饮食。大量出汗、呕吐或腹泻的患者应注意维持水、电解质平衡，鼓励口服补液。对频繁呕吐、不能进食者或潜在血容量不足者，可静脉补液，但要控制补液速度及液体入量，防止发生脑水肿。昏迷患者可给予管饲饮食，或静脉输入高营养。

(3) **心理护理**：重型患者多因起病急骤、病情发展迅速，加之明显的出血倾向，或并发大出血性休克，产生紧张和恐惧心理，可加重病情。医护人员应尽量稳定患者情绪，在实施护理措施时应沉着、冷静，以增强患者治愈疾病的信心。

 课堂互动

作为护理人员，我们如何观察登革热患者病情的进展？

2. **病情观察** ①监测生命体征：观察高热的持续时间、热型特点、退热后伴随症状是否缓解。如患者出现高热骤退、脉搏细速、大汗淋漓，应考虑出血性休克或登革休克征；②记录24小时出入量，监测水、电解质平衡情况。③观察有无皮肤黏膜瘀点、瘀斑或鼻出血、牙龈出血、注射部位出血，以及便血、血尿等出血表现。

3. **用药护理** 目前无特效治疗药物。中毒症状严重及休克者，可遵医嘱使用肾上腺皮质激素。

4. **对症护理**

 课堂互动

为什么登革热患者发热不宜使用酒精擦浴降体温？

(1) **发热的护理**：降温速度不宜过快，一般降至38℃时，不再采取降温措施，以防虚脱。出血症状明显者，应避免乙醇擦浴，以免皮肤血管扩张而加重出血。其他措施参见第一章第五节"发热的护理"。

(2) **皮肤护理**：具体措施参见第一章第五节"皮疹的护理"。

5. **并发症护理**

(1) **出血的护理**：有出血倾向者，遵医嘱使用卡巴克洛、酚磺乙胺、维生素 C 及维生素 K 等止血药;出血量大时,可输新鲜全血或血小板。

(2) 休克的护理:遵医嘱迅速补足血容量,纠正酸中毒,维持水、电解质平衡,除用晶体液外,还可加用胶体液,如血浆、清蛋白,但不宜输入全血,以免加重血液浓缩。

【健康指导】

1. 对患者的指导　宣传疾病相关知识,如传播过程、致病原因、临床表现、防治方法等,指导群众及早发现患者并及早就诊。

2. 疾病预防指导

(1) 管理传染源:地方性流行区或可能流行地区要做好疫情监测预报工作,早发现、早诊断,及时隔离治疗。加强国境卫生检疫。

(2) 切断传播途径:防蚊灭蚊是预防本病的根本措施。改善卫生环境,消灭伊蚊孳生地。喷洒灭蚊剂消灭成蚊。

(3) 保护易感人群:易感者涂擦昆虫驱避剂以防叮咬。疫苗预防接种处于试验阶段,尚未能推广应用。

🔲 知识拓展

美国加利福尼亚州南部蚊虫控制模式

1. "健康促进"　这是蚊虫控制的基础,位于"金字塔"底部位置,作为蚊虫控制的最重要组成部分之一;

2. "环境管理"　是预防蚊虫的关键措施,处于蚊虫控制的第 2 位;

3. "蚊幼虫控制"　作为日常蚊虫控制工作的主要内容,被首先选用,在控制过程中环境友好型杀蚊幼剂在美国已经被广泛应用;

4. 只有在应急状态下,才选用"杀成蚊剂控制蚊虫",也就是杀成蚊剂处于"金字塔"的顶部,必要时选用以救急。

我们应该借鉴发达国家的登革热及其媒介预防控制的先进经验,促进我国病媒生物控制水平的提高。

——美国加利福尼亚州南部蚊虫控制局

【中医护理概要】

1. 本病属于中医学之"伏暑"、"疫疹""疫斑"范畴。主要是夏季感受暑湿之邪,或疫疠之邪经蚊虫叮咬所致。基本病机是疫毒、暑湿之邪,侵袭机体,先犯卫气,继则暑湿被遏,热毒炽盛,充斥三焦,外达肌肤所致。

2. 根据湿与热的偏盛及邪在气在血确定护治原则。热重于湿即以清热化湿为主,湿重于热即以疏利透表为主。

3. 中药熏洗如艾叶、薄荷等煮沸,待温度适宜,全身擦洗、浸泡,可降温祛痒。

第十节 艾 滋 病

病案导入

患者,男,24岁。因"发热、胸闷、咳嗽、咳痰2月余"拟"肺部感染"入院。患者痰量多、黏稠,难以咳出,食欲、睡眠欠佳。有输血史。

护理体检:T38.7℃,P100次/分,R26次/分,BP120/80mmHg。两肺呼吸音粗,可闻及双肺弥漫性细湿啰音。

实验室检查:HIV抗体阳性。胸部CT示肺部感染。

问题:根据本节内容,请考虑该患者的医疗诊断是否合适,分析其诊断依据、目前存在的主要护理诊断/问题及具体护理措施。

知识链接

人类正面对着两个威胁,恐怖主义和艾滋病。与恐怖主义相比,艾滋病在过去一年里夺走了更多人的生命。

——联合国前秘书长安南

艾滋病又称获得性免疫缺陷综合征(acquired immunodeficiency syndrome,AIDS),是由人免疫缺陷病毒(human immunodeficiency virus,HIV)所引起的慢性传染病。HIV特异性侵犯并破坏CD_4^+T淋巴细胞,导致机体多种细胞免疫功能受损乃至缺陷,最终并发各种严重机会性感染和肿瘤。本病传播迅速、发展缓慢、病死率高。

【病原学】

课堂互动

我们如何才能消灭HIV病毒?被HIV污染的物品只用太阳曝晒能不能消灭它?

HIV为单链RNA病毒,属于反转录病毒科慢病毒亚科,HIV由核心和包膜两部分组成。核心中有单链RNA、反转录酶、整合酶和蛋白酶等。包膜由宿主细胞膜与HIV的糖蛋白和跨膜蛋白gp41共同组成。结构蛋白是核心蛋白P24,基质蛋白P17。HIV主要感染CD_4^+细胞、单核-吞噬细胞、小神经胶质细胞和骨髓肝细胞等。目前已知HIV有两型可引起艾滋病,即HIV-1型和HIV-2型。全球流行的主要毒株是HIV-1,HIV-2传染性和致病性较低。

HIV是变异性极强的病毒。突变主要原因是反转录酶无校正功能而发生随机变异,其中env基因变异率最高。高度变异性有助于HIV逃避宿主的免疫监视,同时也为HIV感染的预防、诊断和治疗增加了巨大的障碍。

HIV对外界的抵抗力弱,对热敏感,56℃30分钟可使其失去感染性,100℃20分

笔记

钟、75% 乙醇、0.2% 次氯酸钠和漂白粉能将其灭活。但对 0.1% 甲醛、紫外线、γ 射线不敏感。感染后能刺激人体产生抗体，但中和抗体少，作用极弱，病毒和抗体可同时存在于血清中，此时仍有传染性。

【流行病学】

课堂互动

在生活中我们和艾滋病患者一起吃饭聊天会不会被传染？为什么？

1. 传染源　艾滋病患者和 HIV 无症状病毒携带者是本病唯一的传染源。病毒主要存在于血液、精液、子宫和阴道分泌物中，唾液、眼泪和乳汁等体液中也含 HIV，无症状而血清 HIV 抗体阳性的 HIV 感染者是有重要意义的传染源。

2. 传播途径　目前公认的传播途径主要是性接触、血液接触和母婴传播。①性接触传播：为艾滋病的主要传播途径，性接触摩擦所致细微破损即可侵入机体致病，同性、异性、双性性接触均可传播；②经血液及血制品途径传播：药物依赖者共用针头静脉吸毒、输注被 HIV 污染的血液及血制品及介入性医疗操作等均可导致感染；③母婴传播：感染 HIV 的孕妇可通过胎盘、分娩过程及产后血性分泌物和哺乳将病毒传给婴儿。HIV 阳性孕妇约 11%~60% 发生母婴传播；④其他：应用 HIV 感染者的器官移植或人工授精，被污染的针头刺伤或破损皮肤意外受污染。

3. 人群易感性　人群普遍易感，15~49 岁人群发病者占 80%，儿童和妇女感染有逐年上升趋势。高危人群为男性同性恋者、多个性伴侣者、静脉药物依赖者和多次接受输血或血制品者。

【发病机制与病理】

HIV 侵入人体后，病毒终生存在于细胞内而不被清除。HIV 对 CD4$^+$ 细胞（包括淋巴细胞、单核细胞及吞噬细胞等）有特殊的亲嗜性，与其结合后侵入细胞质，经逆转录作用形成单股 DNA，再转录成双股 DNA，这些 DNA 在患者淋巴细胞染色体中，作为前病毒潜伏下来，后经 mRNA 转译为病毒蛋白，形成病毒，并不断复制，随后在细胞膜上装备成大量的新病毒释放入血，再次侵犯其他 CD4$^+$ 细胞，大量淋巴细胞破坏受损。如此周而复始，使机体免疫系统处于崩溃状态，全身器官相继受累，继发一系列机会感染及卡波西肉瘤等。病情发展迅速，扩散广泛，在短期内导致死亡。

【临床表现】

课堂互动

艾滋病早期表现不典型，哪些表现提示可能感染 HIV？

本病潜伏期长，短者数月，长达 15 年，平均 9 年。临床表现十分复杂，在不同阶段临床表现各不相同，根据我国关于艾滋病的诊断标准，将艾滋病分为急性期、无症状期和艾滋病期三期。

（1）急性期：通常发生在初次感染的 2~4 周，表现为发热、全身不适、头痛、盗汗、恶心、呕吐、咽痛、腹泻、肌肉关节疼痛、淋巴结肿大及神经系统症状等。症状持续约1~3周后缓解或自然消失,此期症状常较轻微,易被忽略。在感染2~6周后,血清HIV抗体可呈阳性反应。部分患者可出现轻度白细胞和(或)血小板减少或肝功能异常。

(2) 无症状期:多由急性期症状消失后延伸而来,也可无明显症状而直接进入此期。临床无任何症状。血清学检查可检出HIV以及HIV核心蛋白和包膜蛋白的抗体,CD_4^+淋巴细胞逐渐下降。此期一般持续6~8年或更长,具有传染性。

(3) 艾滋病期:是艾滋病病毒感染的最终阶段,主要的临床表现为HIV相关症状、各种机会性感染及肿瘤。

1) HIV相关症状:出现持续1个月以上的发热、盗汗、腹泻及体重明显减轻。另可出现全身淋巴结肿大,表现为除腹股沟淋巴结以外,全身其他部位两个或两个以上淋巴结肿大,直径在1cm以上,无粘连,无压痛,淋巴结肿大一般持续3个月以上。

2) 各种机会性感染及肿瘤:因免疫功能严重缺陷,易发生各种机会性感染及恶性肿瘤,并可累及全身各个系统及器官,临床表现极其复杂。①呼吸系统:人肺孢子虫引起的肺孢子菌肺炎最常见,是本病机会性感染死亡的主要原因,表现为慢性咳嗽、发热、发绀、血氧分压下降;②消化系统:白色念珠菌、疱疹和巨细胞病毒引起的口腔和食管炎症及溃疡最常见。疱疹病毒、隐孢子虫、鸟分枝杆菌和卡波西肉瘤侵犯胃肠黏膜常引起腹泻、体重减轻、感染性肛周炎、直肠炎;③中枢神经系统:隐球菌脑膜炎、结核性脑膜炎、脑弓形虫病及各种病毒性脑膜炎,原发性脑淋巴瘤和转移性淋巴瘤。HIV直接感染中枢神经系统可引起艾滋病痴呆综合征、无菌性脑炎;④皮肤黏膜:带状疱疹、传染性软疣、尖锐湿疣等;⑤眼部:弓形虫性视网膜炎、巨细胞病毒、眼部卡波西肉瘤等;⑥口腔:可见鹅口疮、舌毛状白斑及复发性口腔溃疡、牙龈炎等;⑦继发肿瘤:常见卡波西肉瘤和恶性淋巴瘤。

【实验室及其他检查】

1. 一般检查　出现不同程度贫血,血红蛋白、红细胞、白细胞及血小板不同程度降低,红细胞沉降率加快。尿蛋白阳性。

2. 免疫学检查　T细胞总数降低,CD_4^+T淋巴细胞减少,CD_4/CD_8比值<1.0。

3. 血清学检查　①ELISA测HIV-1抗体、p24和gpl20抗体,用ELISA连续两次阳性,其阳性率可达99%。ELISA抗体检测结果需经蛋白印迹(Western blot)或固相放射免疫沉淀法(SRIP)检测确认方可确诊;②HIV抗原检查:ELISA法检测p24抗原。

4. 核酸检测　可用Northern印迹法或RT-PCR。定量检测既有助于诊断,又可判断治疗效果及预后。

5. 分离病毒　患者血浆、单核细胞和脑脊液中可分离出HIV,但操作复杂。

6. 耐药检测　通过测定HIV基因型和表型的变异了解药物变异情况,目前国内外主要采用基因型检测。一般在选用或更换抗病毒药物时使用。

7. 蛋白质芯片　近年蛋白质芯片技术发展较快,能同时检测HIV、HBV、HCV联合感染者血中HIV、HBV、HCV核酸和相应的抗体,有较好的应用前景。

【诊断要点】

HIV/AIDS的诊断需结合流行病学史(不安全性生活史、职业暴露史、静脉注射毒品史等)、临床表现及实验室检查等进行综合分析后作出诊断。确诊必须经确认试验证实HIV抗体阳性。

1. 急性期　可根据流行病学史、临床表现及实验室检查 HIV 抗体由阴性转为阳性即可诊断。

2. 无症状期　可根据流行病学史及 HIV 抗体阳性即可诊断。

3. 艾滋病期　结合高危人群、严重机会性感染或机会性肿瘤、CD_4/CD_8 倒置应考虑诊断本病。高危人群伴有以下两项或两项以上者为疑似病例：①6 个月内体重下降 10% 以上；②慢性咳嗽或腹泻 1 个月以上；③间歇或持续发热 1 个月以上，体温高于 38℃；④全身淋巴结肿大；⑤反复发作的带状疱疹或慢性播散性单纯疱疹；⑥反复发作的口咽念珠菌感染。HIV 抗体或抗原的检查及 HIV RNA 的检测有助于明确诊断。

知识链接

艾滋病的"四免一关怀"政策

2004 年我国卫生部提出：

1. 免费为农村和城镇经济困难艾滋病患者提供抗病毒药物；

2. 免费为自愿检测的人员提供初筛检测；

3. 免费为感染艾滋病病毒的孕妇提供母婴阻断药物及婴儿检测试剂；

4. 免收艾滋病致孤儿童上学费用。

各级政府及有关部门将生活困难的艾滋病患者纳入政府救助范围，按照国家有关规定给予必要的生活救济。

【护理诊断 / 问题】

1. 主要护理诊断 / 问题

(1) 有感染的危险　与免疫功能受损有关。

(2) 营养失调：低于机体需要量　与食欲缺乏、慢性腹泻及艾滋病期并发各种机会性感染和肿瘤消耗有关。

(3) 恐惧　与艾滋病预后不良、疾病折磨、担心受到歧视有关。

2. 其他相关护理诊断 / 问题

(1) 活动无耐力　与 HIV 感染、并发各种机会性感染和肿瘤有关。

(2) 腹泻　与并发胃肠道机会性感染和肿瘤有关。

(3) 社交孤立　与艾滋病患者实施强制性管理，采取严格血液和体液隔离，被歧视有关。

【护理措施】

1. 一般护理

(1) 隔离措施：艾滋病期患者应在执行血液 / 体液隔离的同时实施保护性隔离。在急性期和艾滋病期应卧床休息，以缓解症状；无症状期可以照常工作，但应避免过度劳累。

课堂互动

艾滋病患者普遍存在营养失调的问题，作为一名护理人员，我们如何来帮助患者改善其营养状况？

(2) 饮食护理:给予高热量、高维生素、高蛋白、易消化饮食,保证营养供给,以增强机体抵抗力。根据患者的饮食习,注意食物的色香味,少量多餐,设法促进患者食欲。呕吐者饭前 30 分钟给予止吐药。腹泻者忌食生冷及刺激性食物,应给予少渣、少纤维素、高热量、高蛋白、易消化的流质或半流质饮食,并鼓励患者多饮水。不能进食者给予鼻饲饮食,必要时可给予静脉补充营养物质。明显消瘦者可给予乙酸甲地孕酮改善食欲。

(3) 心理护理:多与患者沟通,运用倾听技巧,了解其心理状态。由于艾滋病缺乏特效治疗,预后不良,加之疾病的折磨,患者易有焦虑、抑郁、恐惧等心理障碍,部分可出现报复、自杀等行为。护士要真正关心体谅患者,并注意保护患者的隐私。了解患者的社会支持资源状况及对资源的利用度,鼓励亲属、朋友给其提供生活上和精神上的帮助,解除孤独、恐惧感。

2. 病情观察 严密观察有无肺、胃肠道、中枢神经系统、皮肤黏膜等机会性感染的发生,以便及早发现、及时治疗。监测营养状况,如皮下脂肪、皮肤弹性、体重以及血红蛋白等。

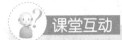 课堂互动

艾滋病的治疗药物有哪些? 是否能控制疾病的进展呢? 用药护理中可采取哪些护理措施?

3. 用药护理 遵医嘱使用抗病毒药物及治疗并发症的药物。

(1) 目前认为治疗的关键是早期抗病毒,可以缓解病情和预防、延缓艾滋病相关疾病的出现,减少机会性感染和肿瘤的发生。至今无特效抗病毒药物,只能暂时抑制病毒复制,停药后病毒恢复复制。外周血 HIV 定量在 1000 拷贝 / 毫升以上、有症状或无症状但 CD_4^+T 淋巴细胞低于 0.5×10^9/L 者,均应抗病毒治疗。抗 HIV 的药物有六类 30 余种:①核苷类似物反转录酶抑制剂:常用齐多夫定(ZDV)、双脱氧胞苷(DDC)、双脱氧肌苷(DDI)和拉米夫定(LAM);②非核苷类似物反转录酶抑制剂:常用奈非雷平。抗病毒作用迅速,但易产生耐药株;③蛋白酶抑制剂:常用利托那韦、沙奎那韦、英地那韦等;④整合酶抵制剂:常用拉替拉韦;⑤融合抑制剂;⑥ CCR5 抑制剂。

HIV 在抗病毒治疗过程中易发生突变,产生耐药性,因而目前主张联合用药称为高效抗反转录病毒治疗(high active anti-retroviral therapy,HAART)。使用 ZDV 治疗的患者,严密观察其严重的骨髓抑制作用,早期可出现巨幼细胞性贫血,晚期可有中性粒细胞及血小板降低,也可见恶心、头痛和肌炎等症状。应定期检查血象并做好输血准备。中性粒细胞 $<0.5 \times 10^9$/L 时,应及时通知医生。

(2) 肺孢子菌肺炎者可用喷他脒或复方磺胺甲噁唑;卡波西肉瘤者可用 ZDV 与 α- 干扰素联合治疗,或应用博来霉素、长春新碱、阿霉素联合治疗;隐孢子虫感染和弓形虫病可用螺旋霉素或克林霉素;巨细胞病毒感染可用更昔洛韦或阿昔洛韦(无环鸟苷);隐球菌脑膜炎可用氟康唑或两性霉素 B。

4. 对症护理 加强口腔和皮肤的清洁护理,防止继发感染所引起的不适。长期腹泻的患者应加强肛周皮肤的护理,每次大便后用温水清洗,擦干后可局部涂抹润肤油以保护皮肤。

【健康指导】

 课堂互动

若患者确诊 HIV 感染,在其与家人接触的过程中应该注意些什么?

1. 对患者的指导　指导患者充分认识本病的传播方式、预防措施、保护他人及自我健康监控的方法。HIV 感染者应做到:①定期或不定期的访视及医学观察;②患者的血、排泄物和分泌物应进行消毒处理;③性生活使用避孕套;④严禁捐献血液、器官、精液;⑤出现临床症状、感染或恶性肿瘤者,积极住院治疗;⑥育龄妇女应避免妊娠、生育,哺乳期妇女应人工喂养婴儿。

2. 预防疾病指导

(1) 管理传染源:本病是《传染病防治法》管理的乙类传染病,发现 HIV 感染者应尽快(城镇于 6 小时内,农村于 12 小时内)向当地疾病预防控制中心(CDC)报告。同时,加强艾滋病防治知识的宣传教育,使群众了解艾滋病的传播途径,积极采取自我防护。加强国境检疫。

(2) 切断传播途径:加强性道德的教育,取缔卖淫和嫖娼活动,高危人群使用避孕套,规范治疗性病。加强血制品使用的规范,严格筛查血液及血制品,使用一次性器具。注意个人卫生,避免共用针头、注射器、牙具、刮面刀等。

(3) 保护易感人群:注射、手术、拔牙等应严格无菌操作,防止医源性感染。加强对高危人群的艾滋病疫情监测。重组 HIV-lgp120 亚单疫苗或重组痘苗病毒表达的 HIV 包膜作为疫苗等均尚在研制中,包括核酸疫苗在内部分进入了 Ⅱ/Ⅲ 期试验研究阶段。

知识拓展

我国卫生部"艾滋病防治""十二五"科技项目方向介绍

1. 艾滋病流行规律和诊断试剂的研究专题

课题研究内容:适用于临床检测的通用性 CD_4^+ 淋巴细胞检测、HIV 耐药毒株检测、艾滋病主要机会性感染和高敏感度(<50 拷贝)HIV 核酸检测试剂。

2. 艾滋病疾病进展与适宜治疗策略的研究专题

课题研究内容:主要为病毒储存库清除、免疫重建及多靶点治疗等新技术、新方案和新策略。

3. 艾滋病疫苗与集成干预技术研究专题

课题研究内容:艾滋病新型生物预防技术与产品以及基于新思路的 HIV 疫苗。

【中医护理概要】

1. 本病属于中医学之"疫疠"、"虚劳"、"瘰疬"范畴。中医对其认识尚处于探索之中。其病因主要包括邪毒外袭和正气不足两个方面。病位在肾,与脾胃肺有关。基本病机是邪盛与正虚共存、夹杂,致使五脏损伤、气血津液耗竭,终至正气衰竭,阴阳离决。

2. 根据本病邪毒与正虚及其相互关系,确立护治原则。肺卫受邪则以宣肺祛风、清热解毒;肺肾阴虚则以滋补肺肾化痰;脾胃虚弱则以扶正祛邪、培补脾胃;脾肾亏虚则以温补脾肾、益气回阳;气虚血瘀则以补气化瘀、活血清热;痰蒙窍闭则以化痰开窍。

<h2 style="text-align:center">第十一节　手足口病</h2>

 病案导入

患者,女,2岁。因"发热、恶心、呕吐、腹泻,口腔黏膜小疱疹,手、足部斑丘疹2天"入院。

护理体检:T38.2℃,P112次/分,R28次/分,BP90/60mmHg。口腔黏膜、舌上有小疱疹、手、足部可见斑丘疹、疱疹。

实验室检查:WBC7×10^9/L,L70%;血清学检查特异性IgM抗体阳性。

问题:根据本节内容,请考虑该患者的医疗诊断及诊断依据、目前存在的主要护理诊断/问题及具体护理措施。

 知识链接

手足口病的流行

手足口病是世界范围内常见的儿童流行病,其传播速度较快,范围较广,在全球多个国家和地区(特别是亚太地区)发生多次大规模手足口病暴发流行。2008年我国卫生部将手足口病正式列入法定丙类传染病检测管理。

手足口病(hand foot and mouth disease,HFMD)是由肠道病毒引起的传染病,多发生于婴幼儿。临床特征是发热、口腔黏膜溃疡和皮肤疱疹。

【病原学】

肠道病毒为小RNA病毒科、肠道病毒属的一组单股亚链RNA病毒。多种肠道病毒都可引起HFMD,最常见为CV-A6柯萨奇病毒A组16型(CoxA16)和肠道病毒71型(EV71)。

肠道病毒对紫外线及干燥敏感;各种氯化剂(高锰酸钾、漂白粉等)、甲醛、碘酒能灭活病毒;加热至50℃可被迅速灭活。在4℃环境下可存活一年,在-20℃环境下可长期保存。

 课堂互动

手足口病的传播途径有哪些?是否就是手、足和口?

【流行病学】

1. 传染源　人是肠道病毒唯一宿主,患者和隐性感染者为传染源。

2. 传播途径　主要经粪-口和(或)呼吸道传播,亦可经接触患者皮肤、黏膜疱疹液而感染。

3. 人群易感性 人群普遍易感,感染后可获得持久免疫力。不同病原型别感染后抗体缺乏交叉保护力。以≤3岁年龄组发病率为最高。

4. 流行特征 无明显的地区性。传染性强,传播途径复杂,在短时间内可造成较大流行。流行期间,幼儿园和托儿所易发生集体感染,家庭亦可发生集聚现象。

【发病机制与病理】

发病机制与病理尚未完全明确。病毒从咽部或肠道侵入,在局部黏膜或淋巴组织中繁殖,引起局部症状。继而病毒又侵入局部淋巴结,并由此进入血循环导致第一次病毒血症。病毒经血循环侵入网状内皮组织、深层淋巴结、肝、脾、骨髓等处大量繁殖并由此进入血循环,引起第二次病毒血症。病毒可随血流进入全身各器官,进一步繁殖并引起病变。

易感者感染病毒后,出现血管变态反应和组织炎症病变。细胞融合、血管炎性变、血栓形成可导致缺血和梗死。中枢神经系统小血管内皮最易受到损害,在脊髓索、脑干、间脑、大脑和小脑的局部组织中,除嗜神经性作用外,还存在广泛的血管周围和实质细胞炎症。

【临床表现】

课堂互动

"手足口病"病名的来源与临床特征有无关联?

潜伏期3~7天。

1. 一般表现 初期表现为低热、食欲下降、咽喉痛、呕吐、腹泻等。口腔黏膜出现小疱疹,常分布于舌、软腭、硬腭、口腔内侧。同时,手、足和臀部出现斑丘疹、疱疹,疱疹周围有炎性红晕,疱内液体较少,质地稍硬,2~3天自行吸收,不留痂。皮疹的"四不像"特征:不像水痘,不像蚊虫咬,不像药物疹,不像口唇牙龈疱疹。临床表现上"四不"特征:不痛,不痒,不结痂,不结疤。

2. 重症患者表现

(1) 神经系统表现:一般表现为阵挛、呕吐、共济失调、眼球震颤及感情淡漠等。

(2) 呼吸系统表现:呼吸浅促、困难,口唇紫绀,咳嗽,咳白色、粉红色泡沫样痰液,肺部可闻及湿啰音或痰鸣音。

(3) 循环系统表现:面色苍白,脉搏浅速或减弱甚至消失,四肢发凉,指(趾)发绀,血压升高或下降。

3. 并发症 病毒侵犯心、脑、肺等重要器官,可引起心肌炎、脑膜炎、无菌性脑炎、和肺水肿等并发症。

【实验室及其他检查】

1. 血常规检查 淋巴细胞和单核细胞增多,白细胞正常或有所增高。

2. 病毒分离 自咽拭子或咽喉部洗液、粪便或肛拭子、脑脊液或疱疹液可分离出肠道病毒。

3. 血清学检查 特异性IgM抗体阳性,或急性期与恢复期血清IgG抗体有4倍以上的升高。

【诊断要点】

根据夏秋季节发病,以儿童为主要发病对象等流行病学资料,结合发热、口腔黏膜溃疡和皮肤疱疹等临床表现,可做出临床诊断。确诊依赖于咽拭子或咽喉部洗液等标本分离出肠道病毒。

【护理诊断/问题】

1. 主要护理诊断/问题

(1) 皮肤完整性受损　与肠道病毒引起的皮疹及继发感染有关。

(2) 体温过高　与病毒血症有关。

2. 其他相关护理诊断/问题

(1) 舒适的改变　与口腔黏膜溃疡引起疼痛有关。

(2) 营养失调:低于机体需要量　与发热、口腔黏膜疱疹疼痛、明显摄入不足有关。

(3) 潜在并发症:心肌炎、脑炎、肺水肿等。

【护理措施】

1. 一般护理

(1) 隔离措施:严格消化道、呼吸道及接触隔离。保持病室空气新鲜,温度适宜,定期通风换气。卧床休息,减少患者体力消耗。

(2) 饮食护理:给予高热量、高维生素、清淡、易消化、无刺激性的温凉流质或半流质,避免饮用牛奶、豆浆等不易消化且加重肠胀气的食物。严重吐泻时应暂停进食。

2. 病情观察　观察体温变化和皮疹出现的部位、大小、颜色等;注意观察心、脑、肺等重要脏器功能,及早发现心肌炎、脑膜炎、肺水肿等并发症。

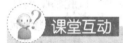

课堂互动

针对手、足和口腔的不同症状,我们分别有哪些治疗药物呢?

3. 用药护理　遵医嘱用药。①利巴韦林:目前还缺乏特异、高效的抗病毒药物,可酌情选用利巴韦林抗病毒治疗,剂量为 10mg/kg,每天 1~3 次静脉滴注,疗程 3 天。不良反应为出汗、食欲缺乏及低血糖等。②冰硼散:可用于治疗口咽部及手足皮肤疱疹。治疗口咽部疱疹可采用吹敷法,每天 2~3 次;治疗手足皮肤疱疹时用蒸馏水稀释溶化后以消毒棉签蘸涂患处,每天 3~4 次。

4. 对症护理

(1) 口腔护理:对发热、因口腔疼痛拒食、流涎等患者应保持口腔清洁,饭后用生理盐水漱口,并用冰硼散吹敷于口腔溃疡处。

(2) 皮肤护理:具体措施参见第一章第五节"皮疹的护理"

(3) 发热的护理:具体措施参见第一章第五节"发热的护理"。

(4) 并发症的护理:①脑炎的护理:观察生命体征、意识、瞳孔变化,注意颅内高压表现。遵医嘱应用脱水剂、激素等。②肺水肿的护理:严密观察呼吸频率、节律,注意有无呼吸困难及粉红色泡沫痰。端坐位,双腿下垂;遵医嘱应用镇静剂、利尿剂、强心剂、扩血管药等;保持呼吸道通畅,高流量氧气吸入,并在湿化瓶内加入 20%~30% 乙醇。③心肌炎的护理:密切观察生命体征,尤其是心率、节律,注意观察有无心悸、面色苍白、四肢湿冷、意识障碍、尿量减少、血压下降等休克表现。遵医嘱抗休克治疗和维持心脏功能。

【健康指导】

1. 对患者的指导　及时隔离和治疗,加强对呼吸道分泌物、大便的消毒。向患者说明该病的发生、发展及预防。指导患者遵医嘱按时用药。加强锻炼,保持规律的生活,加强营养,提高机体免疫力。

 课堂互动

手足口病在幼儿园等场所易于传播,在幼儿园应如何预防发生手足口病的传播?

2. 疾病预防指导

(1) 管理传染源:对患者、隐性感染者进行消化道、呼吸道、接触隔离,直至体温正常三天,皮疹基本消失方能解除隔离。

(2) 切断传播途径:养成良好的个人卫生习惯,餐前便后洗手,不食生冷、不洁饮食,外出需戴口罩。

(3) 保护易感人群:本病尚无特异性预防方法。加强监测,提高敏感性是控制本病流行的关键。流行期间,家长应尽量少让孩子到拥挤的公共场所,减少感染的机会。在伴有严重合并症的手足口病流行地区,密切接触患者的体弱婴幼儿可肌内注射丙球蛋白。

 知识链接

手足口公众预防要点

1. 勤洗手:看护人员和儿童勤用肥皂洗手;
2. 勤晾晒:尿布及时清洗、曝晒;常通风,勤晒衣被;
3. 勤消毒:充分清洗、消毒儿童使用餐具;
4. 勤检查:流行期每天检查儿童皮肤和口腔有无异常,注意体温变化;
5. 两不要:不要让儿童喝生水、吃生冷食物;流行期不宜带儿童到人群聚集的公共场所。

——中国疾病预防控制中心

【中医护理概要】

1. 本病属于中医学之"湿温"、"疮疹"范畴。由于外感时邪疫毒,内有脾胃湿热,内外之邪相互搏结而致。病位在肺脾,涉及心肝。基本病机是时邪疫毒、脾胃湿热循脉而行,上蒸口舌,内伤脾胃,外及四末,故见口舌生疮、溃疡及手足疱疹,毒邪内陷,蒙蔽心包,扰动肝风,窜及经络。

2. 根据疾病的归属和病因特点明确护治原则。急性期重症则以清热解毒、清气凉营、解毒透疹;重症恢复期则以补气养阴熄风、健脾和胃。

3. 患病时配合中药灌肠可提高疗效。普通型手足口病用白茅根、金银花、野菊

 笔记

花各 6g,黄连 1g,生石膏 12g,知母、藿香各 3g,柴草 10g,青蒿、生甘草各 5g,水煎成 150ml,保留灌肠;重症手足口病用生石膏 15g,桂枝、生大黄各 1g,广地龙、生牡蛎各 6g,赤石脂 3g,水煎成 150ml,保留灌肠。

第十二节 严重急性呼吸综合征

 病案导入

患者,女,30 岁,某医院护士。因"发热、干咳 4 天"入院。患者主诉头痛,关节、肌肉酸痛。

护理体检:T40.2℃,P120 次/分,R22 次/分,BP120/75mmHg。双肺闻及少许湿啰音。

实验室检查:WBC3.1×10^9/L,N81%,L10%。胸片示双肺炎症。

入院后第 8 天病情加重,出现气促,PaO$_2$60mmHg,SpO$_2$83%,48 小时内肺部阴影面积扩大超过 50%。

问题:根据本节内容,请考虑该患者的初步医疗诊断及诊断依据、目前存在的主要护理诊断/问题及具体护理措施。

严重急性呼吸综合征(severe acute respiratory syndrome,SARS),是由 SARS 冠状病毒引起的急性呼吸道传染病。临床以发热、头痛、肌肉酸痛、乏力、干咳少痰、腹泻等为主要特征,严重者出现快速进展的呼吸窘迫。其临床表现与非典型肺炎相似,故又称传染性非典型肺炎(infectious atypical pneumonia)。

 知识链接

SARS 在我国的流行

SARS 从第一起病例 2002 年 11 月出现,到 WHO2003 年 5 月 19 日宣布解除疫情,中国内地据官方统计共有 5237 人受到感染,其中 329 人死亡。

【病原学】

SARS 冠状病毒(SARS-coronary virus,SARS-CoV)属冠状病毒科,是一种单股正链 RNA 病毒,属一类新的冠状病毒。SARS 病毒能在 Vero 细胞、狗肾细胞、人胚肾细胞等多种细胞系中培养繁殖。将其接种于猴子,可出现与人类相同的病理改变和临床表现。

SARS 病毒的抵抗力和稳定性要强于其他人类冠状病毒。在干燥物体表面或腹泻患者粪便中可存活 4 天以上,在 4℃环境下可存活 21 天,-80℃保存稳定性较好。对乙醚、甲醛、氯仿、紫外线等消毒剂敏感,加热至 75℃ 30 分钟即可灭活。

【流行病学】

 课堂互动

我们都知道 SARS 的传染性非常强,那么它的传染途径究竟有哪些?

1. **传染源**　患者为主要的传染源。急性期患者体内病毒含量高,传染性强。可通过咳嗽、打喷嚏、呼吸道分泌物排出病毒。因呼吸衰竭需要气管插管时传染性更强。个别患者可造成数十人甚至上百人感染,被称为"超级传播者"。从果子狸、狸猫等野生动物体内可分离出与人 SARS 病毒基因序列高度同源的冠状病毒,提示这些动物可能为本病的贮存宿主和传染源。

2. **传播途径**　①呼吸道传播:近距离飞沫传播是本病最主要的传播途径。患者咳嗽、大声讲话、打喷嚏时飞沫直接被易感者吸入而发生感染。易感者也可因吸入悬浮在空气中的含有 SARS 的气溶胶而感染。②接触传播:通过直接接触患者的呼吸道、消化道排泄物或体液、间接接触被污染的物品均可导致感染;亦可因工作人员处理或接触患者标本或病毒株时,通过实验室传播而感染。③消化道传播:患者粪便可检出病毒 RNA,通过消化道传播可能是另一传播途径。④其他:急性期患者可通过粪便排出 SARS 病毒污染住宅的排水和排气系统而造成环境污染,造成本病的局部流行。

3. **人群易感性**　人群普遍易感,发病者以青壮年居多,儿童和老人少见。与患者密切接触者的家庭成员、同一病房及病区的医护人员和探视者属高危人群。

4. **流行特征**　本病流行季节为冬末春初。2002 年 11 月首发于我国广东佛山,迅速传至越南、加拿大、新加坡、中国台湾等地。男女之间发病无明显差别,各年龄组均可发病,但以青壮年(20~49 岁)为主。主要流行于人口密集的城市。

【发病机制与病理】

发病机制尚不清楚。病毒侵入机体早期即可出现病毒血症,引起机体细胞免疫受损,出现异常免疫反应,因此认为病毒诱导机体免疫损伤与本病发病有关。SARS 病毒对肺部是否有直接损害作用有待进一步证实。

病理以弥漫性肺泡损伤、间质性肺炎为主,伴有肺水肿及透明膜形成。病程 3 周后形成肺泡纤维闭塞,可见小血管内微血栓和肺出血、散在的小叶性肺炎、肺泡上皮脱落、增生等病变。

【临床表现】

课堂互动

假设穿越到 2003 年,正值"非典"盛行,你每天要重点观察自己哪些方面的情况谨防感染 SARS？

潜伏期约为 1~16 天,常见为 3~5 天。典型患者通常分为三期。

1. **早期**　一般为病初的 1~7 天。起病急,以发热为首发症状。体温一般超过 38℃,偶有畏寒,可伴有头痛、关节肌肉酸痛、乏力等症状;部分患者可有干咳、胸疼、腹泻等症状;常无上呼吸道卡他症状。发病 3~7 天后出现下呼吸道症状。肺部体征不明显,部分患者可闻少许湿啰音,或有肺实变体征。

2. **进展期**　病情于 10~14 天达到高峰,发热、乏力等感染中毒症状加重,并出现频繁咳嗽、气促和呼吸困难。这个时期易发生呼吸道继发感染。少数患者出现急性呼吸窘迫综合征而危及生命。

3. **恢复期**　病程进入 2~3 周后,发热及其他症状逐渐减轻乃至消失,肺部炎症改

笔记

变恢复较慢。

【实验室及其他检查】

1. 血常规检查 早期及中期白细胞计数正常或降低,淋巴细胞计数绝对值常减少,部分病例血小板减少。T 淋巴细胞亚群中 $CD3^+$、$CD4^+$ 和 $CD8^+$T 淋巴细胞均减少,尤以 $CD4^+$ 亚群减少明显。疾病后期多能恢复正常。

2. 血清学检测 常用 ELISA 和 IFA 检测血清中的 SARS-CoV 抗体。

3. 分子生物学检测 以 RT-PCR 检测患者的呼吸道分泌物、血液、大便等标本中的 SARS-CoV 的 RNA。

4. 病毒分离 将患者呼吸道分泌物、血液等标本接种到 Vero 细胞中进行培养,分离到病毒后用 RT-PCR 或 IFA 进行鉴定。

5. 影像学检查 绝大多数患者在起病早期即有胸部 X 线检查异常。可见不同程度的片状、斑片状浸润性阴影或呈网状样改变,部分患者病情进展迅速,呈大片状阴影;常为双侧改变,肺部阴影吸收、消散较慢。肺部阴影改变程度范围可与临床症状体征不相平行。

【诊断要点】

包括流行病学史、症状与体征、实验室检查、胸部 X 线检查和抗菌药物治疗无明显效果等 5 个方面并排除其他类似疾病。

1. 流行病学史 ①发病前 2 周曾密切接触同类患者或者有明确的传染给他人的证据;②生活在流行区或发病前 2 周到过本病正在流行的地区。

2. 临床表现 具备下列临床表现中一项或以上者:①发热,体温常 >38℃,伴有头痛、全身酸痛、乏力、腹泻;②咳嗽无痰、呼吸急促;③急性呼吸窘迫综合征;④肺部啰音或有肺实变体征。

3. 实验室检查 血白细胞计数不升高或降低。

4. 肺部影像学检查 肺部不同程度的片状、斑片状浸润性阴影或呈网状样改变。

5. 抗菌药物治疗无明显效果。

但是,如果与传染性非典型肺炎病例有密切接触后 2 周内出现发热、咳嗽等症状,即使肺部影像学检查正常,也应作为疑似病例进行隔离治疗。

 知识链接

"精诚"护士长叶欣

"凡大医治病,必当无欲无求,誓愿普救含灵之苦。不得瞻前顾后,自虑吉凶,护惜身命。昼夜、寒暑、饥渴、疲劳,一心赴救。"在广东省中医院当了 23 年的急诊科护士长的叶欣用自己的生命书写了中国大医之"精诚"。2003 年 3 月 24 日凌晨,因抢救非典型肺炎患者而不幸染病的叶欣光荣殉职,终年 46 岁。2003 年 5 月 12 日,红十字国际委员会授予叶欣南丁格尔奖。

——新华网

【护理诊断/问题】

1. 主要护理诊断/问题

(1) 体温过高 与病毒感染有关。

(2) 气体交换受损 与肺部病变有关。

（3）焦虑 / 恐惧　与隔离、担心疾病的预后有关。

2. 其他相关护理诊断 / 问题

营养失调:低于机体需要量　与发热、食欲缺乏、腹泻有关。

【护理措施】

1. 一般护理

课堂互动

面对 SARS 患者,临床工作中我们应该采取什么样的隔离措施?

（1）隔离措施:严格呼吸道隔离。患者不得离开病区,不设陪护,不得探视;如出现患者病情危重等特殊情况,确需探视的,探视者必须按规定做好个人防护。工作人员进入隔离病室必须做好个人防护,保证无体表暴露于空气中。

（2）饮食护理:给予高热量、高蛋白、高维生素、易消化饮食。不能进食或高热者需静脉补充营养,注意维持水、电解质平衡。

（3）心理护理:由于患者被严密隔离,往往孤独无助,加之对病情的恐惧,常出现焦虑、抑郁、烦躁不安的心理。医护人员应及时与患者沟通,关心安慰患者,了解其真实的想法,并鼓励其面对现实,树立战胜疾病的信心和勇气。

2. 病情观察　监测生命体征,有无头痛、乏力、肌肉酸痛等感染中毒症状。注意病程变化,在发病 14 天内患者多数属于进展期,要密切监测其体温、呼吸频率、有无呼吸道阻塞,及早发现 ARDS;定期复查胸片,早期复查间隔时间不宜超过 3 天。

课堂互动

一旦发现 SARS 患者我们如何用药?

3. 用药护理　遵医嘱使用抗生素、糖皮质激素、抗病毒药物及增强免疫功能的药物。

（1）抗生素应用:并发或继发细菌感染者早期选用大环内酯类、氟喹诺酮类、β- 内酰胺类、四环素类等抗生素。若为耐药球菌感染,可选用万古霉素等。

（2）糖皮质激素应用:早期应用指征:有严重中毒症状,高热持续 3 天不退;48 小时内肺部阴影进展超过 50%;有急性肺损伤或出现 ARDS。选用甲泼尼龙每天 80~320mg,根据病情适当调整剂量及疗程,一般不超过 4 周。注意继发真菌感染、血糖升高和骨质疏松症等不良反应。

（3）抗病毒治疗:目前尚无针对 SARS-CoV 的特异性抗病毒药物。早期可试用蛋白酶类抑制剂类药物洛匹那韦及利托那韦等。利巴韦林的疗效仍不确定。

（4）增强免疫功能:重症可试用免疫增强药物如胸腺肽、静脉用丙种球蛋白,但疗效尚未肯定。

4. 对症护理

（1）发热的护理:具体措施参见第一章第五节“发热的护理”。儿童忌用阿司匹林,因该药有可能引起瑞氏（Reye）综合征。

（2）咳嗽、咳痰的护理：遵医嘱给予镇咳、祛痰药，痰液黏稠者予雾化吸入。

（3）呼吸困难的护理：出现气促或 $PaO_2<70mmHg$ 或 $SpO_2<93\%$ 给予持续鼻导管或面罩吸氧。

5. 急性呼吸窘迫综合征的护理　①收住重症监护病房，严密监测生命体征、出入液量、心电图及血糖变化。②及时给予呼吸支持，使用无创正压机械通气（NPPV）。应用指证：呼吸次数 >30 次 / 分；吸氧 3~5L/min 条件下，$SpO_2<93\%$。模式通常使用持续气道正压通气（CPAP），压力水平为 4~10cmH$_2$O，吸入氧流量为 5~8L/min，维持血氧饱和度 93%。NPPV 应持续应用（包括睡眠时间），暂停时间不宜超过 30 分钟，直到病情缓解。③若患者不能耐受 NPPV 或氧饱和度改善不满意，应及时进行有创的正压通气治疗。使用呼吸机，极易引起医务人员被 SARS-CoV 感染，故务必注意医务人员的防护。谨慎处理废气，吸痰、冲洗导管均应小心对待。④出现休克或 MODS，应及时给予相应的支持治疗。

【健康指导】

1. 对患者的指导　①随访：出院后定期检查肺、心、肝、肾及关节等功能，发现异常者及时治疗；②心理调适：出院的患者可能患有抑郁症，应及时进行心理辅导及治疗，加速康复；③饮食调理：病后初愈者体质较虚弱，出院后应注意均衡饮食，补充足够的营养；④适当锻炼：康复期可练习太极拳等有利于心肺功能康复的运动项目，避免过劳。

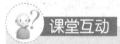

课堂互动

为了更好的预防 SARS，生活中我们应该注意什么？

2. 预防疾病指导

（1）管理传染源：本病已列入《中华人民共和国传染病防治法》法定乙类传染病范畴，按甲类传染病进行隔离治疗和管理。发现或怀疑本病时，应尽快向卫生防疫报告。做到早发现、早隔离、早治疗。

（2）切断传播途径：加强科普宣传，流行期减少大型集会或活动，避免去人多或相对密闭的地方。不随地吐痰，有咳嗽、咽痛等呼吸道症状及时就诊，注意戴口罩。加强医务人员 SARS 防治知识的培训。

（3）保护易感人群：灭活疫苗正在研制中，已进入临床实验阶段。医护人员及其他人员进入病区时，应注意做好个人防护工作。须戴 12 层面纱口罩或 N95 口罩，戴帽子和眼防护罩以及手套、鞋套等，穿好隔离衣，避免体表暴露。

【中医护理概要】

1. 本病属于中医学之"疫毒"范畴。主要是感受疫毒系四时不正之气而致病。病位在肺。基本病机是疫邪合春季风热之气从肌表口鼻而入，先犯肺卫，而见发热、恶寒、咳嗽等，感邪深重者，壮热不退，内陷心营易见心烦、神昏。

2. 护治原则应以祛邪为根本，根据不同时期的表现对症处理。初期邪袭肺卫应以辛凉开肺清热解毒为主；中气邪热壅肺应以泻热解毒为主；后期正气来复，邪气渐退则以益气、顾护津液为主。

3. 用中医食疗理论,通过饮食养肺对患者康复疗效较佳。食疗汤如沙参、玉竹各5g,南北杏各 2g,猪瘦肉 75g,蜜枣、姜片适量;红萝卜 100g,白菜干 15g,川贝 4g,猪脊骨 100g,姜片适量;煮汤,每天 2 次,分午、晚饮用。

第十三节　埃博拉出血热

 知识链接

埃博拉出血热在非洲地区流行

自 1976 年首次报道埃博拉出血热以来,已在非洲多次爆发流行。2013 年 12 月非洲再次发现感染者,2014 年 2 月,在非洲的几内亚暴发并迅速席卷了塞拉利昂、利比里亚、尼日利亚和塞内加尔。据 WHO 的最新数据,至 2015 年 3 月 2 日,此次疫情已造成 23 934 人感染,9792 人死亡,是 1976 年该病被发现以来,规模最大、最严重的疫情。为应对严峻的形式,WHO 也首次同意使用实验性的治疗手段对抗埃博拉出血热。

埃博拉出血热(Ebola hemorrhagic fever,EBHF),是由埃博拉病毒(Ebola virus,EBOV)引起的急性出血性传染病。主要通过患者的血液和排泄物直接或间接传播。急起发病,临床以发热,肌肉疼痛,腹泻,呕吐,出血,皮疹及肝肾功能损害等为主要特征,病死率较高,可达 50%~90%。

【病原学】

埃博拉病毒属丝状病毒科,为 RNA 病毒。实验证明,该病毒可使 Vero 细胞(绿猴肾传代细胞)产生细胞病变。但在鸟类、爬行类、节肢动物和两栖类动物细胞内不能复制,而在仓鼠与豚鼠中,需多次传代才能引起死亡。埃博拉病毒目前可分为 5 型,即扎伊尔型、苏丹型、本迪布焦型、塔伊森林型和莱斯顿型。除莱斯顿型对人不致病外,其余四种亚型感染后均可导致人发病。其中扎伊尔型毒力最强,苏丹型次之。

埃博拉病毒在室温下稳定,60℃ 1 小时可使病毒全部灭活,4℃ 可存活数日,–70℃ 可长期保存,对紫外线、γ 射线敏感,对多种消毒剂,如 1% 甲醛、过氧乙酸、醋酸等均敏感。

【流行病学】

 课堂互动

据说埃博拉出血热是人畜共患疾病,那么该病有哪些动物传染源?

1. 传染源　感染埃博拉病毒的人和非人灵长类动物为本病传染源。

目前认为埃博拉病毒的自然宿主为狐蝠科的果蝠,尤其是锤头果蝠、富氏前肩头果蝠和小领果蝠,但其在自然界的循环方式尚不清楚。

2. 传播途径　①接触传播:是本病最主要的传播途径。患者或动物的血液及其他体液、呕吐物、排泄物等均具有高度的传染性。急性期患者血液中病毒含量非常高,

 笔记

并可持续到患者死亡。其他接触传播还包括料理患者的尸体、助产、接触感染动物的血液、尸体及其他污染物品等。②空气传播：1995年曾有学者报道用恒河猴、猕猴的分泌物、排泄物的飞沫通过空气传播感染了正常猴，证实了气溶胶在埃博拉病毒中的作用。③性传播：在一例埃博拉出血热患者起病后第39日、第61日，甚至第101日的精液中均检测到病毒，故存在性传播的可能性。

3. 人群易感性　人群普遍易感。与患者密切接触者的家庭成员、同一病房及病区的医护人员和探视者属高危人群。

4. 流行特征　埃博拉出血热发病无明显的季节性，目前发生的多次流行时间覆盖全年各个季节。发病年龄主要集中在成年人。

【发病机制与病理】

到目前为止，埃博拉出血热的发病机制尚不清楚。病毒可以从黏膜表面、皮肤擦伤、胃肠表面等进入机体，埃博拉病毒的靶组织和细胞非常广泛，包括淋巴结单核细胞、巨噬细胞和树突状细胞等免疫相关细胞，病毒可利用这些细胞进行复制，并随着细胞移动而将病毒扩展到其他组织。当病毒进入淋巴或血液中，会引起肝脏、脾脏感染并出现坏死。感染的单核吞噬细胞被激活，释放大量细胞因子和趋化因子，使血管内皮细胞通透性增加，内皮细胞表面黏附和促凝因子大量表达，以及组织破坏后血管壁胶原暴露，组织因子释放，最终导致弥散性血管内凝血。感染晚期可导致脾脏、胸腺和淋巴结等大量淋巴细胞凋亡。患者经常还没有出现有效免疫反应就已经死亡，甚至幸存者恢复期也检测不到病毒中和抗体。

皮肤、黏膜及脏器出血是埃博拉病毒感染的主要病理改变，多器官发生局灶性坏死，尤以肝脏、淋巴组织为最严重。

【临床表现】

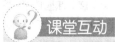

课堂互动

埃博拉出血热的病程一般为几天？该病为什么死亡率很高？

埃博拉出血热的潜伏期为2~21天，一般5~12天。

感染埃博拉病毒后可不发病或呈轻型。典型病例为突然起病，发热伴剧烈头痛，双眼结膜充血，咽喉炎伴明显的吞咽痛，肌肉关节疼痛，周身不适，并有明显厌食和极度衰竭。起病2~3日，可出现恶心、腹痛、腹泻，大便可为黏液便或血便。病程4~5日进入极期，发热持续，并出现神志改变，如谵妄、嗜睡等。起病数日即可发生出血倾向，轻重不一，可有衄、呕血及咯血，注射部位持续渗血及血肿较为常见。病程6~7日，可在躯干出现特征性麻疹斑丘疹，以眉和手脚掌多见，恢复者有脱屑。重症患者多于病程第8~9日死亡，死亡原因除了出血外，肝肾衰竭和致死性并发症也是重要原因。非重症患者发病后2周可逐渐恢复。

急性期的并发症有心肌炎、细菌性肺炎等。迟发症可因病毒持续存在于精液中，引起睾丸炎、睾丸萎缩等。

【实验室及其他检查】

1. 血常规及生化检查　疾病早期白细胞减少，并可出现典型的浆细胞样淋巴细胞及中性粒细胞核异常形态。血清 ALT 和 AST 活性明显升高,尤其是 AST 持续升高。有些患者的血清淀粉酶也升高,血浆蛋白可明显降低,可出现不同程度的水肿。

2. **血清学检测**　最早可从发病后 2 天的患者血清中检出特异性 IgM 抗体,IgM 抗体可维持数月。发病后 7~10 天可检出 IgG 抗体,IgG 抗体可维持数年。多数患者抗体出现于起病后 10~14 天。间隔 1 周及以上的两份血标本 IgM 抗体阳转或 IgG 抗体滴度 4 倍及以上升高具有诊断意义。常用 ELISA 和免疫荧光等方法检测。

3. **病原学检查**

(1) 病毒抗原检测:发病后 2~3 周内,可在患者血标本中检测到病毒特异性抗原,可采用 ELISA 等方法检测。

(2) 核酸检测:发病后 2 周内可从患者血标本中检测到病毒核酸,发病后 1 周内的标本检出率高。可采用 RT-PCR 等核酸扩增方法检测。

(3) 病毒分离:采集急性发热期患者血标本,用 Vero、Hela 等细胞进行病毒分离培养,一般发病 1 周内血标本病毒分离率高。

【诊断要点】

EBHF 的诊断主要依据流行病学资料、临床表现和病原学检测进行综合分析。

1. **流行病学史**　埃博拉出血热主要流行于非洲,流行资料可供参考。注意患者是否在流行区域工作或生活过。如流行区域有爆发流行,对来自流行区域的人群应高度警惕,更应注意有患者有无接触史。

2. **临床表现**　急性发病,伴发热、头痛、肌肉关节酸痛、厌食、衰弱、恶心、呕吐、腹痛、腹泻、皮疹、咳嗽、胸痛及皮肤黏膜内脏出血等。

3. **实验室检查**　早期采集血液或尿液标本进行检测,确定病原体,必要时可做病毒分离、培养。病原学检测是确诊的依据。血清 IgM 抗体,IgM 抗体检查也有参考意义。

 知识链接

全球援助对抗埃博拉出血热

面对埃博拉出血热的疫情,世界各国积极行动,纷纷伸出援助之手。许多医务人员的无私奉献值得钦佩。美国《时代》周刊将“2014 年度人物”授予抗击埃博拉的医务工作者,以此向他们的勇气致敬。《时代》周刊选取了 5 个人作为封面人物。他们分别是:埃博拉幸存者肯特·布兰特利博士、杰瑞·布朗博士、助理护士萨洛米·卡尔瓦、“无国界医生”组织志愿者艾拉·沃特森·斯特莱克尔,以及救护车队主管福戴·加拉。

——新华网

【护理诊断 / 问题】

1. **主要护理诊断 / 问题**

(1) **体温过高**　与病毒感染有关。

(2) **体液不足**　与体液丢失有关。

(3) **焦虑 / 恐惧**　与隔离、担心疾病的预后有关。

2. **其他相关护理诊断 / 问题**

出血　与病毒进入血流后导致凝血因子失调及凝血功能障碍有关。

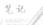

【护理措施】

1. 一般护理

（1）隔离措施：一旦发现可疑病例，应采取严格的隔离措施，以控制传染源，防止疫情扩散。密切接触者是指患者发病后，可能接触其血液、分泌物、排泄物等的人员。对密切接触者需进行追踪和医学观察，医学观察期限为自最后一次暴露之日起21天。医学观察期间一旦出现发热、乏力、咽痛等临床症状时，要立即进行隔离，并采集标本进行检测。

（2）饮食护理：进食少渣易消化流质或半流质饮食，避免生冷、多纤维及刺激性食物。鼓励多饮水，以补充足够的液体。不能进食者可鼻饲、静脉营养或胃肠外营养。

（3）心理护理：由于患者被严密隔离，往往出现极度的不安和焦虑。医护人员应积极与患者沟通，关心安慰患者，满足其合理的要求。

2. 病情观察 监测测量生命体征、血糖、出入量变化，观察皮肤有无瘀斑和出血点、巩膜充血、结膜及口腔黏膜出血点等情况。

3. 用药护理 迄今为止国际上没有已批准上市的治疗埃博拉出血热的特效药物，采用恢复期患者血清和免疫球蛋白可作为应急的治疗手段。用药期间密切观察患者的反应，及时对症处理。

 课堂互动

对于埃博拉患者对症护理尤为重要，作为护理人员如何做好患者的对症护理？

4. 对症护理

（1）发热的护理：具体措施参见第一章第五节"发热的护理"。

（2）消化道损伤的护理：护理重点为积极补液治疗，注意维持体内水、电解质平衡，预防血容量不足，做好肛周皮肤护理。补液盐是WHO推荐的治疗急性腹泻脱水的药物，其纠正脱水的速度优于静脉滴注。由于患者食欲缺乏、虚弱，进食主动性差，故护士需协助患者口服药物和进食、进饮，定期提醒患者口服补液盐和营养素，日补液量5000~8000ml。

（3）出血的护理：严密观察患者血压和心率变化，每班检查患者皮肤有无瘀斑和出血点、巩膜充血、结膜及口腔黏膜出血点情况，监测大小便颜色、量及性状，观察患者意识、表情、面色、末梢循环状况，为避免出血及感染的发生，各项治疗和护理操作轻柔细致，严格无菌操作，注射部位压迫时间适当延长，嘱患者不用手挖鼻和揉搓眼睛，以防出血。已出血患者，给予静脉输液扩充血容量，预防低血容量性休克，并做好皮肤黏膜清洁护理。

【健康指导】

 课堂互动

在为埃博拉出血热患者实施护理措施时，如何保护自己避免被传染？

1. 对患者的指导 定期做好患者的随访,出院后应注意均衡饮食,补充足够的营养,指导患者出院后 4 个月内禁止性生活。

2. 预防疾病指导

(1) 管理传染源:①及时发现新增患者,严格隔离,避免病毒的传播;②该疾病的潜伏期可长达 21 天,应对在此期间与患者接触者进行追踪和监控;③对已发现患者的感染途径进行调查,尽可能明确传播的环节;④对社区里的死亡病例进行监控,采用新式的葬礼避免与尸体直接接触;⑤建立每日新增病例报告制度。

(2) 切断传播途径:在 WHO 制定的《埃博拉感染预防控制指南》和中国卫生和计划生育委员会制定的《埃博拉出血热医院感染预防与控制技术指南》的指导下,落实标准预防、接触隔离及飞沫隔离,实现工作人员"零感染"。严格按照传染病区域布局划分,严格限制人员出入,医务人员进入病区时注意根据病情严重程度进行查房,由轻至重,严格手卫生,禁止患者之间的直接接触。

(3) 保护易感人群:灭活疫苗正在研制中,已进入临床实验阶段。工作人员按程序做好烈性传染病严密防护,进入隔离区穿戴防护设备,包括穿戴至少 2 层以上乳胶手套、医用防护口罩(如 N95 口罩)、头罩、护目镜、面屏,穿一次性连体无渗性防护服、密封的防刺防水鞋(橡胶靴)、隔离衣、鞋套。出隔离病房后要在指定的去污区小心脱去防护设备。所有人员必须经过严格训练,考核合格后方能进入隔离病区。

【中医护理概要】

1. 本病属于中医学之"瘟疫""疫疹""疫斑"等范畴,与中医学中瘟疫致病特点一致。认为与人体正气不足,外感温热疫毒之邪由皮毛侵入人体,化火内陷营血所致。

2. 护治原则应根据不同时期的表现对症处理。初期以清凉热血、祛邪扶正为主;中期以清气凉营护阴为主;后期以扶正固本、凉血和血为主。

3. 用中医汤药可以增强患者疗效,如使用清瘟败毒散、清营汤等。

学习小结

1. 学习内容

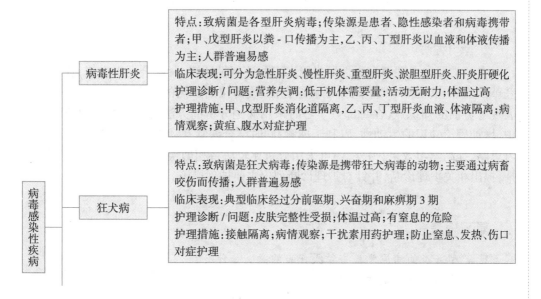

病毒感染性疾病

病毒性肝炎

特点:致病菌是各型肝炎病毒;传染源是患者、隐性感染者和病毒携带者;甲、戊型肝炎以粪 - 口传播为主,乙、丙、丁型肝炎以血液和体液传播为主;人群普遍易感
临床表现:可分为急性肝炎、慢性肝炎、重型肝炎、淤胆型肝炎、肝炎肝硬化
护理诊断/问题:营养失调:低于机体需要量;活动无耐力;体温过高
护理措施:甲、戊型肝炎消化道隔离,乙、丙、丁型肝炎血液、体液隔离;病情观察;黄疸、腹水对症护理

狂犬病

特点:致病菌是狂犬病毒;传染源是携带狂犬病毒的动物;主要通过病畜咬伤而传播;人群普遍易感
临床表现:典型临床经过分前驱期、兴奋期和麻痹期 3 期
护理诊断/问题:皮肤完整性受损;体温过高;有窒息的危险
护理措施:接触隔离;病情观察;干扰素用药护理;防止窒息、发热、伤口对症护理

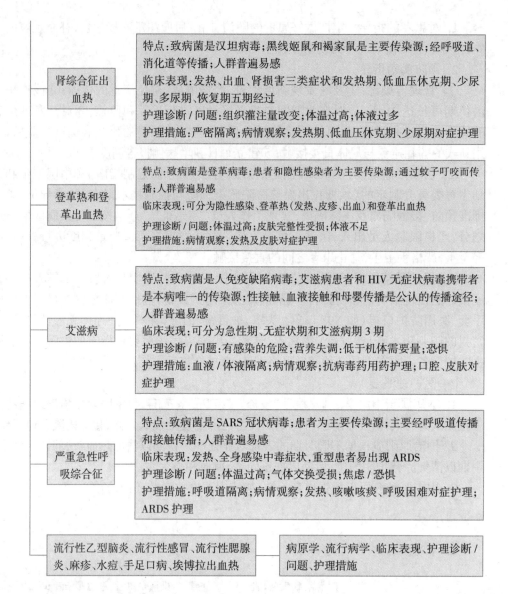

肾综合征出血热
- 特点:致病菌是汉坦病毒;黑线姬鼠和褐家鼠是主要传染源;经呼吸道、消化道等传播;人群普遍易感
- 临床表现:发热、出血、肾损害三类症状和发热期、低血压休克期、少尿期、多尿期、恢复期五期经过
- 护理诊断/问题:组织灌注量改变;体温过高;体液过多
- 护理措施:严密隔离;病情观察;发热期、低血压休克期、少尿期对症护理

登革热和登革出血热
- 特点:致病菌是登革病毒;患者和隐性感染者为主要传染源;通过蚊子叮咬而传播;人群普遍易感
- 临床表现:可分为隐性感染、登革热(发热、皮疹、出血)和登革出血热
- 护理诊断/问题:体温过高;皮肤完整性受损;体液不足
- 护理措施:病情观察;发热及皮肤对症护理

艾滋病
- 特点:致病菌是人免疫缺陷病毒;艾滋病患者和HIV无症状病毒携带者是本病唯一的传染源;性接触、血液接触和母婴传播是公认的传播途径;人群普遍易感
- 临床表现:可分为急性期、无症状期和艾滋病期3期
- 护理诊断/问题:有感染的危险;营养失调:低于机体需要量;恐惧
- 护理措施:血液/体液隔离;病情观察;抗病毒药用药护理;口腔、皮肤对症护理

严重急性呼吸综合征
- 特点:致病菌是SARS冠状病毒;患者为主要传染源;主要经呼吸道传播和接触传播;人群普遍易感
- 临床表现:发热、全身感染中毒症状,重型患者易出现ARDS
- 护理诊断/问题:体温过高;气体交换受损;焦虑/恐惧
- 护理措施:呼吸道隔离;病情观察;发热、咳嗽咳痰、呼吸困难对症护理;ARDS护理

流行性乙型脑炎、流行性感冒、流行性腮腺炎、麻疹、水痘、手足口病、埃博拉出血热 → 病原学、流行病学、临床表现、护理诊断/问题、护理措施

2. 学习方法

本章学习重点理解病毒性肝炎、狂犬病、流行性感冒、肾综合征出血热、登革热和登革出血热、艾滋病、严重急性呼吸综合征、埃博拉出血热的病原学、流行病学、临床表现等方面的知识点,在每部分学习时采用病例分析的方法将病例融入到理论知识中,增加理论知识的生动性,以利于理解;同时结合课堂互动内容进行思考,可开拓学习思路,提高学习效果;另外,还可采用分析比较法将相似疾病进行比较,从而判断病情,提出相关护理诊断,并针对护理诊断列出主要护理措施。

(蒋晓静 梅花 吴小婉)

复习思考题

1. 乙型肝炎的病原学检查结果代表的意义是什么?

2. 在生活中如何预防乙脑呢?

3. 当你被患病的犬咬破了皮肤,为了降低狂犬病发病率,对伤口如何进行处理?

4. 请通过查阅相关文献资料回答下列问题:

(1) 如何从患者的初期症状区别普通感冒与典型流感。

(2) 简述我国目前使用的流感疫苗种类及接种对象。

5. 某学校发生流行性腮腺炎的流行,应该采取哪些预防措施?

6. 怎样保护麻疹易感人群?

7. 某卫生院接到报告,某村近日发生疑似传染病流行情况,医护人员立即赶赴现场进行检查。情况如下:

患者均为男性,年龄 20~40 岁。起病急,畏寒发热,体温 38~39℃,头、腰、眼眶痛,全身肌肉酸痛伴疲乏烦躁。查体:颜面、颈、前胸潮红,球结膜充血发红,其中两名皮肤出血点,一名鼻出血,一名痰中带血,三人恶心呕吐,两名发病 3~4 天者血压偏低,两名病 5 天者血压偏高。发病 5 天患者尿量明显减少,神志恍惚。查尿液蛋白阳性。5 位患者分布在不同家庭,都住在本村子两头近树林,相互无接触。

(1) 写出医疗诊断和诊断依据。

(2) 分析发病不同时间患者的病情及护理措施。

8. 水痘极易传播,生活中如何预防被传染呢?

9. 登革热是通过蚊子叮咬而传播的传染病。蚊子孳生地大概可分为人造容器如容器、轮胎、排水明渠和天然环境如树洞、竹节、叶腋等两类。试述预防登革热的措施。

10. 公众对艾滋病患者和艾滋病毒感染者存在较严重的歧视,为什么相较于其他传染性疾病患者,艾滋病患者更易受歧视? 假如你是一名红丝带健康大使,你要如何做好艾滋病宣传,改善艾滋病患者受歧视现状?

11. 手足口病患儿因口腔病变往往很痛苦,影响其进食和营养,我们如何来处理口腔病变减轻患儿不适呢?

第三章

细菌感染性疾病

学习目的

通过学习伤寒及副伤寒、细菌性食物中毒、细菌性痢疾、霍乱、流行性脑脊髓膜炎、布鲁菌病、猩红热、白喉、百日咳、鼠疫、炭疽等细菌感染性疾病的相关知识,学会运用护理程序解决传染病患者的护理问题,为传染病护理知识的临床应用奠定基础。

学习要点

伤寒、细菌性食物中毒、细菌性痢疾、霍乱、流行性脑脊髓膜炎病的概念、流行病学特点、临床表现、护理诊断及护理措施。

第一节　伤寒、副伤寒

一、伤寒

 病案导入

患者,男,26岁。因"持续发热1周,伴乏力、厌食、腹胀、腹泻"入院。体温波动在39~39.5℃间,腹泻3~5次/天。

护理体检:T39.2℃,P90次/分,R22次/分,BP108/80mmHg。表情淡漠,腹部可见2个淡红色斑丘疹,直径约3mm,压之褪色。肝肋下2cm,脾肋下1cm,质软,有轻压痛。

实验室检查:WBC3.9×10^9/L,N62%,L35%。肥达试验"O"抗体效价1:160、"H"抗体效价1:160。

问题:根据本节内容请考虑该患者的医疗诊断及诊断依据。目前存在的主要护理诊断/问题及具体护理措施。

伤寒(typhoid fever)是由伤寒杆菌(Salmonella typhi)引起的急性肠道传染病。临床以持续发热、腹部不适、表情淡漠、肝脾肿大和外周血白细胞减少,部分患者有玫瑰疹和相对缓脉为主要特征。肠出血和肠穿孔为其严重并发症。

【病原学】

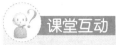 **课堂互动**

在日常生活中我们如何处理伤寒患者用过的餐具？伤寒患者的排泄物我们又应如何处理？

伤寒杆菌属肠杆菌沙门菌属中的 D 群，革兰染色阴性，菌体呈短杆状，有鞭毛，能运动，不形成芽胞，无荚膜。菌体的"O"抗原、鞭毛"H"抗原和表面"Vi"抗原均可诱发机体产生相应的抗体，属于非保护性抗体。菌体裂解时释放的内毒素在本病的发生和发展过程中起着重要的作用。

伤寒杆菌在自然界中生命力强，水中可存活 2~3 周，粪便中可存活 1~2 月，在牛奶中可繁殖。但对光、热、干燥及消毒剂抵抗力弱，日光直射数小时死亡，煮沸后即可杀灭。对一般化学消毒剂敏感，5% 苯酚溶液或 70% 乙醇 5 分钟内即可杀死。

 知识链接

"伤寒玛丽"的故事

"伤寒玛丽"，本名玛丽·梅伦，1869 年出生于爱尔兰。1906 年 7 月，玛丽成为纽约银行家华伦的雇佣厨师。同年 8 月底，华伦的一个女儿最先感染了伤寒。接着华伦夫人及女佣等共 6 人也相继发生感染。

对伤寒疫情有着丰富处理经验的专家索柏对感染者进行了诊治，并对此次疫情的暴发做了详细调查，他发现玛丽此前 7 年中更换过 7 个工作地点，而每一个工作地点都曾暴发过伤寒，累计共 22 个病例。最终玛丽被当地医院确诊为伤寒带菌者，并被送入传染病房接受隔离治疗。但玛丽始终不相信医院的结论，并指控他们侵犯人权。1910 年 2 月，当地卫生部门与玛丽达成和解，解除对她的隔离，条件是玛丽同意不再从事厨师工作。1915 年，纽约一家妇产医院暴发了伤寒，25 人被感染，2 人死亡。卫生部门很快在这家医院的厨房里找到了玛丽，她已更名为"布朗夫人"。

据说，医生对隔离中的玛丽使用了可以治疗伤寒的所有药物，但伤寒杆菌却一直顽强的存在于她的体内。1938 年，玛丽因患脑卒中去世。但玛丽·梅伦却以"伤寒玛丽"的代号留名于美国医学史。

——《大自然探索》2005 年第 2 期

【流行病学】

 课堂互动

为什么原有慢性肝胆管疾病的患者是伤寒不断传播甚至流行的主要传染源？

1. **传染源** 患者及带菌者为传染源。患者从潜伏期开始即可从粪便排菌，故整个病程均具有传染性，尤以发病第 2~4 周传染性最强。伤寒恢复期或病愈后，少数原有慢性肝胆管疾病患者可持续排菌 3 个月以上，称慢性带菌者，是本病不断传播的主

笔记

要传染源。

2. 传播途径 主要通过消化道传播。伤寒杆菌随患者或带菌者的粪、尿排出后，通过水或食物、日常生活接触、苍蝇及蟑螂等媒介传播。水源或食物污染常可引起暴发流行,散发病例主要见于日常生活接触或虫媒传播。

3. 人群易感性 人群普遍易感。病后多可获得持久免疫力,再次患病者极少。伤寒与副伤寒之间无交叉免疫力。

4. 流行特征 伤寒常年可发病,以夏秋季散发为主,多见于儿童和青年,无明显性别差异。

【发病机制与病理】

伤寒杆菌进入消化道后,一般可被胃酸杀灭,若入侵病菌数量较多或胃酸缺乏时,病菌可进入小肠,入侵肠黏膜。此时部分病菌即被吞噬细胞吞噬,并在其胞质内繁殖,部分经淋巴管进入回肠集合膜淋巴结、孤立淋巴滤泡及肠系膜淋巴结中继续生长繁殖,然后再由胸导管释放进入血流引起第一次短暂的菌血症。此阶段患者无症状,相当于临床潜伏期。

伤寒杆菌随血流进入肝、脾、胆囊、肾和骨髓等组织器官中继续大量繁殖,再次进入血流引起第二次严重菌血症,并释放强烈内毒素,导致机体产生发热、全身不适等临床症状。此时相当于病程第 1~2 周,即病程初期。

病程第 2~3 周,伤寒杆菌随着血流播散至全身各脏器及皮肤等处,临床到达极期。此时,大量病菌经胆管进入肠道随粪便排出,经肾脏随尿液排出,故粪便、尿液培养可呈阳性。经胆管进入肠道的伤寒杆菌中仍有部分可经肠黏膜再度入侵肠壁淋巴组织,使原已致敏的肠壁淋巴组织产生严重的炎症反应,引起坏死、脱落而形成溃疡。若坏死和溃疡累及血管可引起肠出血,若侵及肌层及浆膜层可引起肠穿孔。

病程第 4 周起,人体免疫力逐渐增强,主要表现为细胞免疫功能增强,在血流与脏器中的伤寒杆菌逐渐被清除,肠壁溃疡逐渐愈合后,疾病进入恢复期,多数患者最终获得痊愈。少数患者由于免疫功能低下等原因,潜伏在体内的伤寒杆菌可再度繁殖,并再次侵入血流引起复发。症状消失后,仍有部分患者可能成为慢性带菌者。

伤寒的主要病理特点是全身单核-吞噬细胞系统的增生性反应,以肠道病变最具特征性。病变的显著特征是炎症细胞浸润,以吞噬细胞为主。此种吞噬细胞具有强大的吞噬能力,可吞噬淋巴细胞、红细胞、伤寒杆菌及坏死组织碎屑,又称"伤寒细胞"。若伤寒细胞聚集成团,则称为伤寒肉芽肿,具有病理诊断意义。

【临床表现】

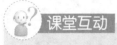

课堂互动

伤寒的首发症状是什么? 其首发症状特异性强吗?

潜伏期长短与伤寒杆菌的感染量及机体免疫状态有关,通常为 7~14 天。

1. 典型伤寒 自然病程约为 4 周,可分为 4 期。

(1) 初期:相当于病程第 1 周。起病缓慢,发热是最早出现的症状,发热前有畏寒,寒战少见。体温呈阶梯状上升,5~7 天内达 39~40℃,热退时出汗不多。常伴有全身不适、头痛、乏力、四肢酸痛、胃肠道不适等症状。

（2）极期：相当于病程第 2~3 周。常出现伤寒特征性表现。

1）高热：持续不退，多呈稽留热型，未经治疗可持续约 2 周。

2）玫瑰疹：多出现于病程第 7~14 天，为淡红色小斑丘疹，直径约 2~4mm，多在 10 个以内，压之褪色，主要分布于胸、腹及肩背，分批出现，多在 2~4 天内消退。

3）相对缓脉：相对缓脉指体温升高与脉搏增快不一致即体温每升高 1℃，脉搏增快少于 15~20 次 / 分。成年人常见，并发中毒性心肌炎时可不明显。

4）肝脾肿大：大多数患者有轻度的肝脾肿大。

5）神经系统症状：由伤寒杆菌内毒素作用中枢神经系统所致，与疾病严重程度成正比。患者常表现为表情淡漠、呆滞、听力减退，重者可有谵妄甚至昏迷。儿童可出现抽搐。

6）消化道症状：多数患者出现食欲减退、腹胀、便秘，少数出现腹泻。因回肠下段与回盲部多出现肠道病变，故右下腹可有轻压痛。

7）其他：高热期间，患者可有蛋白尿、水晶型汗疹、消瘦及脱发等。

（3）缓解期：相当于病程第 4 周。体温逐渐下降，神经、消化系统症状减轻，但仍能出现肠出血、肠穿孔等并发症。

（4）恢复期：相当于病程第 5 周。体温恢复正常，神经、消化系统症状消失，肝脾恢复正常。

2. 不典型伤寒　根据患者发病年龄、机体免疫状态、病菌量及毒力、使用有效抗菌药物的早晚以及有无基础疾病等因素，不典型伤寒包括轻型、暴发型、迁延型、逍遥型、顿挫型及小儿和老年伤寒等多种类型。

 课堂互动

哪些传染性疾病在病程中容易出现复发与再燃？

3. 复发与再燃　少数患者体温正常后 1~3 周，临床症状再现，血培养再度阳性，称为复发。其发生与病灶内细菌未被完全清除，再度侵入血循环有关。部分患者缓解期体温下降还未恢复正常时，又重新上升，持续 5~7 天后退热，称为再燃，血培养可呈阳性。其发生可能与菌血症未被完全控制有关。

 课堂互动

在临床工作中，如何识别伤寒患者是否出现了肠出血及肠穿孔并发症？

4. 并发症

（1）肠出血：是伤寒患者较为常见的并发症，多发生于病程第 2~3 周。常由饮食不当、活动过多、腹泻及排便用力过度等诱发。症状视失血量而不同，患者可表现为大便隐血、血便，少量出血时可无症状或仅有轻度头晕；大量出血可出现失血性休克表现。

（2）肠穿孔：是伤寒患者最严重的并发症，多见于病程第2~3周。因病变常发生于回肠末端，故常表现为突发右下腹剧痛，伴恶心、呕吐、冷汗、脉细速、呼吸急促、体温与血压下降。经1~2小时后症状暂时缓解，体温回升，出现腹膜刺激征。

（3）其他：伤寒杆菌尚可引发中毒性心肌炎、中毒性肝炎、溶血性尿毒综合征、支气管炎和肺炎等并发症。

【实验室及其他检查】

 课堂互动

　　如何才能尽早确诊患者是否患了伤寒？为提高检查结果的阳性率，在对伤寒患者进行血培养前应注意什么？

1. 一般检查　血常规检查外周血白细胞数减少，一般在$(3~5)×10^9/L$，伴中性粒细胞减少、嗜酸性粒细胞减少或消失。嗜酸性粒细胞随病情好转可逐渐回升，若患者出现病情复发，其数量可再度减少或消失。尿常规检查高热时可有轻度蛋白尿。粪便常规检查腹泻者可见少量白细胞，并发肠出血时粪便隐血试验阳性。

2. 细菌学检查

（1）血培养：最常用诊断方法，常为伤寒确诊提供依据。病程第1~2周血培养阳性率最高。

（2）骨髓培养：病程中出现阳性的时间和血培养相似。适合于血培养阴性、已用抗菌药物、诊断有困难的疑似患者。

3. 免疫学检查　常用肥达试验（Widal test），又称伤寒血清凝集试验，对伤寒、副伤寒有辅助诊断价值。试验原理即应用伤寒杆菌菌体"O"抗原、鞭毛"H"抗原，通过凝集法测定患者血清中各种抗体的凝集效价，从而达到辅助诊断的目的。对未经免疫者，若"O"抗体凝集效价≥1∶80及"H"抗体效价≥1∶160时，可确定为阳性。通过每5~7天复检1次，观察效价的动态改变，若逐渐上升，诊断价值较大。

4. 分子生物学诊断方法　目前应用较多的包括DNA探针（DNA Probe）和聚合酶链反应（PCR）等，通过检测伤寒杆菌DNA片段，达到辅助诊断的目的。近年来采用酶联免疫吸附试验（ELISA）检测伤寒抗原、抗体，具有特异性强、快速、简便等特点，值得推广。

【诊断要点】

根据夏秋季节、有不洁饮食史、近期流行地区逗留史等流行病学特征，结合持续高热1周以上伴全身中毒症状、腹泻或便秘、相对缓脉、肝脾肿大、皮肤玫瑰疹等典型临床表现，可作出临床诊断。血和骨髓培养阳性有助于确诊。

【护理诊断／问题】

1. 主要护理诊断／问题

（1）体温过高　与伤寒杆菌感染并释放大量内毒素有关。

（2）腹泻／便秘　与伤寒杆菌释放内毒素致肠道功能紊乱有关。

（3）营养失调：低于机体需要量　与伤寒杆菌感染导致高热、食欲减退及腹部不适有关。

笔记

(4) 潜在并发症:肠出血、肠穿孔。

2. 其他相关护理诊断 / 问题

有感染的危险　与伤寒杆菌感染导致机体抵抗力下降有关。

【护理措施】

1. 一般护理

(1) 隔离措施:采取消化道隔离。患者食具和便器专用,排泄物和呕吐物须严格消毒处理。加强手卫生,避免院内感染。临床症状消失后,每隔 5~7 天进行粪便培养 1 次,连续 2 次为阴性可解除隔离。发热期间指导患者卧床休息。热退后 2~3 天可在床上稍坐,热退后 1 周可轻度活动,以减少热量消耗和肠道并发症发生的可能。恢复期无并发症者可逐渐增加活动量。

课堂互动

伤寒患者病程中各期都普遍存在营养失调的问题,作为护理人员,我们如何来帮助患者改善其营养状况?

(2) 饮食护理:以高热量、高蛋白、高维生素的饮食为主,科学合理地指导饮食,可有效避免肠出血、肠穿孔等并发症的发生。①患者发热期间予以流质或无渣半流饮食,少量多餐,热退后以软食为主,热退后 2 周可逐渐恢复正常饮食;②如病程进入第 2~3 周,尤其应加强饮食指导,嘱患者少量多餐,不宜过饱,避免生、冷、硬、粗等食物,并观察进食后胃肠道反应,避免肠出血、肠穿孔的发生,若已发生肠出血,患者在出血期间应禁食,静脉补充营养,待出血停止后,可依照流质、半流、软食的顺序逐渐恢复正常饮食;③鼓励患者少量多次饮水,促进内毒素排出。成人液体摄入量应保证每天 2000~3000ml,儿童每天 60~80ml/kg。

2. 病情观察　定时监测患者的生命体征,观察意识状态的变化,观察患者的发热程度、热型及体温的升降特点。密切注意患者有无黑便、隐血试验结果,有无明显腹部不适或突发剧烈腹痛等表现,以排除肠出血、肠穿孔的可能。

课堂互动

有没有治疗伤寒的特效药呢?

3. 用药护理　遵医嘱用药,常用药物有喹诺酮类、头孢菌素、氯霉素等。

(1) 喹诺酮类:是目前治疗伤寒的首选药物,常用第三代喹诺酮类药物。首选诺氟沙星,成人每次 0.2~0.4g,口服,每天 3~4 次,疗程 14 天。亦可选用其他喹诺酮类药物,如氧氟沙星、环丙沙星等。该类药物常引起恶心、呕吐、腹痛、腹泻、头晕、失眠、一过性嗜酸性粒细胞增多等不良反应,用药期间应密切观察血象变化及有无相应不良反应出现。此外,因其影响骨骼发育,儿童、孕妇及哺乳期妇女应慎用。

(2) 头孢菌素:目前常用第三代头孢菌素,其在体外对伤寒杆菌有强大抗菌活性,临床应用效果好,毒副反应低,尤其适用于孕妇、儿童、哺乳期妇女以及氯霉素耐药菌引起的伤寒。可选用头孢噻肟,成人每次 2g 静脉滴注,每天 2 次;儿童每次 50mg/kg,每天 2 次,静脉滴注,疗程均为 14 天;头孢哌酮、头孢他啶、头孢曲松用法和用量相同。

(3) 氯霉素:用于氯霉素敏感株。成人每天 1.5~2g,分 3~4 次口服或静脉滴注,体温正常后剂量减半,再用 10~14 天,总疗程 2~3 周。新生儿、孕妇和肝功能明显异常的患者忌用;用药期间注意监测血象变化,白细胞少于 0.25×10^9/L 时遵医嘱停药。

4. 对症护理

(1) 发热的护理:具体措施参见第一章第五节"发热的护理"。

(2) 腹胀的护理:注意少量多餐,饮食以清淡易消化为主,避免牛奶、豆浆等易产气食物;腹胀严重者可用松节油热敷腹部或用肛管排气,但禁用新斯的明或腹部按摩,以免引起剧烈肠蠕动,诱发肠出血或肠穿孔。

(3) 腹泻或便秘的护理:腹泻患者应选择低糖低脂肪的食物,可进行腹部冷敷,减轻腹部充血,但禁止在冷敷过程中对腹部施压。便秘患者切忌过度用力排便、使用泻药或高压灌肠,可使用开塞露或生理盐水 300~500ml 低压灌肠。

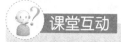

对伤寒患者进行护理过程中,应如何指导其避免并发肠出血或肠穿孔?

5. 并发症护理　主要是肠出血、肠穿孔的护理。

(1) 避免诱因:伤寒病程进入极期和缓解期,患者常因饮食不当(如饮食过饱、饮食中含纤维渣滓过多等)、活动过多、腹泻、排便过度用力、治疗性灌肠不当等发生肠出血或肠穿孔。应对患者及其家属进行必要指导,同时注意避免医源性操作不当。

(2) 若已经发生肠出血或肠穿孔时,患者应绝对卧床休息,保持病室安静,必要时给予镇静剂。严密监测生命体征、排便情况及听诊肠鸣音,早期发现休克征象,并做好抢救配合工作。期间注意安慰患者,避免紧张情绪,防止加重病情。

[健康指导]

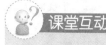

伤寒患者在恢复期应如何避免复发或再燃?

1. 对患者的指导　伤寒恢复期的患者仍有可能发生肠出血和肠穿孔,应教育患者及家属饮食中避免生、冷、硬、粗的食物,同时告知患者注意休息,减少探视,以免机体抵抗力下降引起病情复发。伤寒痊愈后仍需定期检查粪便,若粪便培养持续 1 年或 1 年以上阳性者,需坚持进行药物治疗,不可从事餐饮服务业;若再次出现发热等表现,应及时就诊。对居家治疗者,其餐具及生活用品应独立使用并随时消毒,另外还应注意卫生间、地面、桌椅和患者排泄物、呕吐物的彻底消毒。

2. 疾病预防指导

(1) 管理传染源:对患者和带菌者应进行隔离或定期访视,给予规范和彻底治疗。对接触者需医学观察 15 天。对高危人群应进行定期普查。

(2) 切断传播途径:注意个人卫生,养成良好的卫生习惯。做好"三管一灭"即管理公共饮食卫生、管理水源、管理粪便和消灭苍蝇、蟑螂等。

(3) 保护易感人群:对高危人群(如与带菌者密切接触者、出入伤寒流行区者等)可接种伤寒、副伤寒甲、乙三联菌苗或口服减毒活菌苗(如 Ty21a 株疫苗)进行预防,也可应急性口服复方磺胺甲噁唑,每次 2 片,每天 2 次,连续服用 3~5 天进行预防。

【中医护理概要】

1. 本病属于中医学之"湿温"、"湿热疫"范畴。主要与外感湿热疫毒之邪酿成毒蕴脾湿所致。病变主要在脾胃。基本病机为湿热病邪经口鼻入,机体中气不足,卫气受遏,脾胃运化失常,卫气同病,初以湿重为主而见发热恶寒,湿热郁蒸,蕴而化热,邪传气分,湿热困阻中焦,结交难解。

2. 本病根据病邪表里性质、部位及湿热偏重之异确立护治原则。湿重则以芳香化浊,燥湿宣气并兼以清热;热重则以清热为主,兼以化湿;湿热化燥是基本治则,可根据病邪所在及具体病机分别以和解、清气、攻下、清营、凉血及养阴益气等法随证治疗。

3. 耳穴埋压配合治疗可提高疗效。取胃、肠、交感穴及压痛点,贴压王不留行籽,每日按压 30 分钟,每天 1 次。亦可单服黄花蛇舌草 50~100g 或地锦草 30~50g 煎服以清热利湿。

 课堂互动

伤寒与副伤寒患者存在哪些异同点?在临床中如何对二者进行区分?

二、副伤寒

副伤寒(paratyphoid fever)是由副伤寒甲、乙、丙型沙门菌感染引起的一组细菌性传染病。副伤寒甲、乙、丙的病原分属沙门菌 A、B、C 组,除菌体抗原和鞭毛抗原成分不同外,其余生化特性均与伤寒杆菌相似。副伤寒的临床疾病过程和处理措施与伤寒大致相同,以下为副伤寒与伤寒不同的临床特点。

副伤寒甲、乙多为肠炎型感染,一般全身毒血症状轻,胃肠道症状明显,肠道病变少且表浅,故肠出血及肠穿孔并发症少见,病死率较低。病程中体温波动大,热程持续 2~3 周。护理上应特别注意热型的观察及胃肠道症状的护理。

副伤寒丙临床表现复杂,可表现为轻型伤寒、急性胃肠炎或脓毒血症,以脓毒血症最为多见。一般起病急,患者体温上升快,热型不规则,热程可持续 2~3 周或更长。若有化脓性病灶可迁徙形成肺、骨骼及关节等部位的局限性化脓灶,致病程延长,但肠出血和肠穿孔少见。故护理尚需观察化脓病灶情况,及时配合医生处理。

第二节 细菌性食物中毒

 病案导入

患者,男,25岁。因"腹痛、呕吐、腹泻6小时"入院。患者进食生鸡蛋8小时后出现腹痛,为中上腹阵发性绞痛,伴恶心、呕吐,腹痛过后有腹泻,大便共8次,排泄物为稀水样便,带有少量黏液,腹泻后腹痛有所缓解。

护理体检:T37.5℃,P92次/分,R20次/分,BP125/80mmHg。腹软,上腹部有压痛,肠鸣音亢进。

实验室检查:WBC8.5×10⁹/L、N70%。粪便常规:WBC(+)/HP,RBC2~6个/HP。粪便培养:见沙门菌。

问题:根据本节内容,请考虑该患者的初步医疗诊断及诊断依据、目前存在的主要护理诊断/问题及具体护理措施。

细菌性食物中毒(bacterial food poisoning)是由于进食被细菌或细菌毒素污染的食物而引起的急性感染中毒性疾病。根据临床表现的不同,可分为胃肠型食物中毒和神经型食物中毒。胃肠型食物中毒最多见,临床以恶心、呕吐、腹痛、腹泻等急性胃肠炎症状为主要特征。神经型食物中毒又称肉毒中毒(botulism),临床以眼肌、舌咽肌麻痹等中枢神经系统表现为主,如抢救不及时常危及生命。本节主要阐述胃肠型食物中毒。

【病原学】

 课堂互动

引起胃肠型食物中毒的细菌是什么?在日常生活中,我们如何处理胃肠型食物中毒患者的剩饭、剩菜?

引起胃肠型食物中毒的细菌种类很多,常见的有以下几种:

1. 沙门菌属 沙门菌属(Salmonella)是胃肠型食物中毒最常见病原菌之一,以鼠伤寒沙门菌、肠炎沙门菌、鸭沙门菌和猪霍乱沙门菌较多见。该菌为革兰阴性杆菌,需氧,不产生芽胞,无荚膜,绝大多数有鞭毛,能运动。对外界抵抗力较强,在水、牛奶、蛋及肉类食品中可存活数月,22~30℃时可在食物中大量繁殖。不耐热,55℃1小时或60℃10~20分钟或煮沸即可杀灭。广泛存在于家畜、家禽及鼠类肠道中。主要污染肉、血、奶、内脏及蛋类等食物而致病。

2. 副溶血性弧菌 副溶血性弧菌(Vibrio parahaemolyticus)可分25个血清型,其中B、E、H是致病的主要类型。该菌为革兰阴性多形球杆菌,有荚膜,一端有鞭毛,能运动。广泛存在于海水中,无盐环境中不能生长,又称嗜盐杆菌。对酸和热敏感,食醋中3分钟或56℃5分钟、90℃1分钟即可杀灭。该细菌广泛存在于带鱼、黄鱼等海产品及其他含盐量较高的食品如咸菜、咸肉、咸蛋中。

3. 变形杆菌 变形杆菌(Proteus)可分为普通、奇异、产黏、潘氏变形杆菌4种,前

3 种可引起食物中毒。该菌为革兰阴性多形性小杆菌,无芽胞,有鞭毛,能运动。广泛存在于水、土壤、腐败的有机物及人、家禽和家畜的肠道中,鱼蟹类最常受到污染。

4. 金黄色葡萄球菌 金黄色葡萄球菌(Staphylococcus aureus)为革兰阳性球菌,无芽胞,无荚膜。菌体可产生外毒素而致病。该外毒素具有很强的耐热能力,煮沸 30 分钟仍保持毒性。此菌广泛存在于外界环境、人体皮肤、鼻咽部黏膜、指甲下,在乳类、肉类、剩饭菜中极易生长繁殖。

5. 大肠埃希菌 大肠埃希菌(Escherichia coli)属肠道正常菌群,一般不致病。引起本病的大肠埃希菌主要有以下几种类型:①产肠毒素大肠埃希菌,是婴幼儿和旅游者腹泻的主要病菌;②致病性大肠埃希菌,主要引起婴幼儿腹泻和大规模食物中毒;③侵袭性大肠埃希菌,可使成年人和较大儿童出现类似细菌性痢疾的症状;④肠出血性大肠埃希菌,可导致出血性肠炎的临床表现。大肠埃希菌对外界抵抗力较强,耐低温,在水和土壤中可存活数月,但加热超过 75℃ 15 分钟即可被杀死。

【流行病学】

 课堂互动

胃肠型食物中毒是不是只感染人类?什么时候易发生此病?

1. 传染源 被致病菌感染的动物和人,以及带菌的食物为传染源。
2. 传播途径 主要经消化道传播,通过进食被细菌或细菌毒素污染的食物而致病。
3. 人群易感性 人群普遍易感,病后无明显免疫力,且致病菌血清型多,故易发生反复感染。
4. 流行特征 本病有明显的季节性,夏秋季多发。病例可散发,但多以暴发和集体发病的形式出现,有共同的可疑进食史,病情轻重与进食量有关,未进食者不发病,停止食用可疑食物后流行迅速停止。

【发病机制与病理】

机体摄入污染食物后是否发病及病情轻重取决于食物受污染程度、进食量以及机体抵抗力等诸多因素。

大多数致病菌产生肠毒素可激活肠壁上皮细胞腺苷酸环化酶,通过一系列反应,促进肠液和氯离子的分泌,抑制肠上皮细胞对钠和水的吸收,从而导致分泌性腹泻。菌体裂解释放的内毒素可引起发热及胃肠黏膜炎症,从而导致呕吐、腹泻等胃肠道表现。部分致病菌可侵袭肠黏膜上皮细胞及黏膜下层,引起黏膜充血、水肿、上皮细胞变性、坏死、溃疡等病理变化,故患者可见黏液和血便。另外,变形杆菌可使蛋白质中的组氨酸脱羧形成组胺,从而引发过敏反应。

【临床表现】

 课堂互动

食物中毒能不能早些被发现?作为临床护理人员,患者出现哪些表现让我们警觉其可能患有胃肠型食物中毒?

潜伏期短,常在进食数小时后发病。

临床表现基本相似,以急性胃肠炎症状为主,主要表现为恶心、呕吐、腹痛、腹泻等。患者起病急,中、上腹部疼痛多见,呈持续性或阵发性绞痛,随后出现恶心、呕吐,呕吐物多为进食之食物,继之出现腹泻,轻重不一,每天数次至数十次,可为黄色稀水便、黏液便或血水样便。部分患者呕吐较剧,可呕出胆汁和胃液,尤以金黄色葡萄球菌性食物中毒为甚,严重者可出现脱水、酸中毒甚至休克。查体见上腹部、脐周轻度压痛,肠鸣音亢进。少数患者出现畏寒、发热、乏力、头痛等全身中毒症状。病程短,多在 1~3 天恢复。

【实验室及其他检查】

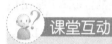

课堂互动

如何区别不同致病菌引起的胃肠型食物中毒?

1. 一般检查　副溶血性弧菌和金黄色葡萄球菌感染者,外周血白细胞数计数增高,可达 $10 \times 10^9/L$ 以上,中性粒细胞增多。沙门菌和大肠埃希菌等感染者外周血白细胞数计数多在正常范围内。粪便常规检查稀水样便者镜下可见少量白细胞;血水样便者镜下可见大量红细胞和少量白细胞;黏液脓血便可见大量红细胞和白细胞,与细菌性痢疾粪便相似。

2. 细菌学培养　对患者呕吐物、排泄物以及所进可疑食物做细菌培养,如培养出相同病原菌即可确诊。

【诊断要点】

根据进食被污染食物病史,结合短期内出现急性胃肠炎症状,集体发病者表现相似、病程较短、恢复较快等临床特征,即可作出初步诊断。吐泻物及可疑残存食物细菌培养出相同病原菌,有助于确诊。

【护理诊断 / 问题】

1. 主要护理诊断 / 问题

(1) 有体液不足的危险　与细菌及其毒素作用于胃肠道黏膜,导致频繁呕吐、腹泻引起体液大量丢失有关。

(2) 腹泻　与细菌及其毒素引起消化道蠕动增加有关。

2. 其他相关护理诊断 / 问题

(1) 疼痛:腹痛　与细菌及毒素引起胃肠道炎症及痉挛有关。

(2) 潜在并发症:酸中毒、电解质紊乱、休克。

【护理措施】

1. 一般护理

(1) 隔离措施:采取消化道隔离,沙门菌食物中毒者应床边隔离。患者食具和便器专用,对其排泄物、呕吐物和剩余食物严格消毒处理后排放,餐前、便后洗手。急性期患者应卧床休息,减少体力消耗,病情缓解后可逐渐增加活动量。

课堂互动

　　胃肠型食物中毒患者常因呕吐、腹泻等症状出现营养失调的问题,作为护理人员,我们如何来帮助患者改善其营养状况?

　　(2) 饮食护理:呕吐严重者应暂禁食,呕吐停止后宜进食清淡、易消化的流质或半流质饮食,病情缓解后可逐渐恢复正常饮食。鼓励患者少量多次饮水或淡盐水,以补充因呕吐、腹泻丢失的水分和电解质。

　　(3) 心理护理:患者常因突然发病、频繁吐泻等出现焦虑、恐惧等心理。应关心体贴患者,主动满足患者生活需要,及时处理其不适症状,耐心解释隔离治疗和限制活动与饮食的重要性,减轻或消除焦虑、恐惧情绪。

　　2. 病情观察　定时监测患者生命体征的变化。严密观察患者呕吐和腹泻的频率,呕吐物或粪便的量、性状、气味,观察腹痛部位及性质。严格记录 24 小时出入液量,同时注意观察患者意识状态、面色、皮肤黏膜弹性和温湿度,及时发现脱水、周围循环衰竭等征象。关注患者血液生化检查结果,以排除酸中毒的可能性。

 课堂互动

　　治疗胃肠型食物中毒如何用药呢? 是否要用止泻药物呢?

　　3. 用药护理　临床多对症用药,病情严重伴高热或排黏液脓血便者,可根据不同病原菌类型遵医嘱选用敏感抗生素。如沙门菌、副溶血弧菌可选用喹诺酮类药物;变形杆菌可选用氨基糖苷类药物;金黄色葡萄球菌可选用青霉素类药物等。发生酸中毒时,遵医嘱酌情使用 5% 碳酸氢钠注射液或 11.2% 乳酸钠溶液静脉滴注。

　　4. 对症护理

　　(1) 呕吐的护理:因呕吐有助于清除胃肠道残留的毒素,故一般不予止吐处理。患者呕吐后,应做好口腔护理,协助清水漱口,同时清理呕吐物,保持环境清洁、无异味。

　　(2) 腹泻的护理:具体措施参见第一章第五节“腹泻的护理”。

　　(3) 腹痛的护理:采取舒适卧位,暂禁食,注意腹部保暖。腹痛剧烈者遵医嘱可用解痉剂阿托品 0.5mg 肌内注射或口服丙胺太林(普鲁本辛)等。

【健康指导】

 课堂互动

　　我们如何在生活中预防发生胃肠型食物中毒?

　　1. 对患者的指导　饮食卫生指导。告知患者和家属:①不吃病死的禽畜肉类和变质肉类;②不吃生肉、生鱼、生蟹;③生、熟刀板要分开使用;④不能及时吃掉的肉

笔记

类、乳类和剩饭、剩菜应注意冷藏,下次食用前应彻底煮熟或加热。

2. 疾病预防指导

(1) 管理传染源:做好饮食卫生监督,对餐饮服务业人员定期进行健康检查及卫生宣传教育,发现沙门菌、葡萄球菌感染者及带菌者,应暂时调离饮食工作单位并予治疗。一旦发生食物中毒,应立即报告当地卫生防疫部门,及早控制疫情。

(2) 切断传播途径:加强食品卫生管理;教育群众勿食用不洁或腐败变质的食物;消灭苍蝇、鼠类和蟑螂等。

【中医护理概要】

1. 本病属于中医学之"类霍乱"范畴。主要是感受寒湿暑热等外邪和食入含毒邪食物引起。与脾、胃、肠相关。基本病机是食入被邪毒污染的不洁食物,或因寒湿暑热等邪内侵,内犯脾胃,胃肠气机紊乱,胃肠腐熟、运化、传导功能失常,清浊不分而见呕吐、泄泻。

2. 护治原则以温中化湿、消食和中、健脾利湿及益气生津为主。

3. 耳穴贴压可配合疾病的治疗。取大肠、小肠、胃、脾、肝、肾、交感、神门等穴,按压 5~10 分钟,每天 2 次。单方验方:穿心莲、鱼腥草各 15g,黄柏 6g,水煎服,每日 2 次;马齿苋、绿豆各 60~90g,水煎服。

第三节　细菌性痢疾

病案导入

患者,男,60 岁。因"反复腹泻、腹痛 3 个月"入院。发病初起为稀便,后转为脓血便。

护理体检:T37.7℃,P90 次 / 分,R20 次 / 分,BP120/80mmHg。贫血貌,营养不良,左下腹压痛,可扪及增粗的乙状结肠。

实验室检查:WBC10×10⁹/L,大便镜检 WBC2~8/Hp。

问题:根据本节内容,请考虑该患者的初步医疗诊断及诊断依据、目前存在的主要护理诊断 / 问题及具体护理措施。

　　细菌性痢疾(bacillary dysentery)简称菌痢,是由志贺菌(痢疾杆菌)引起的肠道传染病,亦称志贺菌病(shigellosis)。临床以腹痛、腹泻、里急后重和排黏液脓血便等为主要特征,可伴有发热及全身毒血症状。临床表现轻重不一,轻者仅有腹痛、腹泻,重者可有感染性休克和(或)中毒性脑病,预后凶险。一般为急性,少数迁延成慢性。

【病原学】

课堂互动

痢疾杆菌的形态有什么特点?粪便管理是消化道传播疾病防治的重要内容,是否同样是菌痢的防治重点项目?

志贺菌属肠杆菌科志贺菌属,革兰染色阴性,菌体短小,无鞭毛、荚膜和芽孢,有菌毛。按其 O 抗原和生化反应的不同,可分为 4 个血清群,分别为 A 群痢疾志贺菌、B 群福氏志贺菌、C 群鲍氏志贺菌、D 群宋内志贺菌,我国目前以 B 群福氏和 D 群宋内志贺菌为主。志贺菌所有菌株均可产生内毒素,是引起全身毒血症的主要因素。痢疾志贺菌还可产生外毒素,又称志贺毒素,具有肠毒性、神经毒性和细胞毒性,引起相应临床症状。

本菌存在于患者及带菌者的粪便中,抵抗力弱。在粪便中数小时内死亡,对酸和一般消毒剂敏感,加热 60℃ 10 分钟可被杀死,但在污染物品及瓜果、蔬菜上可存活 10~20 天。

【流行病学】

 课堂互动

不与菌痢患者共同进餐是否就不会被传染了?

1. 传染源　急、慢性菌痢患者和带菌者为本病传染源。非典型患者、慢性菌痢患者及无症状带菌者由于症状不典型而容易误诊或漏诊,且管理困难,因此在流行病学中具有重要意义。

2. 传播途径　主要经粪 - 口途径传播。病原菌污染食物、水、生活用品或手,经口使人感染;亦可通过苍蝇污染食物而传播。

3. 人群易感性　人群普遍易感,病后可获得一定的免疫力,但短暂而不稳定,且不同菌群及血清型间无交叉免疫,易反复感染。

4. 流行特征　菌痢主要集中发生在发展中国家,特别是水源不安全、医疗条件差的地区。我国目前菌痢发病率仍显著高于发达国家,但总体看发病率有逐年下降的趋势。各地区全年均有发生,以夏秋季多发,与苍蝇活动、气候条件、夏季饮食习惯、集体抵抗力等因素有关。在志贺菌感染者中,约 70% 的患者和 60% 的死亡患者均为 5 岁以下的儿童。

 知识链接

菌痢发病率高居乙类传染病前五

国家卫生和计划生育委员会发布的《2015 年全国法定传染病疫情概况》显示:乙类传染病报告发病数居前 5 位的病种依次为病毒性肝炎、肺结核、梅毒、细菌性和阿米巴性痢疾、淋病,其中 2015 年细菌性和阿米巴性痢疾发病数超过 13 万例。

【发病机制与病理】

 课堂互动

据说菌痢患者的排便中有血还有脓! 这是怎么回事?

　　志贺菌侵入机体后是否发病,取决于三个要素:细菌数量、致病力和人体抵抗力。志贺菌进入消化道后,大部分被胃酸杀死,少量进入下消化道的病菌在正常菌群的拮抗作用、肠道分泌型IgA的阻断作用下而不能致病。如细菌致病力强或人体胃肠道局部抵抗力弱,少量细菌即可引起发病。志贺菌有较强致病性,其致病作用主要是侵袭力和内毒素,只有能够黏附并能侵入结肠黏膜上皮细胞,在细胞内增殖的志贺菌才能引起菌痢。志贺菌经口进入,穿过胃酸屏障后,侵入结肠黏膜上皮细胞和固有层中生长、繁殖并释放毒素,引起肠黏膜的炎症反应和固有层小血管循环障碍,导致肠黏膜变性、坏死及溃疡。由黏液、中性粒细胞、细胞碎屑、血液和渗出液形成黏液脓血便。

【临床表现】

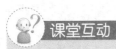

得了菌痢有没有生命危险? 哪些症状提示可能患上了这种疾病?

　　潜伏期一般为1~4天,短者数小时,长者可达7天。菌痢患者潜伏期长短和临床症状的轻重取决于患者的年龄、抵抗力、感染细菌的数量、毒力及菌型等因素。根据临床表现分为急性菌痢和慢性菌痢。

　　1. 急性菌痢　根据肠道症状及毒血症轻重可分为4型。

　　(1) 普通型(典型):起病急,高热伴畏寒、寒战,体温可高达39℃以上,伴头疼、乏力、食欲减退。早期有恶心、呕吐,继而出现阵发性腹痛、腹泻和里急后重(腹痛欲便而不爽,便时肛管有沉重下坠感)。大便性状开始为稀水样便,1~2天后转变为黏液脓血便,每天排便由10余次转变至数十次,便量少。体检有左下腹压痛及肠鸣音亢进。发热一般于2~3天后自退,腹泻常持续1~2周缓解或自愈,少数转为慢性。

　　(2) 轻型(非典型):一般无全身毒血症状,不发热或低热。肠道症状较轻,大便次数较少,每天10次以内,呈糊状或稀便,有黏液但无脓血。有轻微腹痛及左下腹压痛。病程短,3~7天可自愈,但亦可转为慢性。

　　(3) 重型:多见于年老、体弱、营养不良患者,急性发热,腹泻每天30次以上,为稀水脓血便,偶尔排出片状假膜,甚至大便失禁,腹痛、里急后重明显。后期可出现严重腹胀及中毒性肠麻痹,常伴呕吐,严重失水可引起外周循环衰竭。部分病例表现为中毒性休克,体温不升,常有酸中毒和水、电解质平衡失调,少数患者可出现心、肾功能不全。

　　(4) 中毒型:多见于2~7岁体质较好的儿童,成人偶发。起病急骤,突起畏寒、高热,体温高达40℃以上,病势凶险,全身中毒症状严重,反复惊厥、嗜睡、昏迷,迅速发生循环衰竭和呼吸衰竭。以严重毒血症状、休克和(或)中毒性脑病为主要临床表现,肠道症状较轻,可无腹泻和脓血便,但发病24小时内可出现痢疾样粪便。根据其主要临床表现可分为3型。

　　1) 休克型(周围循环衰竭型):较多见,以感染性休克为主要表现。患者面色灰白、四肢厥冷、指甲发白、心率快、脉细速、血压正常或稍低、尿量减少、神志正常。晚期血压下降甚至测不出,皮肤花纹明显,伴不同程度意识障碍,可出现心、肾功能不全的症状。重型病例不易逆转,可致多脏器功能损伤与衰竭,危及生命。

　　2) 脑型(呼吸衰竭型):最为严重,以中枢神经系统症状为主要表现。由于脑血管痉挛引起脑缺氧、脑水肿甚至脑疝,出现中枢性呼吸衰竭。大多数患者无肠道症状而突然发病,患者可出现剧烈头痛、频繁呕吐,血压显著升高,最后下降;频繁或持续性惊厥、昏迷;瞳孔大小不等,可忽大忽小,对光反应迟钝或消失,眼球下沉呈落日征;呼吸节律不齐,深浅不匀,双吸气或叹息样呼吸,严重者可出现中枢性呼吸衰竭等临床表现。

3) 混合型:预后最为凶险,病死率高达90%以上。该型实质上涉及循环、呼吸及中枢神经系统等多系统器官的病变,常先出现惊厥,未能及时抢救则迅速发展为呼吸衰竭和循环衰竭。

2. 慢性菌痢 病程反复发作或迁延不愈达2个月以上,即为慢性菌痢。导致菌痢慢性化的可能原因有:①急性期治疗不及时或治疗不当,经正规治疗但因菌株耐药而转成慢性。②机体抵抗力低下,营养不良、胃酸低、慢性胆囊炎等胃肠道疾患,分泌型IgA缺乏等。③与感染的细菌菌型有关,如福氏菌易导致慢性感染。根据临床表现可分为3型。

(1) 急性发作型:有慢性菌痢史,常因进食生冷食物或受凉、过度劳累等因素诱发急性发作,可出现腹痛、腹泻、脓血便,发热常不明显。

(2) 慢性迁延型:急性菌痢发作后,迁延不愈,时重时轻。常有腹痛、长期腹泻或腹泻与便秘交替、稀黏液便或脓血便。体检可见左下腹压痛,可扪及增粗的乙状结肠。大便间歇排菌。长期腹泻导致营养不良、贫血、乏力等。

(3) 慢性隐匿型:有急性菌痢病史,无明显临床症状。大便培养可检出志贺菌,结肠镜检可发现黏膜炎症或溃疡等病变。

【实验室及其他检查】

1. 一般检查 血常规检查急性期外周血白细胞总数可轻至中度增高,多在$(10\sim20)\times10^9/L$,以中性粒细胞为主;慢性患者可有贫血表现。粪便常规外观多为黏液脓血便,量少,无粪质;镜检可见大量脓细胞及红细胞,如有巨噬细胞更有助于诊断。

2. 细菌培养 确诊依据为粪便培养出志贺菌。早期、连续多次、抗菌治疗前、采新鲜粪便的脓血部分、采用适当培养基可提高培养阳性率。粪便培养同时可做药物敏感试验以指导临床合理选用抗菌药物治疗。

3. 免疫学检查 与细菌培养比较具有早期快速诊断的优点,但由于粪便中抗原成分复杂,易出现假阳性反应,故目前临床上尚未广泛应用。

【诊断要点】

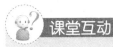

课堂互动

排出了脓血便就是得了菌痢,这种说法对吗?

根据当地流行情况、进食不洁食物史等流行病学资料,结合发热、腹痛、腹泻、排黏液脓血便、里急后重等典型临床表现,可作出临床诊断。粪便培养出志贺菌可确诊。

【护理诊断/问题】

1. 主要护理诊断/问题

(1) 体温过高 与志贺菌释放内毒素,作用于体温中枢导致体温升高有关。

（2）腹泻　与胃肠道炎症、广泛浅表性溃疡形成导致胃肠蠕动增强、肠痉挛有关。

（3）组织灌注量改变　与内毒素导致微循环障碍有关。

2. 其他相关护理诊断/问题

（1）疼痛:腹痛　与细菌毒素作用于肠壁自主神经,引起肠痉挛有关。

（2）营养失调:低于机体需要量　与发热、腹泻导致体液丢失过多,食欲下降导致摄入不足有关。

（3）潜在并发症:周围循环衰竭、中枢性呼吸衰竭、惊厥、脑疝。

【护理措施】

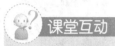 课堂互动

如果家人得了菌痢怎么办?

1. 一般护理

（1）隔离措施:采取消化道隔离,直至急性症状消失、粪检阴性、粪便培养连续2次阴性。急性期患者发热、腹泻频繁、全身症状明显时应卧床休息。维持室温在20~24℃,湿度在55%~60%为宜,经常通风换气。患者宜穿透气、棉质衣服,若有寒战应保暖。

（2）饮食护理:指导患者摄取足够液体与热量,如无心肾功能损害,每天至少摄入2000ml水分以防脱水。能进食者,给予高热量、高维生素、高蛋白的清淡流质或半流质饮食,如米汤、藕粉、蒸蛋羹、瘦肉末、菜泥等,以改善全身营养状况;避免食用生冷、多渣、油腻及刺激性食物。严重腹泻伴呕吐者可暂禁食,静脉补充所需营养,使肠道得到充分休息。病情好转逐渐过渡至正常饮食。

（3）心理护理:向患者解释腹泻、腹痛、里急后重等发生的原因,介绍主要治疗措施及效果,以消除其焦虑心理。

2. 病情观察　监测体温变化,注意热型、发热持续时间、伴随症状、身心反应,结合实验室检查,以综合评估病情。密切观察排便次数、量、性状、伴随症状,同时注意患者脱水体征、出入量、饮食情况、体重、治疗效果。

 课堂互动

目前治疗菌痢的常用药物有哪些,怎样正确用药?

3. 用药护理　遵医嘱用药,常用药物有喹诺酮类、匹美西林、头孢曲松等。

（1）喹诺酮类:是目前治疗成人急性菌痢最为理想的药物。首选环丙沙星,成人每次0.5g,每日2次口服,疗程3~5天。常见不良反应有恶心、呕吐、腹痛、腹泻、心慌、胸闷、心律不齐、头晕、耳鸣、失眠、一过性嗜酸性粒细胞增多等。因影响骨骺发育,故孕妇、儿童及哺乳期妇女慎用。

（2）其他抗菌药物:匹美西林和头孢曲松可应用于任何年龄组,同时对多重耐药菌株有效。阿奇霉素也可用于成人患者治疗。匹美西林儿童每次20mg/kg,成人每次

400mg,每日 4 次口服,疗程 5 天。此药属青霉素类,故青霉素过敏者忌用,偶见休克症状,若出现皮疹、荨麻疹、发烧等过敏反应时应停止给药并给予适当处理。头孢曲松儿童及成人均为每次 50~100mg/kg,每日 1 次肌内注射,疗程 2~5 天,常见不良反应有腹泻、恶心、呕吐、腹痛、黄疸等胃肠道反应以及皮疹、瘙痒等过敏反应。有黄疸的新生儿或黄疸严重倾向的新生儿禁用。阿奇霉素儿童每次 6~20mg/kg,成人每次 1~1.5g,每日 1 次口服,疗程 1~5 天,常见不良反应有恶心、呕吐、腹泻等胃肠道反应及皮疹,偶见肝功能异常。

(3) 小檗碱(黄连素):有减少肠道分泌的作用,可与抗生素同时使用,每次 0.1~0.3g,每日 3 次口服,7 天为一疗程。口服不良反应少,偶有恶心、呕吐、皮疹,停药后消失。

(4) 微生态调节剂:抗菌药物使用后,菌群失调引起的慢性腹泻可给予微生态制剂如乳酸杆菌或双歧杆菌。代表药为培菲康,成人每次 0.42~0.84g,每日 2 次,饭后半小时温水口服,儿童用药酌减,婴幼儿服用时可将胶囊内药粉用温开水或牛奶冲服。

4. 对症护理

(1) 发热的护理:具体措施参见第一章第五节"发热的护理"。

(2) 皮肤护理:具体措施参见第一章第五节"腹泻的护理"。

(3) 口腔护理:具体措施参见第一章第五节"发热的护理"。

(4) 保持水、电解质平衡:具体措施参见第一章第五节"腹泻的护理"。

 课堂互动

一旦患者出现微循环障碍或中枢性呼吸衰竭,应如何进行抢救配合及护理?

5. 并发症护理

(1) 微循环障碍的护理

1) 病情监测:对休克型患者每 0.5~1 小时测量生命体征、神志、尿量,如发现面色苍白、四肢湿冷、血压下降、脉细速、尿少、烦躁等休克征象,通知医生,配合抢救。

2) 休息及体位:患者绝对卧床休息,专人监护。患者取平卧位或休克体位(仰卧中凹位),有利于呼吸和静脉血回流;小儿去枕平卧,头偏向一侧。

3) 保暖:循环衰竭患者末梢循环差,应注意保暖,可调高室温,加盖棉被,放置热水袋,喝热饮料。

4) 氧疗:持续监测血氧饱和度,遵医嘱吸氧,并监测动脉血气分析结果,观察氧疗效果。

5) 抗休克护理:迅速建立两条静脉通路,遵医嘱给予右旋糖酐或平衡液以维持有效血容量。记录 24 小时出入量,有利于判断病情和调整补液速度。

抗休克治疗有效的指征:收缩压维持 >90mmHg、脉压差 >30mmHg,中心静脉压不超过 $10cmH_2O$、尿量 >30ml/h,患者面色转红、发绀消失、肢端转暖。

(2) 中枢性呼吸衰竭的护理

1) 观察病情:密切观察呼吸频率、节律、深度,以及血压、脉搏的改变,及时发现呼吸衰竭。

2) 保持呼吸道通畅:鼓励并协助患者多翻身、拍背,痰液黏稠者可予雾化吸入,痰阻者吸痰。备好气管插管、气管切开、人工呼吸器等物品,若有突然发生的呼吸停止、深昏迷,或痰液阻塞、呼吸肌麻痹等,经一般处理仍不能维持其换气功能,应及时予气管切开或气管插管,必要时可应用人工呼吸器辅助呼吸。

3) 吸氧:可采用鼻导管或面罩持续吸氧。

4) 用药护理:遵医嘱使用呼吸兴奋剂、血管扩张剂。应用东莨菪碱者,可有口干、腹胀、尿潴留和心动过速等,大剂量呼吸兴奋剂可诱发惊厥,应予注意。

【健康指导】

1. 对患者的指导　菌痢患者应及时隔离、治疗,粪便消毒对于传染源的控制极为重要,应向患者及家属说明。遵医嘱按时、按量、按疗程坚持服药,争取急性期彻底治愈,以防转变为慢性菌痢。慢性菌痢患者可因进食生冷食物、暴饮暴食、过度紧张和劳累、受凉、情绪波动等诱发急性发作,应注意避免诱发因素。加强体育锻炼,保持生活规律,复发时及时治疗。

课堂互动

菌痢也可以打疫苗预防吗?

2. 疾病预防指导

(1) 管理传染源:急、慢性患者和带菌者应隔离或定期进行访视管理,并给予彻底治疗,大便培养连续 2 次阴性方可解除隔离。对炊管人员、水源管理人员、托幼机构保教人员等行业人群中的患者,应立即调离原工作岗位并给予彻底治疗。慢性菌痢患者和带菌者未治愈前一律不得从事上述行业的工作。

(2) 切断传播途径:养成良好的个人卫生习惯,餐前便后洗手,不饮生水,不摄入不洁食物,把住“病从口入”关。

(3) 保护易感人群:WHO 报告,目前尚无获准生产的可有效预防志贺菌感染的疫苗。我国主要采用口服活菌苗,活菌苗主要通过刺激肠道产生分泌型 IgA 及细胞免疫而获得免疫性,免疫期可维持 6~12 个月。对同型志贺菌保护率约为 80%,而对其他型菌痢的流行可能无保护作用。

【中医护理概要】

1. 本病属于中医学之“滞下”、“下利”范畴。近代医家多认为本病与感受外邪和饮食不节关系密切,病位在结肠,与胃脾肾有关。基本病机为湿热、疫毒、寒湿之邪壅塞肠中,气血与之相搏结,使肠道传导失司,脂膜和血络受伤,气血凝滞,腐败化为脓血而痢下赤白。

2. 本病应根据其病证的寒热虚实确定护治原则。热痢清之,寒痢温之,初痢实则通之,久痢虚则补之,寒热交错者温清并用,虚实夹杂者攻补兼施;赤者重用血药,白者重用气药。但始终宜以照顾胃气为本。

3. 患病时常配合中药灌肠法可提高疗效。如苦参、马齿苋 1:2 比例,或蒲公英、败酱草、红藤、穿心莲等分,黄柏适量,水煎成 150ml,每日 1~2 次。在痢疾流行季节,可适量食用生蒜瓣,或用马齿苋、绿豆煎汤饮用以预防感染。

第四节 霍 乱

 病案导入

患者,女,45 岁。因"腹泻、呕吐 1 天"入院。患者 1 天前进食凉菜后出现腹泻,开始为黄色稀水样便,后转为米泔样水便,量多,共 13 次,随后出现呕吐 5 次,开始为胃内容物,后为水样。尿量逐渐减少,24 小时尿量约 800ml。

护理体检:T36.2℃,P75 次 / 分,R25 次 / 分,BP80/60mmHg。神清,精神差,全身皮肤弹性差,口唇干燥、发绀,眼窝下陷。肠鸣音亢进。

实验室检查:WBC10.78×10^9/L,N80%;大便常规示黏液便,WBC(+);血生化示 K^+3.0mmol/L,Na^+ 120mmol/L,Cl^- 90mmol/L。

问题:根据本节内容,请考虑该患者的初步医疗诊断及诊断依据、目前存在的主要护理诊断 / 问题及具体护理措施。

霍乱(cholera)是由霍乱弧菌(Vibrio cholerae)引起的烈性肠道传染病。主要通过污染的水和食物传播,临床表现轻重不一,临床以剧烈泻吐、脱水、肌肉痉挛、周围循环衰竭伴严重电解质紊乱与酸碱平衡失调,甚至急性肾功能衰竭等为主要特征。本病发病急,传播快,治疗不及时病死率极高,属国际检疫传染病,在《中华人民共和国传染病防治法》中列为甲类传染病。

【病原学】

 课堂互动

霍乱弧菌的形态特点是什么?如果生活中有被霍乱弧菌污染的鱼虾我们又应如何处理?

霍乱弧菌属为革兰阴性菌,呈弧形或逗点状,菌体末端有鞭毛,运动极为活跃,在暗视野悬滴镜检时可见穿梭状运动,粪便可直接涂片检查。

霍乱弧菌有耐热的菌体 O 抗原和不耐热的鞭毛 H 抗原。H 抗原为霍乱弧菌属所共有;O 抗原是霍乱弧菌分群和分型的基础。WHO 腹泻控制中心将霍乱弧菌分为三群:① O_1 群霍乱弧菌:为霍乱的主要致病菌,包括古典生物型和埃尔托生物型。②非 O_1 群霍乱弧菌:为不凝集弧菌,一般无致病性。但是 O_{139} 血清型的霍乱弧菌比较特殊,它是 1992 年在印度及孟加拉等地发生霍乱暴发流行时发现的。③不典型 O_1 群霍乱弧菌:不产生肠毒素,无致病性。

霍乱弧菌对干燥、热、酸及一般消毒剂均敏感。干燥 2 小时、煮沸 1~2 分钟或加热 55℃ 10 分钟即可杀灭。在正常胃酸中仅存活 4 分钟。但在自然环境中存活时间较长,埃尔托生物型可存活 1~3 周,在鲜鱼、贝壳类生物中可存活 1~2 周,在合适的外环境中甚至可存活 1 年以上。O_{139} 群霍乱弧菌在水中存活时间较 O_1 群更长。

【流行病学】

 课堂互动

霍乱这种疾病听起来非常可怕,它是不是只能经污染的水和食物传播? 一年中什么季节容易发生此病?

1. 传染源　患者与带菌者是霍乱的主要传染源。中、重型患者由于排菌量多、传染性强,是重要传染源。轻型、隐性感染者、潜伏期、恢复期患者及健康带菌者易被忽视而得不到及时隔离与治疗,也是重要传染源。

2. 传播途径　主要通过消化道传播。其中经水传播是最重要的传播途径,常引起暴发流行。食物传播作用仅次于经水传播,故也可形成食物型暴发流行。散发病例大多以日常生活接触和虫媒传播。

3. 人群易感性　普遍易感,病后可获得一定程度免疫力,可产生抗菌抗体和抗肠毒素抗体,但持续时间较短,可再次被感染。

4. 流行特征　热带地区全年均可发病,在我国的流行季节为夏、秋季,高峰多在7~9月。有沿海沿江分布的特点。流行形式为暴发型与慢性迁延散发型两种并存。

 知识链接

霍乱的起源与流行

霍乱有两个发源地,印度恒河三角洲是古典生物型的发源地,而印度尼西亚的苏拉威西岛是埃尔托生物型的发源地。1817 年以前,霍乱只存在于印度一带地方性流行区,故欧洲人称之为亚洲霍乱。自 1817 年起由各国间通商、航海、战争等日益频繁,该病逐渐由印度向外地传播,并在人群中流行长达两个多世纪,迄今为止共发生过七次世界大流行。

——中国疾病预防控制中心

【发病机制与病理】

 课堂互动

霍乱患者典型泻吐物呈"米泔水"样的原因是什么?

霍乱弧菌侵入人体后是否发病取决于机体免疫力和霍乱弧菌的致病力两方面因素。当胃酸减少、机体抵抗力下降或食入霍乱弧菌的量超过 $10^8 \sim 10^9$ 个,未被杀灭的病菌可进入小肠,通过鞭毛运动、黏蛋白溶解酶、黏附素等,黏附于肠黏膜上皮细胞表面生长繁殖,并产生霍乱肠毒素(CT)引起肠液过度分泌而致病。霍乱肠毒素有 A、B两个亚单位,B 亚单位与肠黏膜细胞结合后,A 亚单位移行至肠黏膜细胞内侧,激活腺苷酸环化酶,使细胞内环磷酸腺苷(cAMP)浓度升高,cAMP 刺激隐窝细胞分泌水、氯化物和碳酸氢盐,同时抑制肠绒毛细胞对钠及氯的正常吸收,导致大量电解质和水分积聚在肠腔内,形成本病特征性的剧烈水样腹泻及呕吐。霍乱肠毒素还能促使肠黏膜杯状细胞分泌黏液增多,使腹泻的水样便中含大量黏液。由于肠液中含有大量的水、电解质和黏液,加上胆汁分泌减少,所以泻吐物呈"米泔水"样。

剧烈泻吐导致体内水和钾、钠、钙等电解质的大量丢失,患者可迅速出现严重脱水、造成微循环衰竭、肌肉痉挛、低钠、低钾和低钙血症等。碳酸氢盐的丢失,导致代谢性酸中毒。因循环衰竭造成的肾缺血、低钾及毒素对肾脏的直接作用,可引起急性肾衰竭。

霍乱主要病理变化为严重脱水,脏器实质性损害不明显。可见皮肤苍白、干燥、无弹性,皮下组织和肌肉脱水,心、肝、脾等脏器因脱水而缩小。胃肠道的浆膜层干粘,肠黏膜轻度炎症,肠腔内充满米泔水样液体。肾脏肿大,肾小球和肾间质毛细血管扩张,肾小管变性和坏死。

【临床表现】

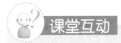

课堂互动

霍乱患者出现哪些表现时,提示患者已病情危重?

潜伏期为平均 1~3 天,短者数小时,长者 7 天。多数患者起病急,少数患者有乏力、头晕、腹胀、轻度腹泻等前驱症状。

1. 典型霍乱　病程分为 3 期。

(1) 泻吐期:多数以急剧腹泻开始,继而呕吐,无发热、腹痛和里急后重。大便量多,每次可超过 1000ml,每天数次至数十次,甚至难以计数。开始大便为泥浆样或水样,有粪质,迅速变为米泔水样,无粪臭。有肠道出血者粪便呈洗肉水样。呕吐常为喷射状,少有恶心,轻者可无呕吐,呕吐物先为胃内容物,后为米泔水样。本期持续数小时至 1~2 天。

(2) 脱水期:严重泻吐后出现脱水、电解质紊乱、代谢性酸中毒甚至循环衰竭。此期一般为数小时至 2~3 天。表现为:①脱水:轻度脱水患者可见皮肤黏膜稍干燥,皮肤弹性略差,失水量约 1000ml,儿童 70~80ml/kg;中度脱水患者皮肤弹性差,眼窝凹陷,声音轻度嘶哑,血压下降及尿量减少,失水量约为 3000ml,儿童 80~100ml/kg;重度脱水者极度无力,皮肤无弹性,眼球下陷,面颊深凹,手指皱瘪,舟状腹,神志淡漠或烦躁不安,失水量约 4000ml,儿童 100~120ml/kg。②周围循环衰竭:严重失水可引起低血容量性休克。患者表现为四肢厥冷、脉搏细速、血压下降、少尿或无尿、意识障碍、烦躁不安、嗜睡甚至昏迷。③肌肉痉挛:多见于腓肠肌和腹直肌,由于泻吐使钠盐大量丢失所致。表现为痉挛性疼痛、肌肉呈强直状态。④低钾综合征:表现为肌张力减弱、腱反射消失、鼓肠甚至心律失常。⑤代谢性酸中毒:表现为呼吸增快,严重者可有意识障碍甚至昏迷。

(3) 恢复期或反应期:腹泻停止、脱水纠正后,患者症状逐渐消失,尿量增加,生命体征恢复正常。体力逐渐恢复。约 1/3 患者有反应性发热,可能由于循环改善后残存的肠内毒素继续吸收所致,多波动于 38~39℃,持续 1~3 天后可自行消退。

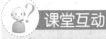

课堂互动

霍乱临床类型中最严重的是哪种? 其最典型的表现是什么?

2. 临床类型　根据脱水程度、血压、脉搏及尿量等,将霍乱分为六型。

(1) 无症状型:感染者无任何症状,仅呈排菌状态,称接触带菌者或健康带菌者,排菌期一般为 5~10 天。

(2) 轻型:起病缓慢,患者微感不适,腹泻每天少于 10 次,粪质软或稀,无呕吐及脱水表现,生命体征正常,尿量稍减少。

(3) 中型:每天泻吐达 10~20 次。米泔水样便,有一定程度的脱水。血压稍低,脉稍细数,少尿。

(4) 重型:泻吐频繁,每天 20 次以上,脱水严重,血压低甚至不能测出,脉细弱常不能触及,无尿。

(5) 暴发型(中毒型):又称干性霍乱(cholera sicca),极罕见。起病急骤,尚未出现泻吐症状迅速进入中毒性休克状态,常因循环衰竭而死亡。

(6) 小儿霍乱:表现不典型,常以高热,极度不安,面色青灰、皮肤、肌肉干瘪、昏迷等多见,少有泻吐,病情重,病死率高。

课堂互动

在临床工作中,如何识别霍乱患者是否并发急性肾衰和急性肺水肿?

3. 并发症

(1) 急性肾功能衰竭:为最常见的并发症,也是常见的死亡原因。

(2) 急性肺水肿:常见于严重脱水。快速补液时,若不及时纠正酸中毒可诱发急性肺水肿。

【实验室及其他检查】

课堂互动

霍乱患者病情进展快病死率高,因此尽快确诊尤为重要,那么如何快速确诊?

1. 一般检查　脱水导致血液浓缩,血常规检查红细胞和血红蛋白相对增高,白细胞计数$(10~30) \times 10^9/L$,中性粒细胞及单核细胞增多。血生化检查血清钾、钠、氯和碳酸氢盐降低,血 pH 值下降,血肌酐和血尿素氮上升。尿常规检查尿液多呈酸性,可有少量蛋白、红细胞、白细胞及管型。粪便常规检查多为水样,部分患者可见黏液,镜检可见少许红细胞、白细胞。

2. 细菌性检查

(1) 涂片染色:粪便涂片可见革兰阴性稍弯曲的弧菌,呈鱼群状排列。

(2) 动力试验及制动试验:急性期新鲜粪便做悬滴或暗视野镜检,可见运动活跃呈穿梭状的弧菌,加入特异性抗血清,细菌停止活动,即为阳性。此项检查可作为霍乱流行期间的快速诊断方法。

(3) 粪便培养:将粪便接种于碱性蛋白胨水培养基上,在 36~37℃ 下增菌培养 6~8 小时后再分离培养。增菌培养能提高霍乱弧菌的检出率,和分离培养结合可对其生物型和血清型做出鉴定,为明确诊断提供依据。粪便留取应在抗菌治疗前,且应尽快送检培养。

3. 血清学检查 检测霍乱弧菌感染后产生的抗菌抗体和抗肠毒素抗体,主要用于流行病学的追溯诊断和粪便培养阴性可疑者的诊断。抗凝集素抗体双份血清滴度4倍以上增长有诊断意义。

4. 分子生物学检查 PCR法亦可检出病原菌,此法可快速诊断霍乱。

【诊断要点】

1. 诊断标准 符合下列各项之一者,即可确诊为霍乱:①凡有泻吐症状,粪便培养霍乱弧菌阳性者;②霍乱流行期间,在疫区有典型症状,虽粪便培养未发现霍乱弧菌但无其他原因可查者,经双份血清凝集试验,效价呈4倍增长;③在流行病学调查中,发现首次粪便培养阳性前后各5天内,有腹泻症状及接触史,可诊断为轻型霍乱。

2. 疑似诊断 具有下列两项之一者,可诊断为疑似霍乱:①凡有典型症状的首发病例,病原学检查尚未明确前;②霍乱流行期间有明确接触史,且发生泻吐症状,无其他原因解释者。

【护理诊断/问题】

1. 主要护理诊断/问题

(1)腹泻 与霍乱肠毒素作用于肠道有关。

(2)组织灌注无效 与频繁剧烈的泻吐导致严重脱水、循环衰竭有关。

(3)疼痛 与泻吐使钠盐大量丢失导致腹直肌、腓肠肌痉挛有关。

2. 其他相关护理诊断/问题

(1)活动无耐力 与频繁泻吐导致电解质丢失有关。

(2)恐惧 与突然起病、病情发展迅速、严重脱水导致极度不适,实施严密隔离有关。

(3)潜在并发症:急性肾衰竭、急性肺水肿、电解质紊乱。

【护理措施】

1. 一般护理

 课堂互动

霍乱传染性强,我们该如何对此类患者进行隔离?

(1)隔离措施:确诊患者就地按甲类传染病进行严密隔离,并及时上报疫情,待患者症状消失后6天,并隔日粪便培养1次,连续3次为阴性方可解除隔离。疑似病例应分别隔离,彻底消毒泻吐物。急性期患者卧床休息,限制活动,便器放于床边便于拿取。协助患者床边排便,以减少体力消耗。

 课堂互动

霍乱患者常因剧烈泻吐出现营养失调的问题,作为护理人员,我们如何来帮助患者改善其营养状况?

（2）饮食护理：剧烈泻吐时应暂禁食，使肠道得到充分休息。待症状好转可给予少量多次饮水。病情控制后逐步过渡到温热低脂易消化的流质饮食，如淡盐水、果汁、藕粉等，尽量避免饮用牛奶、豆浆等容易产生肠胀气的食物。

（3）心理护理：护士应积极与患者及家属进行沟通，解释本病的发生、发展过程，强调严密隔离的重要性和隔离期限；让患者充分表达自己的情感，以了解患者的顾虑，帮助患者树立战胜疾病的信心和增强安全感；精心护理，为患者创造清洁舒适的环境。

2. 病情观察　严密监测生命体征和神志变化，每 0.5~1 小时记录 1 次。观察及记录呕吐及排便的次数、量、性状，并及时采集泻吐物送检。严格记录 24 小时出入液量。根据皮肤黏膜弹性、血压、脉搏、尿量、神志等变化判断脱水程度。结合实验室检查结果评估水、电解质和酸碱平衡情况。

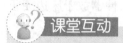 课堂互动

患了霍乱以后可出现严重脱水和电解质紊乱，对此的关键治疗措施是什么？

3. 用药护理　遵医嘱及时补充液体和电解质是治疗本病的关键。

（1）补液治疗：①口服补液：轻、中型患者以及经静脉补液休克纠正、病情改善的重型患者可给予口服补液盐（ORS）。口服补液盐配方为每升水中含葡萄糖 20g、氯化钠 3.5g、碳酸氢钠 2.5g、氯化钾 1.5g。在最初 6 小时，成人 ORS 用量为每小时 750ml，儿童（<20kg）每小时 250ml，以后每 6 小时 ORS 用量为前 6 小时泻吐量的 1.5 倍。②静脉补液：原则是"早期、快速、足量，先盐后糖，先快后慢，纠酸补钙，见尿补钾"。补液种类包括 541 液（0.9% 氯化钠 550ml、1.4% 碳酸氢钠 300ml、10% 氯化钾 10ml 加 10% 葡萄糖 140ml 的比例配制）、2∶1 溶液（2 份生理盐水，1 份 1.4% 碳酸氢钠溶液）及林格乳酸钠溶液等。输液量和速度应根据病情轻重、脱水程度、血压脉搏、尿量及血浆比重等决定。24 小时的补液量按轻、中、重型脱水程度成人分别为 3000~4000ml、4000~8000ml 和 8000~12 000ml；儿童分别为 120~150ml/kg、150~200ml/kg 和 200~250ml/kg。最初 2 小时内应快速输入 2000~4000ml 液体，为此需建立多条输液通路或加压输液装置以保证输入量和速度，视患者情况改善、休克纠正后逐渐减慢滴速。补足入院前后累计损失量后，可按每天排出量加生理需要量为原则补液。在脱水纠正且有尿时均应补充钾盐，剂量按 0.1~0.3g/kg·d，浓度不超过 0.3%，同时注意纠正酸中毒。

（2）抗菌治疗：可控制病原菌、减少腹泻量、缩短病程，是补液治疗的重要辅助措施。常用药物有多西环素、诺氟沙星、复方磺胺甲噁唑等。注意观察药物疗效及不良反应，并给予相应指导。

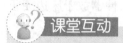 课堂互动

在为霍乱患者进行大量快速输液或加压输液时应注意什么？为什么？

4. 对症护理

（1）补液治疗的护理：迅速建立至少两条静脉通路，用较粗的针头选择易于固定

 笔记

的大血管进行穿刺,必要时可应用输液泵保证液体及时准确输入,有条件可行中心静脉穿刺,输液同时监测中心静脉压的变化。根据脱水程度和病情轻重确定输液量和速度。大量快速输液或加压输液时,应适当加温至 37~38℃,以免出现不良反应。在输液过程中,经常观察患者脉搏、血压、皮肤弹性及尿量等变化,以评估输液效果,并注意有无输液反应。观察患者有无烦躁不安、胸闷、咳嗽、气促等表现,警惕急性肺水肿的发生。若患者循环好转后出现四肢无力、鼓肠、脉律不齐等情况,应考虑发生低钾血症,需做好补钾准备。

(2)口腔护理:病情较轻者,呕吐后可用温水漱口,减轻不适;病情重、禁食及呕吐严重者,协助做好口腔护理。

(3)腹泻的护理:具体措施参见第一章第五节"腹泻的护理"。

(4)肌肉痉挛的护理:出现腹直肌、腓肠肌痉挛时,局部使用热敷、按摩等方法解除痉挛。严重时,可遵医嘱给予解痉止痛药物。

5. 并发症护理　患者并发急性肺水肿、急性肾衰竭时实施相应护理措施。

【健康指导】

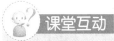

课堂互动

霍乱患者在与家人接触的过程中应该注意些什么?听说注射疫苗可以预防霍乱,并能终生不患此病,这是真的吗?

1. 对患者的指导　向患者及家属解释本病的发生、发展过程,说明严密隔离的重要性及隔离期限。霍乱患者应及早隔离治疗,直到症状消除后 6 天,并隔天粪便培养 1 次,连续 3 次培养阴性,方可解除隔离。

2. 疾病预防指导

(1)管理传染源:加强对传染源的管理是控制霍乱流行的重要环节。开设肠道门诊,健全疫情报告制度,对腹泻患者进行登记并采便培养是发现霍乱患者的重要方法。对密切接触者应严密检疫 5 天,留粪便培养并服用预防性药物。

(2)切断传播途径:改善环境卫生,加强"三管一灭"即管理饮食、饮水、粪便和消灭苍蝇等,特别做好水源保护和饮用水消毒。向公众解释霍乱早期症状,指导公众养成良好卫生习惯,不饮生水、不食生冷或变质食物,饭前便后要洗手。严禁使用未经无害化处理的粪便施肥。霍乱流行期间,大力宣传,自觉停止一切宴请聚餐,有吐、泻症状者及时到医院肠道门诊就医。

(3)保护易感人群:积极锻炼身体,提高抗病能力。霍乱流行期间,有选择地为疫区人群接种霍乱菌苗,如 B 亚单位 - 全菌体菌苗或减毒口服活菌苗。

知识拓展

口服霍乱疫苗应用的研究

1. 口服灭活全细胞疫苗

(1) Dukoral:1991 年获准上市,目前已在 50 多个国家推广使用。此疫苗现由灭活霍乱弧菌

笔记

O_1型全细胞和霍乱毒素 B 亚单位制备而成。服用后诱导机体产生抗毒素抗体,具有良好免疫原性和保护效力。

(2) Shanchol 和 mORCVAX:是基于O_1型和O_{139}型霍乱弧菌研制的二价灭活口服霍乱疫苗,对O_1型和O_{139}型霍乱弧菌均有免疫原性。2009 年获准上市,与 Dukoral 相比,此疫苗制作成本相对低廉,接种 3 年内人群总保护力为 66%。

2. 口服减毒活菌疫苗

(1) CVD 103-HgR:是第 1 个成功研制并获准应用的口服减毒活菌疫苗。减毒活菌疫苗因其诱导保护免疫作用类同于自然感染而优于灭活全细胞疫苗,但由于潜在危险性,现已停产。

(2) Peru-15 和 638 菌株:两者均具有良好耐受性、免疫原性和保护效力,可作为有效的候选口服霍乱疫苗。

3. 植物表达霍乱疫苗 利用植物宿主表达有效抗原分子构建口服疫苗也是霍乱疫苗研发的一个备选方向。此疫苗通过编码霍乱弧菌并利用农杆菌介导,转化至番茄中表达。人群直接食用生番茄,诱导机体产生抗霍乱毒素分泌和抗霍乱弧菌在肠内的定居而为机体提供免疫保护。

【中医护理概要】

1. 本病属于中医学之"霍乱"范畴,民间俗称"绞肠痧"、"吊脚痧"。本病主要是饮食不洁和外感疫邪两方面。基本病机是人体感受疫疬秽浊之邪,损伤脾胃,脾胃气机升降失常,传导失司,清浊相干,上逆则吐,下趋而泻,邪盛正虚,剧烈泻吐,易亡津亡阳。

2. 本病根据病证的寒热确定护治原则。湿热为主则清热化湿、芳香化浊;寒湿为主者,则芳香化湿,温中散寒。病程中易出现亡阴、亡阳等重证,因根据情况予益气养阴、生津救逆、或益气固脱、回阳救逆等急救措施。

3. 食盐炒热熨脐,适于寒湿困脾者,亦可艾灸神阙、天枢、中脘、气海等穴健脾祛寒湿;对患者之转筋可用烧酒 200ml,加樟脑 15g,用力揉擦局部;亡津者可服用姜盐汤、绿豆汤、浓茶、西瓜汁、雪梨浆等;亡阳者可用四逆汤。

第五节 流行性脑脊髓膜炎

 病案导入

患儿,男,4 岁,因"高热、头痛 2 天,神志不清半天"入院。体温持续 39℃以上,伴全身乏力、头痛、恶心。呕吐 3~4 次,四肢及躯干有数十个红色皮疹。

护理体检:T38.5℃,P120 次/分,R28 次/分,BP100/60mmHg。神志不清,呼之不应,全身皮肤可见大量瘀点及瘀斑,膝腱反射亢进,克氏征(+),布氏征(+),巴氏征(±)。

实验室检查:WBC21.7×10^9/L,N89%。脑脊液为淡黄色混浊,糖 8mg/dl,蛋白 720mg/dl,氯化物 660mg/dl。皮肤瘀斑涂片可见革兰阴性双球菌。

问题:

根据本节内容,请考虑该患者的初步医疗诊断及诊断依据、目前存在的主要护理诊断/问题及具体护理措施。

流行性脑脊髓膜炎(meningococcal meningitis)简称流脑,是由脑膜炎球菌(meningococcus)引起的急性化脓性脑膜炎。临床以突发高热、剧烈头痛、频繁呕吐、皮肤黏膜瘀点和瘀斑及脑膜刺激征为主要特征,严重者可有败血症休克和脑实质损害,常可危及生命。部分患者暴发起病,可迅速死亡。

【病原学】

 课堂互动

　　我们知道很多细菌不仅可以在人体中生长繁殖,也可以在动物、蚊虫等体内生存。那么脑膜炎球菌能在动物、蚊虫体内生存吗?

　　脑膜炎球菌属奈瑟菌属,为革兰阴性双球菌,呈肾形或卵圆形,凹面相对成对排列或呈四联菌排列。有多糖荚膜,无芽孢,不活动。脑膜炎球菌有血清群特异性荚膜多糖抗原、主要外膜蛋白、脂寡糖及菌毛抗原等,按其表面特异性荚膜多糖抗原的不同,可分为 13 个血清群。流行致病菌株主要为 A、B、C 三群。大流行均由 A 群引起,B、C 群可引起散发和小流行。

　　人是脑膜炎球菌唯一的天然宿主,本菌对外界抵抗力弱,对寒冷、湿热、干燥、阳光、紫外线、一般消毒剂均极为敏感,在体外易自溶死亡。

【流行病学】

　　1. 传染源　带菌者和流脑患者是本病的传染源。患者从潜伏期末开始至发病 10 天内均有传染性。本病隐性感染率高,流行期间人群带菌率高达 50%,感染后细菌寄生于正常人鼻咽部,因无症状而成为带菌者,不易被发现,因此被认为是最重要的传染源。

　　2. 传播途径　病原菌主要通过飞沫由呼吸道直接传播,间接接触传播机会较少,但密切接触如同睡、接吻、怀抱等对 2 岁以下婴幼儿发病有意义。

 课堂互动

　　据说感染脑膜炎球菌后可获得持久的免疫,是不是就不会发生脑膜炎球菌的再次感染?

　　3. 人群易感性　人群普遍易感,儿童发病率高,以 5 岁以下尤其是 6 个月 ~2 岁的婴幼儿发病率最高。感染后可获得持久免疫力;各群之间有交叉免疫,但不持久。

　　4. 流行特征　终年散发,冬春季节可引起流行,一般发生在 11 月至次年 5 月,3、4 月份为高峰期。本病遍布全球,在温带地区可出现地方性流行,我国自 1985 年开展 A 群疫苗接种之后,发病率持续下降,未再出现全国性大流行。但近几年疫情又有所回升,尤其是 B 群和 C 群菌引起的流行有增多的趋势。

【发病机制与病理】

　　不同菌株脑膜炎球菌的侵袭力不同,脑膜炎球菌自鼻咽部侵入人体后是否发病取决于细菌数量、毒力强弱和机体防御功能。

　　病菌释放的内毒素是本病致病的重要因素。普通型流脑败血症期间,脑膜炎球菌大量繁殖并释放内毒素,侵袭小血管和毛细血管的内皮细胞,引起局部出血、坏死、细胞浸润和血栓栓塞,临床表现为皮肤瘀点或瘀斑,内脏有不同程度的出血。脑膜炎期,在炎性介质的作用下,脑膜和脊髓膜血管内皮细胞充血、水肿、出血、坏死和通透性增加,引起化脓性脑膜炎、颅内压升高,出现惊厥、昏迷等症状。暴发休克型脑膜炎是由于脑膜炎球菌进入血循环并释放大量内毒素,使全身小血管痉挛,导致严重的微循环障碍,有效循环血容量减少,引起感染性休克和酸中毒。脑膜炎球菌内毒素较其他内毒素更易激活机体的凝血系统,因此在休克早期便出现弥散性血管内凝血(disseminated intravascular coagulation,DIC)及继发性纤溶亢进,进一步加重微循环障碍、出血和休克,最终引起多器官功能衰竭。

【临床表现】

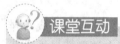

婴幼儿流脑患者与成人患者的临床表现一致吗?当婴幼儿出现哪些表现时要警惕可能患了流脑?

潜伏期 1~7 天,一般为 2~3 天。

1. 临床分型　根据病情特点可分为普通型、暴发型、轻型和慢性型。

(1) 普通型:最常见,约占发病者的 90%。根据其发展过程可分为 4 期,各期之间无明显界限。

1) 前驱期(上呼吸道感染期):主要表现为低热、咽痛、咳嗽、鼻咽炎等上呼吸道感染症状,持续 1~2 天。但因发病急,进展快,此期常被忽视。

2) 败血症期:多数起病后迅速出现此期表现,患者突发寒战、高热、体温迅速升高达 40℃以上,伴头痛、肌肉酸痛、食欲减退及精神极度萎靡等毒血症症状。婴幼儿发作多不典型,常表现为哭闹不安、烦躁、惊厥、拒食以及因皮肤感觉过敏而拒抱。70%以上患者有皮肤黏膜瘀点或瘀斑,直径 1mm~2cm,常见于四肢、软腭、眼结膜及臀等部位,初呈鲜红色,迅速增多,扩大,瘀斑中心皮肤呈紫黑色坏死或大疱,此为本期主要体征。少数有脾肿大。多于 1~2 天后进入脑膜炎期。

3) 脑膜炎期:除高热及毒血症状持续,瘀点、瘀斑继续存在外,主要表现为神经系统症状,如剧烈头痛、喷射性呕吐、烦躁不安、血压升高、颈项强直及脑膜刺激征阳性,严重者可出现谵妄、意识障碍及抽搐。本期经治疗多于 2~5 天内进入恢复期。

4) 恢复期:治疗后体温逐渐恢复正常,意识及精神状态改善,皮肤瘀点、瘀斑停止发展并大部分被吸收,坏死部位结痂,症状逐渐好转,神经系统检查正常。病程中约有 10% 的患者可出现口周疱疹。一般在 1~3 周内痊愈。

(2) 暴发型:多见于儿童,起病急,病情凶险,若抢救不及时可在 24 小时内死亡。根据其临床特点可分为 3 型。

1) 休克型:严重的毒血症症状,突发高热、寒战、重者体温不升,伴头痛、呕吐,精神极度萎靡,有不同程度意识障碍。全身皮肤短时间内出现瘀点、瘀斑,并迅速融合成片,或继以大片状坏死。循环衰竭是本型主要临床特点,表现为面色苍白、口唇及指端发绀、皮肤发花、四肢厥冷、脉搏细速、呼吸急促、血压下降甚至不能测出、少尿或无尿,易并发 DIC。脑膜刺激征大多阴性,脑脊液检查大多澄清,细胞数正常或轻度增加。

2）脑膜脑炎型:主要表现为脑膜及脑实质损害,患者常于 1~2 天内出现严重的神经系统症状,高热、头痛、呕吐、意识障碍,迅速进入昏迷状态,惊厥频繁,锥体束征阳性。严重者可发生脑疝,致中枢性呼吸衰竭而死亡。

3）混合型:可先后或同时出现上述两型的临床表现,是最严重的类型,病死率高。

(3) 轻型:可见于流脑流行后期,多为成年患者。有低热、轻微头痛及咽痛等上呼吸道感染症状,皮肤黏膜出现瘀点,脑膜刺激征可阳性。脑脊液多无明显变化,咽部培养可检出脑膜炎球菌。

(4) 慢性型:此型少见,成人患者居多,可迁延数周至数月。主要表现为间歇性寒战、发热,每次发热持续 12 小时后缓解,间隔 1~4 天再次发作,每次发热后成批出现皮肤瘀点或皮疹,常伴关节痛、脾大、白细胞增多,血液培养可为阳性。

2. 婴幼儿及老年人流脑特点

(1) 婴幼儿流脑特点:临床表现不典型,除高热、拒食、吐奶、烦躁和尖声哭叫外,惊厥、腹泻和咳嗽较成人多见,而脑膜刺激征不明显,前囟未闭者大多囟门紧张隆起,少数患儿因频繁呕吐、出汗导致失水反而可见前囟下陷。

(2) 老年人流脑的特点:暴发型多见。上呼吸道感染症状明显,热程长,意识障碍明显,瘀点、瘀斑发生率高。预后差、病死率高。

【实验室及其他检查】

1. 血常规检查 白细胞总数多在 $(10\sim20)\times10^9/L$ 以上,中性粒细胞升高,在 80%~90% 以上。并发 DIC 时,血小板减少。

2. 脑脊液检查 是确诊的重要方法。典型脑膜炎期脑脊液压力升高,外观呈浑浊米汤样甚至脓样;白细胞数可达 $1000\times10^6/L$ 以上,以多核细胞为主;蛋白质显著增高,糖及氯化物明显减少。但需注意的是临床表现为脑膜炎时脑脊液检查应是影像学检查之前的选择。

3. 细菌学检查 是确诊的重要手段。使用抗菌药物前,取瘀斑组织液、血或脑脊液进行涂片或培养。

4. 免疫学检查 特异性抗原或特异性抗体的检测主要用于早期诊断,阳性率在 90% 以上。

【诊断要点】

有流脑流行病学史,临床表现及脑脊液检查符合化脓型脑膜炎表现,伴有皮肤黏膜瘀点、瘀斑;或虽无化脓表现,但在感染中毒症状表现的同时伴有迅速增多的皮肤黏膜瘀点、瘀斑可作出临床诊断。细菌学检查阳性或特异性血清免疫学检查阳性可确诊。

【护理诊断/问题】

1. 主要护理诊断/问题

(1) 体温过高 与脑膜炎球菌感染导致败血症有关。

(2) 组织灌注量改变 与内毒素导致微循环障碍有关。

(3) 意识障碍 与脑脊髓膜炎症及颅内压升高有关。

(4) 有皮肤完整性受损的危险　与意识障碍、内毒素损伤皮肤小血管有关。

2. 其他相关护理诊断/问题

(1) 营养失调:低于机体需要量　与高热、呕吐致体液丢失过多,昏迷导致营养摄入不足有关。

(2) 潜在并发症:脑疝、呼吸衰竭。

【护理措施】

1. 一般护理

课堂互动

患者住院治疗过程中要多下床活动,以促进快速康复,这种说法对吗?

(1) 隔离措施:采取呼吸道隔离,直至症状消失后 3 天,且不少于发病后 7 天。绝对卧床休息,治疗及护理操作集中进行,尽量减少搬动患者,避免惊厥的发生。

(2) 饮食护理:给予高热量、高蛋白、多种维生素、易消化、营养丰富的流质和半流质饮食。必要时静脉补充营养。

(3) 心理护理:多陪护患者,与患者及家属有效沟通,使其与医护人员合作,共同战胜疾病。

2. 病情观察　严密监测生命体征、意识状态,记录 24 小时出入量。注意全身皮肤有无瘀点、瘀斑变化情况。观察瞳孔是否等大等圆,对光反应是否存在。一旦发现意识障碍、烦躁不安、剧烈头痛、喷射状呕吐、血压升高等,应及时通知医生。

3. 用药护理　遵医嘱使用药物。早期、足量应用细菌敏感并能透过血脑屏障的抗菌药物。一旦高度怀疑流脑,应在 30 分钟内给予抗菌治疗。常用药物有青霉素、头孢菌素和氯霉素。目前青霉素对脑膜炎球菌仍为一种高度敏感的药物,使用时应注意观察有无青霉素过敏反应。第三代头孢菌素对脑膜炎球菌抗菌活性好,易透过血脑屏障,且毒性低。氯霉素较易透过血脑屏障,对脑膜炎球菌具有良好的抗菌活性,使用时应注意有无胃肠道反应、骨髓抑制现象等。

4. 对症护理

(1) 皮肤护理:具体措施参见第一章第五节“皮疹的护理”。

(2) 发热的护理:具体措施参见第一章第五节“发热的护理”。

(3) 意识障碍的护理:具体措施参见第一章第五节“意识障碍的护理”。

(4) 休克的护理:具体参见本章第三节“细菌性痢疾”。

5. 并发症的护理

(1) 脑疝的护理:遵医嘱快速静脉滴注或静脉注射 20% 甘露醇,或与 50% 葡萄糖交替使用,必要时遵医嘱使用肾上腺糖皮质激素减轻脑水肿和降低颅内压。使用甘露醇时,要注意观察呼吸、心率、血压、瞳孔变化,颅内高压、脑膜刺激征表现有无改善,脱水的同时注意监测电解质平衡状况。

(2) 呼吸衰竭的护理:密切观察呼吸频率、节律、深度的变化,监测血压、脉搏的改变。若患者呼吸停止,配合医生行气管切开、气管插管,进行机械通气,禁忌胸外按压及人工呼吸。吸氧、遵医嘱使用洛贝林等药物,注意观察不良反应。

【健康指导】

课堂互动

人们对流脑普遍易感,有没有药物可以进行预防呢?

1. 对患者的指导　给患者讲解流脑的临床特点及预后,指导出现神经系统损害后遗症患者和家属做功能锻炼、按摩等,提高患者自我管理能力及生活质量。

2. 疾病预防指导

(1) 管理传染源:早期发现患者并就地隔离治疗。

(2) 切断传播途径:流行前期有计划地开展群众性卫生运动,减少大型集会,居室常通风,勤晒衣被和儿童玩具,避免携带儿童到人多拥挤的公共场所。

(3) 保护易感人群:流脑流行季节前应用脑膜炎球菌多糖菌苗对流行区 6 个月至 15 岁的易感人群进行预防接种。流行单位的密切接触者及家庭内密切接触者可用药物预防,如复方磺胺甲噁唑,成人每天 2g,儿童每天 50~100mg/kg,连用 3 天,并医学观察 7 天。体质虚弱者做好自我保护,如外出时戴口罩等。

知识链接

流脑公众预防要点

1. 良好个人卫生习惯　①打喷嚏或咳嗽时应用手绢或纸巾掩盖口鼻;②勤洗手,使用肥皂或洗手液并用流动水洗手;③不要与他人共用水杯、餐具;④每天开窗至少 3 次,每次不少于 10 分钟;⑤每天晚间要认真刷牙,刷牙后用温生理盐水漱口;

2. 加强体育锻炼,增强抵抗力

3. 做好防护　①儿童应尽量避免与有症状病人的接触;②流行季节在人员拥挤的场所内应戴口罩;③如出现发热、头痛、呕吐等症状,应及时就医。

【中医护理概要】

1. 本病属于中医学之"春温"、"风温"、"瘟疫"范畴。本病主要是冬春季感受瘟疫毒邪和机体阴精亏损、正气不足所致。基本病机是邪犯肺卫,或外解而愈,或化热入里,气分热炽,卫气同病,壮热烦渴,热灼太阳则头痛;邪陷血分,气营两燔,血络受损,外溢发斑则出血,热闭心包则神昏谵语。

2. 本病传变迅速,应根据毒邪在卫、在气、在营、在血之不同确立护治原则。病邪在表则据"急则治其标"原则以清热解毒为主,邪热进展,内陷心包则以清热开窍,凉血解毒为主,邪毒内陷厥阴,引动肝风,则以平肝熄风为主。

3. 痰鸣音者,可用竹沥水灌服化痰、涤痰;皮肤瘀斑或破溃者可予黄连油膏纱布保护创面;眼睑干燥或闭合不全者,可用黄连水清洗或 10% 黄连水纱布湿敷双眼。

笔记

第六节　布鲁菌病

 病案导入

　　患者,男,38岁。因"间断发热2个月,加重伴头痛1周"入院。患者2个月前无明显诱因出现间断发热症状,体温波动在38.5~40.0℃之间,热退时大汗,伴乏力、关节疼痛。入院前1周患者出现头痛,以眼眶周围及顶枕部为主,呈持续性胀痛。

　　护理体检:T38.9℃,P85次/分,R20次/分,BP130/80mmHg。神清,精神差,耳后、腋下、腹股沟浅表淋巴结如黄豆大小,无压痛,可移动。咽部充血。肝、脾肋下1cm,质软,光滑,边缘钝,无触痛。四肢大关节有压痛,无红肿,活动受限。腱反射活跃,Babinski征阳性。

　　实验室检查:WBC$3.9×10^9$/L,N35%,L62%。血沉29mm/h。血布氏杆菌凝集试验阳性。

　　问题:根据本节内容,请考虑该患者的初步医疗诊断及诊断依据、目前存在的主要护理诊断/问题及具体护理措施。

　　布鲁菌病(brucellosis)又称布氏菌病,地中海弛张热,马尔他热,波浪热或波状热,是由布鲁菌(Brucella)引起的动物源性传染病。临床上以长期反复发热、多汗、关节痛、肝脾及淋巴结肿大为主要特征。

【病原学】

 课堂互动

　　日常生活中我们如何处理疑有被布鲁菌污染的牛奶?

　　布鲁菌为革兰氏阴性短小杆菌,无鞭毛,不形成芽胞或荚膜。可分为6个种19个生物型,临床以马尔他布氏杆菌(羊种菌,B.melitensis)、流产布氏菌(牛种菌,B.abortus)、猪种菌(B.suis)和犬种菌(B.canis)四种对人类致病,羊种菌致病力最强。菌体死亡或裂解时释放脂多糖(内毒素)为主要致病物质。

　　布鲁菌在自然环境中生存力较强,在病畜的分泌物、排泄物及死畜的脏器中能生存4个月左右,在食品中约生存2个月。但对紫外线、热和常用消毒剂敏感,阳光下曝晒10~20分钟或加热60℃可杀灭此菌,3%的漂白粉澄清液数分钟也能灭菌。

【流行病学】

 课堂互动

　　据说跟布鲁菌病患者接触一定要戴手套,是不是戴了手套就能起到预防的作用?此病的易感人群有哪些?

　　1. 传染源　患病的羊、牛及猪是主要传染源。目前已知有60多种家畜、家禽及野生动物是布鲁菌的宿主。病畜的分泌物、排泄物、流产物及乳类含有大量病菌。染菌动物先在同种动物间传播,随后波及人类。患者也可以从粪、尿、乳向外排菌,但人与人之间传播罕见。

2. 传播途径 本病可经多种途径传播。①经皮肤黏膜接触传播:直接接触病畜或其排泄物、分泌物,或在饲养、挤奶、剪毛、屠宰以及加工皮、毛、肉等过程中未加防护,经皮肤伤口或眼结膜受染,也可通过间接接触病畜污染的环境及物品而受染。②经消化道传播:食用被病菌污染的食品、水或进食含布鲁菌的生奶、奶制品及未熟的肉、内脏而受染。③经呼吸道传播:病菌污染环境后形成气溶胶被吸入而感染。④其他:如苍蝇携带、母婴垂直传播、性传播等方式也可传播本病。

3. 人群易感性 普遍易感,病后可获得一定免疫力,不同种布鲁菌间有交叉免疫性,再次感染发病者约为 2%~7%,疫区居民可因隐性感染而获免疫。

4. 流行特征 全年均可发病,但以家畜繁殖季节为多。本病流行于世界各地,以欧洲疫情最重,国内多见于内蒙古、青藏高原、东北及西北等牧区。患病与职业有密切关系,兽医、畜牧者、屠宰工人、皮毛工等为本病高危人群。发病年龄以青壮年为主,男多于女。

【发病机制与病理】

本病发病机制较为复杂,目前认为细菌、毒素及变态反应均不同程度参与机体的发病。

侵入人体的布鲁菌,被吞噬细胞吞噬,随淋巴液到达淋巴结,在细胞内生长繁殖,形成局部原发病灶。细菌在吞噬细胞内大量生长繁殖导致吞噬细胞破裂,随之大量细菌进入淋巴液和血循环形成菌血症。在血液里细菌又被血流中的单核细胞吞噬,经血循环在肝、脾、淋巴结、骨髓等处的单核-吞噬细胞系统内繁殖,形成多发性病灶。当病灶内释放出来的细菌超过了吞噬细胞的吞噬能力时,细菌会在细胞外血流中生长、繁殖,并释放内毒素,临床表现为败血症。另外,在机体多种因素的作用下,病原菌释放出的内毒素与菌体其他成分可造成毒血症。如果机体免疫功能不健全,或感染的细菌数量多、毒力强,则部分细菌逃脱免疫,又可被吞噬细胞吞噬带入各组织器官形成新感染灶。经一定时期后,感染灶的细菌生长繁殖再次入血,导致疾病复发。组织病理损伤广泛,临床表现多样化,如此反复成为慢性感染。

病理变化为渗出、变性、坏死、增生、肉芽肿形成。常累及肝、脾、骨髓、淋巴结、骨关节系统、神经内分泌系统及生殖系统。

【临床表现】

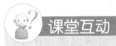

课堂互动

患者出现哪些临床表现让我们警觉其可能感染了布鲁菌?

潜伏期一般为 1~3 周,平均 2 周,少数可长达数月或 1 年以上。临床分为亚临床感染、急性感染、亚急性感染和慢性感染。表现复杂多变,轻重不一,可呈多器官病变或局灶性感染和复发。

1. 亚临床感染 常见于高危人群。血清学检测 30% 以上有高水平的抗布鲁菌抗体。不能追及明确的临床感染史。

2. 急性和亚急性感染 缺乏特异性,95%以上患者起病缓慢,以寒战高热、多汗、游走性关节痛为主要表现。

(1) 发热:典型病例呈波状热,但已少见,现以不规则热型多见。高热时患者可无明显不适,热退后自觉症状反而加重。

(2) 多汗:为本病的突出症状之一,每于夜间或凌晨退热时大汗淋漓。

(3) 骨关节和肌肉疼痛:疼痛性质常为针刺样。疼痛主要累及大关节,如腰、髋、肩、膝等,单个或多个关节同时受累,非对称性,局部红肿。急性期患者疼痛多呈游走性,慢性期疼痛固定于某些关节。另外,下肢及臀部肌肉常呈痉挛性疼痛。

(4) 泌尿生殖系统症状:睾丸肿痛最具特征性,占男性患者的20%~40%,由睾丸炎及附睾炎所致,多为单侧。也可发生精索炎、前列腺炎、肾盂肾炎等。女性患者可有卵巢炎、子宫内膜炎及乳房肿痛。

(5) 肝脾及淋巴结肿大:约半数患者可有肝、脾大和肝区疼痛。淋巴结肿大多与感染方式有关,常见于颈部、颌下、腋窝和腹股沟等处,有时腹腔或胸腔淋巴结也可受累。肿大的淋巴结一般无明显压痛,可自行消散,偶见化脓和破溃。

(6) 神经系统症状:由于神经根或神经干受累可导致坐骨神经痛、腰骶神经痛、肋间神经痛、三叉神经痛等。少数患者可并发脑膜脑炎和脊髓炎,表现为剧烈头痛和脑膜刺激征。

3. 慢性感染 指病程超过1年者,多由急性期发展而来,也可由无症状感染者或轻症者逐渐变为慢性。症状多不明显,主要表现为疲劳、全身不适、精神抑郁等,可伴有固定或反复发作的大关节或肌肉疼痛,少数患者可有骨和关节的器质性损害。

4. 复发 急性期患者经抗菌治疗后,约有10%以上可复发。复发时间可在初次治疗后的数月内或多年后发生,其机制可能与寄生于细胞内细菌逃脱了抗生素和宿主免疫功能的清除有关。

5. 局灶性感染 布鲁菌局限在某一器官中,出现相应的临床表现。

【实验室及其他检查】

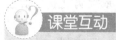

布鲁菌病慢性期症状不明显,尽早确诊其感染的依据是什么?

1. 血常规检查 白细胞计数正常或轻度减少,淋巴或单核细胞相对或绝对增多。血沉在各期均加快。久病者可有轻度或中度贫血。

2. 病原学检查 患者血液、骨髓、组织、脓性脑脊液等均可作细菌培养,10天以上可获得阳性结果。

3. 血清学检查

(1) 试管凝集试验:检测布鲁菌抗体。效价在病程中有4倍或4倍以上的升高,或抗体效价达≥1:160时,具有诊断意义。

(2) PCR:检测布鲁菌DNA,速度快,与临床符合率高,有助于早期诊断。

【诊断要点】

根据流行病学资料,有流行地区居留史,与病畜接触史,或进食未严格消毒的乳制品及未煮熟的畜肉史。急性期有反复发作的发热,伴有多汗、游走性关节痛等表现,慢性期有神经、精神症状,以及骨关节系统损害症状。查体发现肝脾及淋巴结肿大可作出临床诊断。布鲁菌培养阳性即可确诊。

【护理诊断/问题】

1. 主要护理诊断/问题

(1) 体温过高　与布鲁菌引起毒血症有关。

(2) 疼痛:骨关节、肌肉、神经痛　与布鲁菌病变累及骨关节、肌肉和神经有关。

2. 其他相关护理诊断/问题

(1) 躯体活动障碍　与慢性期骨、关节、肌肉受损有关。

(2) 有体液不足的危险　与出汗过多有关。

【护理措施】

1. 一般护理

(1) 休息与活动:急性期疼痛明显时应卧床休息,减少活动,注意保暖。协助患者采取舒适体位,保持关节的功能位。关节肿胀严重时,嘱患者缓慢行动,避免肌肉及关节损伤。间歇期可进行日常活动,但不宜过多。

(2) 饮食护理:给予高热量、高蛋白、富含维生素、易消化的食物,并保证足够的水分,成人每天摄入量 3000ml。

 课堂互动

布鲁病患者在病程中极易出现焦虑情绪,作为护理人员,我们如何对其进行心理疏导?

(3) 心理护理:根据不同病期患者的不同心理表现进行心理指导。急性期加强巡视,耐心倾听,向患者解释病因、临床表现、治疗方法和预后,教会患者处理高热和疼痛的办法,使其能主动配合治疗和护理。

2. 病情观察　监测生命体征,特别是体温的变化,注意患者热型、体温升降方式、持续时间。观察有无肝、脾、淋巴结肿大,了解关节、肌肉疼痛的程度、部位及伴随症状。注意各项检查结果。

 课堂互动

布鲁菌病患者能否治愈? 有没有特效治疗药物? 在护理过程中如何预防本病复发?

3. 用药护理　遵医嘱使用抗菌药物或联合使用脱敏疗法。

(1) 抗菌治疗:急性期以抗菌治疗为主。一般采取多疗程、联合用药。WHO 推荐利福平(每天 600~900mg,每天 1 次,口服)和多西环素(每次 100mg,每天 2 次,口服)联用作为首选方案,疗程 6 周。另外,多西环素(每次 100mg,每天 2 次,口服,6 周)与链霉素(每次 1g,每天 1 次,肌内注射,2~3 周),效果也较好;有神经系统受累者可选用四环素加链霉素。注意监测药物不良反应,利福平可引起肝损害,并可使分泌物、排泄物变成橘黄色;多西环素可致骨发育不良、胃肠道反应、肝损害、过敏反应等;四环素常引起恶心、呕吐、腹部不适、腹痛等,应指导其饭后服用;链霉素可致唇周或指端麻木感及耳鸣、听力减退、平衡失调等。一旦出现上述现象,须通知医生停药。

(2) 菌苗治疗(脱敏疗法):适用于慢性感染者,从小剂量开始,进行静脉、肌内、皮下及皮内注射。菌苗疗法可引起全身剧烈反应,如发冷、发热、原有症状加重,部分患者可出现休克、呼吸困难,故肝肾功能不全者、心血管疾病、肺结核者及孕妇忌用。在用药过程中密切观察,发现不良反应及时报告医生。

4. 对症护理

(1) 发热的护理:具体措施参见第一章第五节"发热的护理"。

(2) 疼痛的护理:局部用 5%~10% 硫酸镁热敷,每天 2~3 次。也可用短波透热疗法、水浴疗法等以减轻疼痛。协助按摩、肢体被动运动或采用针刺疗法等,以防关节强直、肌肉萎缩。神经痛明显者,遵医嘱使用消炎止痛剂或采用 0.25%~0.5% 普鲁卡因 20~40ml 局部封闭。睾丸胀痛不适者,可用"十"字吊带承托。并发关节腔积液者,配合医生行关节腔穿刺抽出积液。对慢性期患者,应教会其使用放松术,如深呼吸、听音乐、肌肉放松等方法,以缓减疼痛。

【健康指导】

 课堂互动

布鲁菌病患者关节症状明显,在出院后如何保护关节?

1. 对患者的指导 进行预防布鲁菌病的知识教育,说明急性期彻底治疗的重要性,以免复发和慢性化。慢性感染者应鼓励其坚持进行针灸、理疗等康复治疗,并适当做关节无负荷运动,减轻对骨、关节的压力,增强对关节的保护功能。本病复发率高,出院后 1 年内应定期复查。

2. 疾病预防指导

(1) 管理传染源:对牧场、乳厂和屠宰场的牲畜定期卫生检查,检出的病畜及时隔离治疗,必要时宰杀。

(2) 切断传播途径:加强对畜牧产品的卫生监督,禁食病畜肉及乳品;病畜的流产物及死畜必须深埋;皮毛消毒后需放置 3 个月以上方可运出疫区;病、健畜分群分区放牧,病畜用过的牧场需经三个月自然净化后才能供健畜使用。

(3) 保护易感人群:对接触羊、牛、猪、犬等牲畜的饲养员、挤奶员、兽医、屠宰人员、皮毛加工员及炊事员等,均应进行预防接种,以减毒活菌苗做皮下注射或气溶胶吸入,保护期 1 年。

【中医护理概要】

1. 本病属于中医学温病范畴,慢性期属于中医学之"痹证"、"虚损"范畴。主要病因是感受湿热毒邪。基本病机为毒邪侵犯肌表关节,内犯脏腑,湿邪渐而化燥、邪实正伤,湿热毒邪渐次侵入血,伤及肝脾,损及全身。阴血受其煎灼而阴液耗损,则热从内生;正气亏耗,卫外固表之功失权,津液外达则多汗。

2. 护治原则的确立关键在于辨证是邪盛还是正虚。急性期湿热毒邪外犯肌表,内侵脏腑,以邪实为主,故应清热化湿解毒为主;慢性期正虚邪恋,当以益气养血、活血通络为主。

3. 关节痛可配合外治法,如用加热的泥土、石蜡、麦麸等外敷,将热传至局部病变部位,10~20 次为 1 疗程,每次 15~40 分钟。

第七节 猩 红 热

 病案导入

患者,男,9 岁,因"畏寒、高热、咽痛 1 天"入院。体温持续 39℃以上,伴头痛、食欲减退、恶心。呕吐 3 次,全身皮肤弥漫性充血,并有针尖大小的丘疹。

护理体检:T39.1℃,P112 次 / 分,R23 次 / 分,BP110/70mmHg。咽部和扁桃体充血肿胀,有脓性分泌物渗出。软腭充血水肿,有米粒大的出血点。颌下及颈部淋巴结肿大,有压痛。全身皮疹压之色退,去压后复现。

实验室检查:WBC18.6×10⁹/L,N91%。咽拭子涂片可见革兰阳性链球菌。

问题:根据本节内容,请考虑该患者的初步医疗诊断及诊断依据、目前存在的主要护理诊断 / 问题及具体护理措施。

猩红热(scarlet fever)是由 A 组 β 型溶血性链球菌(group A-β hemolytic streptococcus, GAS)引起的急性呼吸道传染病。主要通过空气飞沫传播,临床以突发高热、咽峡炎、全身弥漫性充血性点状皮疹和疹退后明显的脱屑为主要表现,少数患者可引起心、肾、关节的变态反应性损害。

【病原学】

 课堂互动

什么原因导致猩红热出现红疹的表现?

A 组 β 型溶血性链球菌,也称化脓链球菌,革兰染色阳性。呈链状排列,球形或卵圆形,无芽胞,无鞭毛,在血培养基中生长良好。根据细菌细胞壁表面抗原的不同可分为 A~U(无 I、J)19 组,猩红热主要由 A 组引起。目前已知有 M、R、T、S 四种表面抗原,M 蛋白是 GAS 的主要致病因子,对中性粒细胞和血小板都有免疫毒性作用。

该菌的致病力来源于细菌本身及其产生的毒素和蛋白酶类。本菌产生的毒素有致热性外毒素和链球菌溶血素。致热性外毒素,又称红疹毒素,有 A、B、C、D4 种抗原性,其抗体无交叉保护能力,均能致发热和猩红热皮疹,并能抑制吞噬系统和 T 细胞的功能,触发 Schwartzman 反应。溶血素可分为 O 和 S 两种,能破坏红细胞、白细胞、血小板并能引起心脏损伤。蛋白酶包括透明质酸酶、链激酶和各种蛋白酶,可溶解破坏组织成分,造成病变扩散。

该菌体外抵抗力强,在痰及脓液中可生存数周,但对热及干燥抵抗力不强,加热56℃ 30 分钟及一般消毒剂均可灭活。

【流行病学】

课堂互动

猩红热有可能通过伤口引起感染吗？该病的主要传播途径是什么？

1. 传染源 主要是患者和带菌者。猩红热患者自发病前24小时至疾病高峰时期的传染性最强，脱皮时期的皮屑无传染性。A组β型溶血性链球菌引起的咽峡炎患者，排菌量大且不被重视，是重要的传染源。

2. 传播途径 主要经空气飞沫传播。个别情况下也可由皮肤伤口或产妇产道侵入，引起"外科猩红热"或"产科猩红热"。偶可通过污染的牛奶或其他食物传播。

3. 人群易感性 人群普遍易感，感染后人体可产生抗菌和抗毒素2种免疫力。但由于没有交叉免疫，可再次感染。

4. 流行特征 猩红热多见于温带地区，热带、寒带少见。全年均可发病，但以冬、春季多见。任何年龄均可发病，但以儿童多见。

【发病机制与病理】

课堂互动

猩红热患者的皮疹为什么会出现脱屑？

A组链球菌侵入人体后主要造成化脓性、中毒性和变态反应性病变。

1. 化脓性病变 病原体在脂壁酸的协助下黏附于黏膜上皮细胞，进入组织引起炎症，通过M蛋白保护细菌不被吞噬，在链激酶、透明质酸酶作用下，使炎症扩散并引起组织坏死。

2. 中毒性病变 链球菌产生的红疹毒素自局部进入血液循环后，引起发热、头痛、皮疹等全身毒血症状。皮肤充血、水肿，上皮细胞增殖，白细胞浸润，以毛囊周围最为明显，形成典型的猩红热样皮疹。最后表皮死亡脱落，形成"脱屑"。黏膜充血，有时呈点状出血，形成"内疹"。肝、脾、淋巴结等间质血管周围有不同程度的单核细胞浸润、充血及脂肪变性。心肌混浊肿胀和变性，严重者有坏死。肾脏可有间质性炎症变化。中毒型患者的中枢神经系统可见营养不良变化。

3. 变态反应性病变 个别患者在病程第2~3周时出现心、肾、滑膜组织等处炎症。

【临床表现】

课堂互动

发病早期哪些表现提示可能患了猩红热？

潜伏期1~7天，一般为2~3天。典型病例急性起病并有三大特征表现：发热、咽峡炎、发热24小时内出现皮疹。根据临床表现和预后情况，一般分为4型。

1. 普通型 流行期间大多数患者属于此型。典型病例分为3期。

(1) 前驱期：大多骤起畏寒、发热，发热多为持续性，重者体温可达39~40℃，伴头痛、咽痛、恶心呕吐、食欲减退、全身不适。咽部和扁桃体充血肿胀，可见点状黄白色渗出物，易拭去。软腭充血水肿，并可有米粒大的红色斑疹或出血点，即黏膜内疹，一般先于皮疹而出现。

(2) 出疹期：皮疹为猩红热最重要的特征之一。多数在发热后第2天出现。从耳后、颈底及上胸部开始，24小时内即蔓及全身。典型的皮疹为在全身皮肤充血发红的基础上散布着针尖大小、密集而均匀的点状充血性红疹，压之色退，去压后复现，伴有痒感。严重者可有出血疹，在皮肤皱褶处如腋窝、肘窝、腹股沟部可见皮疹密集或因压迫摩擦而呈紫红色线状出血，称为"线状疹"（也称"帕氏线"）。面部充血潮红，可有少量点疹，口鼻周围充血较轻，相形之下显得苍白，称"口周苍白圈"。病初起时，舌被白苔，乳头红肿，突出于白苔之上，以舌尖及边缘处为显著，称为"草莓舌"。2~3天后白苔开始脱落，舌面光滑呈肉红色，并可有浅表破裂，乳头仍突起，称"杨莓舌"。

皮疹一般在48小时内达到高峰，之后体温下降，皮疹于2~4天可完全消失。重症者可持续5~7天甚至更久。颌下及颈部淋巴结可肿大，有压痛。

(3) 恢复期：退疹后一周内开始脱皮，脱皮部位先后顺序与出疹顺序一致。面部及躯干多为糠屑状脱皮，手掌足底皮厚处可见"手套"、"袜套"状脱皮。脱皮持续1~2周。

2. 脓毒型 罕见，主要为咽部红肿，甚至发生溃疡，渗出物较多，细菌扩散到附近组织，形成化脓性中耳炎、鼻窦炎、乳突炎及颈淋巴结炎。也可侵入血循环引起败血症。目前已罕见。

3. 中毒型 临床主要表现为毒血症。高热、剧吐、头痛、出血性皮疹，甚至神志不清，可有中毒性心肌炎及周围循环衰竭。此型病死率高，目前很少见。

4. 外科型及产科型 病原菌由创口或产道侵入，局部先出现皮疹，由此延及全身，但无咽峡炎，中毒症状较轻。

【实验室及其他检查】

1. 一般检查 血常规检查白细胞计数增加，多达(10~20)×10⁹/L，中性粒细胞占80%以上，严重患者可出现中毒颗粒，出疹后嗜酸性粒细胞增多占5%~10%；尿常规检查无明显异常，若发生肾脏变态反应时，则出现尿蛋白增加以及红细胞、白细胞和管型。

2. 病原学检查 咽拭子或其他病灶分泌物培养可有A组β型溶血性链球菌生长。亦可用IFA检测咽拭子涂片以进行快速诊断。

【诊断要点】

 课堂互动

是不是患者有猩红热接触史，并出现突然高热、咽峡炎、皮疹，就能明确诊断其为猩红热呢？

根据流行病学资料，有与猩红热或咽峡炎患者接触史，有骤起发热、咽峡炎、皮疹等典型临床表现，实验室检查白细胞增高达(10~20)×10⁹/L，中性粒细胞占80%以上，细胞内可见中毒颗粒,出疹后嗜酸性粒细胞增多占 5%~10%,可作出临床诊断。咽拭子或脓液培养获得 A 组链球菌可确诊。

【护理诊断 / 问题】

1. 主要护理诊断 / 问题

(1) 体温过高　与感染、毒血症有关。

(2) 皮肤完整性受损　与皮疹、脱皮有关。

2. 其他相关护理诊断 / 问题

疼痛:咽痛　与咽部充血、水肿等有关。

【护理措施】

1. 一般护理

(1) 隔离措施:采取呼吸道隔离,至咽拭子培养 3 次阴性,且无化脓性并发症出现可解除隔离(自治疗之日起不少于 7 天)。

(2) 饮食护理:给予营养丰富、含大量维生素且易消化的温凉流质饮食,恢复期改半流质或软食,有肾炎者低盐饮食。供给充足的水分,以利散热及排泄毒素。因高热进食少、中毒症状严重者可给予静脉补充营养。

2. 病情观察　密切观察生命体征、咽痛症状、咽部分泌物变化以及出疹情况等。注意观察有无眼睑水肿、尿量减少及血尿等,每周尿常规检查 2 次。

用药护理　遵医嘱用药。A 组链球菌对青霉素敏感且不易产生耐药性。普通型剂量:儿童每天 2 万 ~4 万 U/kg;成人每次 80 万 U,每天 2~3 次,肌内注射,疗程 5~7 天。重症患者应加大剂量和延长疗程,每天 800 万 ~2000 万 U,分 2~3 次静脉滴入;儿童每天 20 万 U/kg,分 2~3 次静脉滴入,连用 10 天或热退后 3 天。对青霉素过敏者可用红霉素,剂量成人每天 1.5~2g,分 4 次静脉滴入;儿童每天 30~50mg/kg,分 4 次静脉滴入。也可用复方磺胺甲噁唑,成人每天 4 片,分 2 次口服,小儿酌减。注意观察药物不良反应。

4. 对症护理

(1) 发热的护理:具体措施参见第一章第五节"发热的护理"。

(2) 皮肤护理:具体措施参见第一章第五节"皮疹的护理"。

(3) 咽痛的护理:注意咽痛的程度,保持口腔卫生,协助患者饭后、睡前漱口,可用温生理盐水或稀释 2~5 倍朵贝尔溶液,每天 4~6 次。多饮温凉的流质,避免刺激性的食物和饮料。可遵医嘱使用锡类散、西瓜霜喷雾剂消炎止痛。

【健康指导】

1. 对患者的指导　本病除急性期症状较重者需住院治疗外,一般可在家中护理治疗。向患者和家属介绍疾病特点,对发热及皮疹的护理方法给予指导。

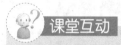

课堂互动

如何处理猩红热患者接触过的物品,如食具、衣物、家具等?

2. 疾病预防指导

(1) 管理传染源:猩红热患者应住院或家庭隔离治疗。儿童机构工作人员的带菌者,暂时调离工作,并给予治疗,至 3 次培养阴性方可恢复工作。

笔记

（2）切断传播途径：流行期间应避免到人群密集的公共场所，接触患者应戴口罩。患者居室经常通风换气，每天不少于 3 次，每次 15 分钟。患者的食具应煮沸消毒，痊愈后进行一次彻底消毒。玩具及家具用来苏水擦洗一遍，或阳光下曝晒 1~2 小时。

（3）保护易感人群：对密切接触者医学观察 7 天，可用苄星青霉素 120 万 U 肌内注射一次进行预防，或口服复方磺胺甲噁唑，发现有扁桃体炎及咽峡炎患者可应用青霉素治疗。

【中医护理概要】

1. 本病属于中医学之"丹痧"、"疫喉痧"范畴。主因是由于感受温热时毒、寒温失调，人体正气亏虚则是诱因。病变与肺胃相关。基本病机是温热时毒直犯肺卫，热毒拂郁于肌表、进而窜扰血络，热毒上壅咽喉则红肿溃烂；若时毒剧烈，则可直陷心包，内迫营血而表现为包络内闭或营血热毒壅盛。

2. 本病护治原则以清泄热毒为主。邪在肺卫则辛凉清解，透邪外出；传里后，据临床表现分别采取清火解毒、苦寒攻下、清营凉血等不同治法；后期则以清营养阴为主。

3. 咽喉漫肿甚者，用白边万年青根切片含之（有强心解毒之效）；用金不换吹喉（即玉钥匙加入中白青黛各三钱，犀黄三分，研细末吹喉），亦可用锡类散、西瓜霜清咽化腐，消炎止痛。

第八节　白　喉

 病案导入

患者，男，20 岁。因"咳嗽、咽痛 3 天，呼吸困难 1 天"，急诊入院。3 天来咳嗽，少痰，近 1 天来咳嗽呈"犬吠样"，声音嘶哑，中度发热，第 3 天开始有明显呼吸困难。

护理体检：T38.8℃，P110 次 / 分，R26 次 / 分，BP90/60mmHg。急性病容，满头大汗，面色苍白，有轻度发绀，鼻翼扇动、锁骨上窝轻度下凹，双侧颌下淋巴结肿大，有压痛，两侧扁桃体上有灰白色膜覆盖，以棉签擦拭，不能拭去，用力剥离则有出血，心率快，规则无杂音。

实验室检查：WBC16×10⁹/L，N80%，L35%。

问题：根据本节内容，请考虑该患者的医疗诊断及诊断依据、目前存在的主要护理诊断 / 问题及具体护理措施。

白喉（diphtheria）是由白喉杆菌（bacillus diphtheria）引起的急性呼吸道传染病。临床以咽、喉、鼻部黏膜充血、肿胀伴灰白色假膜形成和全身毒血症状为主要特征。重者可发生中毒性心肌炎及周围神经麻痹等并发症。

【病原学】

 课堂互动

白喉杆菌容易杀灭吗？日常生活中疑有被白喉杆菌污染的物品最简单易行的灭菌方法是什么？

白喉杆菌属棒状杆菌属,革兰阳性,具有明显的多形性,呈杆状或稍弯曲,一端或两端稍肥大,内有异染颗粒。按培养基上菌落特点和生化反应特性,可将白喉杆菌分为重型、中间型和轻型,中间型和重型常与流行有关,轻型见于散发。

白喉杆菌侵袭力较弱,其分泌的外毒素毒性强,是主要的致病物质。外毒素不稳定,经 0.3%~0.5% 甲醛处理后可制成类毒素,用于预防接种或制备抗毒血清。白喉杆菌在玩具、衣物上可存活数天至数周。对寒冷、干燥抵抗力强,在干燥假膜中可生存 3 个月。对一般消毒剂敏感,5% 苯酚 1 分钟,加热至 58℃ 10 分钟,均可灭菌,阳光直射下仅能存活数小时。

【流行病学】

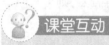

据说跟白喉患者接触一定要戴口罩,那么戴了口罩是不是就安全了?

1. 传染源　患者和带菌者是传染源,潜伏期末即有传染性。带菌者可分为恢复期带菌者和健康带菌者。

2. 传播途径　主要经呼吸道飞沫传播,也可通过被污染的手、玩具、文具等物品间接传播。偶可经破损的皮肤传播。

3. 人群易感性　人群普遍易感,儿童易感性最高,患病后有持久免疫力。自实行儿童计划免疫并广泛接种白喉类毒素后发病年龄推迟。在有白喉流行的国家和地区,青少年和成人发病有增多趋势。

4. 流行特征　本病终年可见,以冬、春季多发,世界各地均有发生,以散发为主。居住拥挤、卫生条件差的地区容易发生流行。白喉的病死率较高,应用抗毒素治疗前,病死率约为 30%~50%。

【发病机制与病理】

白喉杆菌侵入上呼吸道后,在黏膜表层组织内繁殖,其分泌的外毒素渗入局部,引起组织坏死和急性假膜性炎症。从血管渗出的液体中含有易凝固的纤维蛋白,将黏膜坏死组织、炎性细胞和白喉杆菌凝固在一起而形成特征性假膜,假膜覆盖于病变表面,呈灰白色,边缘较整齐。假膜与黏膜下组织紧密粘连,不易拭去,强行剥脱易出血。少数患者病变可侵入深层组织形成溃疡。喉、气管及支气管黏膜上皮具有纤毛,形成的假膜与黏膜的粘连不紧,易脱落而引起梗阻窒息。外毒素由局部吸收入血可引起全身毒血症状。假膜范围越大,外毒素吸收越多,病情越重。

白喉外毒素与各组织细胞结合后可引起全身性病理变化,以中毒性心肌炎与白喉性神经炎最显著。神经炎以周围运动神经为主。

【临床表现】

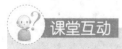

白喉发病时是不是很痛苦?会不会有生命危险?

潜伏期 1~7 天,多为 2~4 天。按假膜所在部位可分为以下类型。

1. 咽白喉　最常见,按假膜大小及病情轻重可分为四型。

(1)普通型:起病缓慢,表现为咽痛、中度发热、食欲下降、全身不适等。咽部充血,扁桃体肿大,24 小时后即有灰白色假膜形成,假膜边缘清楚,不易剥离,强行剥离则基底面出血。常有颌下淋巴结肿大及压痛。

(2)轻型:全身症状轻,仅有轻微发热、咽痛。假膜限于扁桃体,呈点状或小片状,假膜也可不明显而白喉杆菌培养阳性。

(3)重型:全身症状重,有高热、面色苍白、恶心、呕吐。假膜范围较广而厚,可扩大至腭弓、腭垂及咽后壁。假膜颜色灰黄污秽,伴口臭。可有周围软组织水肿、心肌炎或周围神经麻痹。

(4)极重型:假膜范围更广泛,呈污黑色,口腔有腐臭味。颈部因软组织水肿而似"牛颈"。全身中毒症状极为严重,体温可高达 40℃,伴有烦躁不安、呼吸急促、面色苍白、口唇发绀,脉细数,血压下降,甚至心脏扩大、心律失常或中毒性休克等,抢救不及时常易死亡。

2. 喉白喉　多由咽白喉扩散至喉部所致,原发性喉白喉约占 25%。特征性表现为"犬吠样"咳嗽,声音嘶哑或失音,甚至吸气时有喉梗阻,表现为鼻翼扇动、"三凹"现象、发绀等。假膜可延伸至气管、支气管,假膜脱落可导致窒息而死亡。

3. 鼻白喉　原发性较少见,常与咽白喉同时存在。表现为鼻塞、浆液血性鼻涕,鼻孔周围皮肤发红、糜烂及结痂,鼻前庭可有假膜。全身症状轻,有张口呼吸或觅乳困难。

4. 其他部位白喉　皮肤白喉多见于热带地区,眼结膜、耳、口腔、食管、外阴、宫颈、新生儿脐带等部位偶尔也可发生白喉。多为局部假膜,全身症状轻。

5. 并发症

(1)中毒性心肌炎:最常见,是本病死亡的主要原因。多发生在病程第 2~3 周,常见于重型白喉。严重者可有周围循环衰竭或急性心力衰竭的表现。

(2)周围神经麻痹:多发生在病程第 3~4 周,主要侵犯颅神经,以舌咽神经受损引起的腭咽肌瘫痪最为常见。出现鼻音声重、吞咽障碍、进食呛咳、腭垂反射消失等症状。一般可在 2~3 个月内恢复,多无后遗症。

(3)其他并发症:支气管肺炎、颈部淋巴结炎、中耳炎、败血症等。

【实验室及其他检查】

1. 血常规检查　白细胞升高,多在 $(10~20) \times 10^9$/L,中性粒细胞增高,严重时可出现中毒颗粒。

2. 细菌学检查　在假膜与黏膜交界处取标本涂片镜检和培养,可找到白喉杆菌,必要时可作毒力试验,可用于早期诊断。

【诊断要点】

根据未接受过白喉预防接种、发病年龄、季节等流行病学特征,结合假膜等典型临床表现,可作出临床诊断。咽部分泌物培养或涂片找到白喉杆菌即可确诊。

【护理诊断/问题】

1. 主要护理诊断/问题

(1)体温过高　与白喉杆菌感染有关。

笔记

(2) 疼痛:咽、喉及病变部位疼痛 与白喉杆菌外毒素引发组织病变有关。

(3) 有窒息的危险 与假膜脱落堵塞气道有关。

(4) 潜在并发症:中毒性心肌炎、周围神经麻痹等。

2. 其他相关护理诊断/问题

(1) 营养失调:低于机体需要量 与咽部疼痛致吞咽困难、发热、食欲下降有关。

(2) 组织灌注量改变 与白喉杆菌外毒素导致微循环障碍有关。

【护理措施】

1. 一般护理

(1) 隔离措施:采取呼吸道隔离,病室温湿度适宜,保持室内通风,空气清新。患者应卧床休息,一般不少于3周,假膜广泛者延长至4~6周,合并心肌炎应绝对卧床休息,过早活动极易猝死。病情好转后应逐渐恢复日常活动,避免劳累。

(2) 饮食护理:急性期给予高热量、丰富维生素、易消化的流质或半流质饮食,注意补充维生素B、C。不能进食者给予鼻饲或静脉补充营养。注意补充足够的液体,每天摄水量2000ml,必要时可静脉输液以保证入量,维持水与电解质平衡。

2. 病情观察 密切观察生命体征、中毒症状的变化,假膜的增减及喉白喉患者有无喉梗阻的表现。如体温再度升高,提示有继发感染。如呼吸、脉搏增快、面色苍白、四肢末端发绀,提示心功能低下或有心功能不全。如出现吞咽困难,或某一肢体活动不灵活,则可能并发肌麻痹。若假膜脱落,阻塞气道,患者突然呼吸极度困难,口唇发绀,面色晦暗,出汗肢冷时,需立即救治。

 课堂互动

重症的白喉患者还可导致中毒性心肌炎!那么治疗白喉有没有特效药?

3. 用药护理 遵医嘱用药,常用药物有白喉抗毒素(diphtheria antitoxin,DAT)、抗生素等。

(1) DAT:是本病的特异性治疗方法。应早期(病后3~4天内)使用。用量按假膜部位、中毒症状及治疗早晚决定,普通型为3万~5万U,重型为6万~10万U;治疗晚者加大剂量;喉白喉适当减量。儿童用量与成人相同,抗毒素可以肌内注射或稀释后静脉滴注,一次给完。皮试过敏者采用脱敏疗法。

(2) 抗生素:首选药物为青霉素G,对各型白喉均有效,每天80万~160万U,分2~4次肌内注射,疗程7~10天。对青霉素过敏者或应用青霉素1周后培养仍是阳性者,可改用红霉素,每天10~15mg/kg,分4次口服,也可用阿奇霉素或头孢菌素治疗。

4. 对症护理

(1) 发热的护理:周围循环不良的患者,如面色苍白、脉搏细速、四肢厥冷,禁冷敷和乙醇擦浴。其他措施参见第一章第五节"发热的护理"。

(2) 口腔护理:每天需用生理盐水或过氧化氢溶液清洗口腔,动作应轻柔,忌擦抹假膜,防止黏膜出血。

(3) 咽痛的护理:可采用药物雾化吸入或中药喷洒治疗。疾病初期可用冰硼散或锡类散吹入咽喉病变处;疾病中期可用锡类散吹入病变处;疾病后期,可用珠黄散。均

笔记

为每天 3 次。

（4）喉梗阻的护理：关键是保持呼吸道通畅。轻度梗阻者给予氧疗,严密观察病情变化,准备好负压吸引装置、气管插管或气管切开用物。严重喉梗阻应立即行气管切开术,用吸痰器吸出脱落的假膜或钳取假膜。

5. 并发症护理

（1）中毒性心肌炎的护理：给予氧疗,患者需绝对卧床 6 周以上,饮食不可过饱,保持大便通畅。保持环境安静,限制探视,减少不必要的干扰,保证患者充分的休息和睡眠时间。有心功能不全按心功能不全常规护理。

（2）周围神经麻痹的护理：遵医嘱给予大剂量维生素 B_1 及 B_{12} 肌内注射,并配合针灸、理疗、按摩。咽肌瘫痪者给予鼻饲,呼吸肌麻痹伴呼吸衰竭者,应用呼吸机辅助治疗。

【健康指导】

1. 对患者的指导　向患者及家属介绍白喉典型临床表现、治疗及护理方法等相关知识。嘱患者出院后注意休息,避免疲劳、受凉等,室内注意通风及空气消毒。对并发心肌炎患者应特别强调休息的重要性,严重心肌炎患者在 1 年内禁止剧烈活动,定期复查。

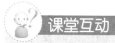

课堂互动

预防白喉可以注射疫苗,注射 1 次就能终生不患此病吗?

2. 疾病预防指导

（1）管理传染源：白喉传染性强,白喉患者应及时隔离,全身和局部症状消失,连续 2 次（隔日 1 次）咽拭子培养阴性者才能解除隔离。接触者检疫 7 天,带菌者隔离 7 天,并用青霉素或红霉素治疗。

（2）切断传播途径：患者鼻咽分泌物和所用物品须严格消毒。呼吸道分泌物用双倍 5% 煤酚皂（来苏）或苯酚处理 1 小时;污染衣物或用具煮沸 15 分钟,不能煮沸的物品用 5% 煤酚皂浸泡 1 小时。

（3）保护易感人群：是最主要的预防措施。新生儿出生后 3 个月开始按计划免疫程序注射"百白破（pertussis-diphtheria-tetanus,PDT）"三联疫苗。7 岁以上儿童首次免疫或流行期易感者,可接种吸附精制白喉类毒素（diphtheria toxoid,DT）或吸附精制白喉和破伤风类毒素。密切接触的易感者可应用 DAT,成人 1000~2000U,儿童 1000U,肌内注射行被动免疫,有效预防期为 2~3 周,1 个月后再行类毒素全程免疫。

【中医护理概要】

1. 本病属于中医学之"喉痹"、"缠喉风"、"锁喉风"范畴。其内因乃是肺肾阴虚、肺胃积热或幼儿脏腑未充、体质娇嫩;外因是秋冬季气候干燥,燥热疫气横行。基本病机是风热或燥热疫毒侵犯人体,外邪引动内热,内外合邪,搏于肺胃二经,肺胃热邪上熏咽喉,炼津灼液,腐蚀喉膜,致咽喉燥痛,假膜布生而致病。

2. 本病护治原则应依据咽喉肿痛、发热及咽喉病变处假膜情况而定。主要是以清热解毒为主,同时祛腐利咽、养阴益气、豁痰开闭。

3. 外治法。局部用药,如白喉散(五倍子 30g、大梅片 9g 研细末喷喉);中药外敷,如取活蟾蜍 170g,明矾 33g,同时捣烂,用纱布包裹成 5cm×10cm 长方形卷,置于患者前颈,绷带固定,4~6 小时更换 1 次,5~6 次即大效或痊愈。

第九节　百　日　咳

 病案导入

　　患者,女,4 岁。因"低热、咳嗽 5 天,伴鼻出血"入院。咳嗽开始为单声干咳,持续约 5 天,此后咳嗽加剧,尤以晚上为甚,表现阵发性,咳声嘶哑,在咳嗽末伴有鸡鸣样吸气吼声,并出现鼻出血。

　　护理体检:T36.8℃、P90 次 / 分、R22 次 / 分、BP100/60mmHg。神志清楚,心脏听诊,心音规则无杂音。

　　实验室检查:WBC50×10^9/L,L80%;X 线检查示肺纹理增粗。

　　问题:根据本节内容,请考虑该患者的医疗诊断及诊断依据、目前存在的主要护理诊断 / 问题及具体护理措施。

　　百日咳(pertussis)是由百日咳杆菌引起的急性呼吸道传染病。临床以阵发性、痉挛性咳嗽,以及咳嗽终止时伴有鸡鸣样吸气吼声为主要特征。病程较长,可达 2~3 个月,故有"百日咳"之称。

【病原学】

 课堂互动

日常生活中如何处理被百日咳杆菌污染的餐具?

　　百日咳杆菌为革兰染色阴性和两端着色较深的短杆菌。该菌为需氧菌,有荚膜,无芽胞,无鞭毛,不能运动,35~37℃为最适宜生长温度、6.8~7.0 为最适 pH 值。百日咳杆菌可产生多种致病物质。目前认为丝状血凝素、黏附素及外毒素等具有诱导机体产生保护性抗体的作用。

　　百日咳杆菌对理化因素抵抗力弱,加热至 56℃ 30 分钟或干燥 3~5 小时即死亡。一般消毒剂及紫外线均可将其灭活。

【流行病学】

 课堂互动

什么样的人群易患百日咳?此病的高发季节又是怎样的呢?

　　1. 传染源　患者、隐性感染者和带菌者是传染源。自潜伏期开始至发病后 6 周均有传染性,其中潜伏期末到病后卡他期 2~3 周内传染性最强。

2. 传播途径 经呼吸道飞沫传播,家庭内传播较多见,间接传播的可能性小。

3. 人群易感性 人群普遍易感,学龄前儿童易感性高,尤以婴幼儿时期易感性最高。由于母体缺乏足够的保护性抗体传递给胎儿,所以6个月以下婴儿发病率较高,患病年龄越小,病死率越高。患病后不能获得终生免疫。

4. 流行特征 本病四季均可发生,但冬春两季多见。百日咳为全球性疾病,世界各地均有发生,以散发为主。在儿童集体机构如托儿所、幼儿园等也可引起流行。由于实施计划免疫,百日咳在我国的发病率已明显下降。

【发病机制与病理】

百日咳杆菌侵入呼吸道,黏附于纤毛上皮处并在局部繁殖,产生多种毒素,引起上皮细胞纤毛的麻痹和细胞变性坏死。纤毛受损影响黏液的排除,支气管黏膜广泛炎症,黏液分泌增多,潴留的黏液不断刺激支气管黏膜的感觉神经末梢,兴奋咳嗽神经中枢,引起反射性剧烈、连续、痉挛性咳嗽。连续性、痉挛性咳嗽导致吸气暂时中断,体内缺氧,出现深长吸气,吸入的大量空气急速通过痉挛状态的声门,即发出一种特殊的高音调(鸡鸣样)吼声。由于长期咳嗽刺激使中枢神经系统形成了兴奋灶,导致在疾病的恢复期或病愈后短期内,受到一些刺激即可诱发百日咳样咳嗽。

百日咳的病理改变为呼吸道上皮细胞变性、坏死、脱落,自鼻咽部至细支气管黏膜上皮、肺泡周围间质有炎性细胞浸润,分泌物阻塞支气管时可引起肺不张、支气管扩张等。并发脑病者脑组织可有充血、水肿或弥散性出血点、神经细胞变性。

【临床表现】

 课堂互动

患有百日咳会不会有生命危险?患病早期临床特点是什么?

潜伏期2~21天,平均7~10天。典型临床经过分为三期。

1. 痉咳前期(卡他期) 从起病至阵发性痉咳出现,可持续7~10天,起病时有咳嗽、打喷嚏、流涕、流泪,低热或中度发热,类似感冒症状。3~4天后热退,但咳嗽加剧,尤以夜间为重。此期传染性最强,若及时治疗,能有效控制病情发展。

2. 痉咳期 一般持续2~6周,此期已不发热,但有百日咳特征性的阵发性、痉挛性咳嗽。多次反复发作,直至排出大量黏稠痰液和胃内容物为止。痉咳一般以夜间为多,痉咳可自发,也可因情绪波动、进食、劳累、检查咽部等诱发。发作时常有喉痒、胸闷等不适预兆。患儿预感痉咳来临时,表现恐惧,痉咳发作时表情痛苦,面红耳赤,部分患者因胸腔压力增高影响静脉回流,出现颈静脉怒张,此外腹压增高导致大小便失禁。严重时可出现颜面水肿、眼结膜充血,毛细血管破裂可引起球结膜下出血或鼻出血。重症可并发脑病,出现反复抽搐,意识障碍,甚至昏迷死亡。

婴幼儿和新生儿常无典型痉咳,由于声门较小可因声带痉挛和黏稠分泌物的堵塞而发生呼吸暂停,因缺氧而出现发绀,甚至抽搐,亦可因窒息而死亡。

成人或年长儿童,百日咳症状轻且不典型,主要表现为干咳,无阵发性痉咳,白细胞和淋巴细胞增加不明显,易被误诊为支气管炎或上呼吸道感染。

3. 恢复期 阵发性痉咳次数逐渐减少至消失,一般持续2~3周后好转痊愈。若有并发症时常迁延不愈,可长达数周。

4. 并发症 支气管肺炎最常见,严重者可并发肺气肿、肺不张及百日咳脑病,近年来这些并发症已少见。

【实验室及其他检查】

1. 血常规检查 白细胞计数及淋巴细胞分类计数升高。痉咳期白细胞总数高达$(20~40)×10^9/L$,最高达$100×10^9/L$。淋巴细胞分类一般在60%以上,亦可高达90%。

2. 细菌学检查 常采用鼻咽拭子培养法,培养越早阳性率越高,痉咳前期培养阳性率可达90%,发病3~4周阳性率仅为50%。

3. 血清学检查 ELISA检测特异性IgM抗体,可作早期诊断。

4. 分子生物学检查 进行分子杂交或PCR检查,特异性和敏感性均很高,且可作快速诊断。

【诊断要点】

 课堂互动

如何才能确诊患者患上了百日咳?

有与百日咳患者接触史,结合年龄、季节、当地百日咳流行情况,临床表现为发热、体温下降后咳嗽反而加剧,尤以夜间为甚,可作出临床诊断。鼻咽拭子细菌检查可确定诊断。

【护理诊断/问题】

1. 主要护理诊断/问题

(1) 清理呼吸道无效 与痰液黏稠不易咳出有关。

(2) 体温过高 与继发感染有关。

2. 其他相关护理诊断/问题

(1) 营养失调:低于机体需要量 与痉咳引起呕吐或拒食有关。

(2) 潜在并发症:支气管肺炎、百日咳脑病等。

【护理措施】

1. 一般护理

(1) 隔离措施:采取呼吸道隔离,隔离至病后40天。病室应保持适宜温湿度、清洁、通风。痉咳频繁、体质虚弱及有并发症者应卧床休息,避免冷风、劳累、情绪激动、吸入烟尘等刺激因素,治疗护理操作应尽量集中,减少痉咳发生。

 课堂互动

百日咳患者咳嗽频繁剧烈影响食欲,如何保证其饮食与营养?

(2) 饮食护理:给予营养丰富、易消化、高维生素、较浓稠的饮食,如稠米粥、面条、菜泥、蒸鸡蛋等,上述饮食不需长时间咀嚼、不久留于胃内。食物温度要适宜,少量多餐,进食不可过急或强迫,以免引起呕吐。

2. 病情观察 应注意观察痉咳情况，如痉咳次数、发作表现、严重程度及有无痉咳发作诱因；排痰情况；呕吐次数、量及性状；有无呼吸暂停、并发症表现，一旦发现异常，应及时报告医生并配合处理。

3. 用药护理 遵医嘱用药，常用药有抗生素、肾上腺皮质激素等。

(1) 抗生素：首选红霉素，每天 30~50mg/kg，分 3~4 次服用，也可应用罗红霉素，小儿每次 1.25~2.5mg/kg，成人每次 150mg，每天 2 次，疗程不少于 10 天。除有严重继发感染，一般不采取抗生素联合使用。

(2) 肾上腺皮质激素和高价免疫球蛋白：重症婴幼儿可应用泼尼松每天 1~2mg/kg，能减轻症状，疗程 3~5 天。亦可应用高价免疫球蛋白，能减少痉咳次数和缩短痉咳期。

4. 对症护理

 课堂互动

当百日咳患者痉咳时，其护理措施与普通咳嗽有哪些不同？

(1) 痉咳的护理：痉咳时可轻叩患者背部，促进排痰。痰液黏稠排出不畅者可用蒸汽或超声波雾化吸入，湿润呼吸道，稀释痰液。痉咳频繁剧烈者按医嘱给予苯巴比妥钠、地西泮等镇静剂，并注意观察疗效与不良反应。应特别注意痉咳后长吸气或呕吐时，分泌物及呕吐物易呛入气道发生吸入性肺炎甚至窒息，必要时立即吸痰。半岁以下患儿常突然发生窒息，必须专人守护。

(2) 口腔护理：保持口腔清洁，每天口腔护理 3~4 次，呕吐后应及时漱口。舌系带溃疡时，可用过氧化氢溶液洗净溃疡面，动作应轻柔，再涂以冰硼散。

5. 并发症护理

(1) 支气管肺炎的护理：注意密切观察病情，如出现高热、呼吸困难、发绀等情况及时通知医生。高热者可给予物理降温，呼吸困难者取半坐位，发绀者给予氧疗，咳喘严重者及时清除呼吸道分泌物。根据医嘱给予抗生素、止咳祛痰等药物治疗。

(2) 百日咳脑病的护理：注意密切观察生命体征、意识及瞳孔的变化，备好吸痰器及急救药品。患者在惊厥时呼吸道常有大量分泌物积聚，应及时给予吸痰、吸氧。保持病室安静，治疗护理操作集中进行，动作要轻，防止引发惊厥、抽搐，加强安全护理。患者发生惊厥或脑水肿时遵医嘱予镇静或脱水治疗。

【健康指导】

1. 对患者的指导 向患者及家属介绍百日咳的疾病知识，如痉咳发作的表现、诱因、本病对患儿的危害，治疗及护理方法等。告诉患者及家属可能出现的并发症及表现，一旦发现及时告知医务人员。嘱患者出院后也应注意休息，避免疲劳、受凉等，以防呼吸道感染及百日咳疾病复发。

 课堂互动

百日咳的患者需要隔离吗？隔离的时限有什么要求？

2. 疾病预防指导

(1) 管理传染源:在流行季节,患者确诊后应立即隔离至病后 40 天,接触者隔离 21 天,若有前驱症状应尽早治疗。

(2) 切断传播途径:流行期间不去公共场所,保持室内通风,对患者的痰及口鼻分泌物进行消毒处理。

(3) 保护易感人群:预防百日咳的重要手段是接种百日咳菌苗。目前国内常采用"百白破"三联疫苗,从出生 3 个月开始,每月注射 1 次,共 3 次。在百日咳流行季节,可提前至出生后 1 个月接种,注射后有效免疫期为 4~5 年。对曾注射过菌苗的 7 岁以下儿童,可以加强注射一次菌苗。

【中医护理概要】

1. 本病属于中医学之"顿咳"、"肺咳"范畴。主要是时行疫毒侵袭肺卫,腠理营卫不和所致。病位在肺。基本病机是时疫之邪袭肺卫,郁久化热,炼液成痰,痰热互结,久而化火,火灼肺阴,煎熬痰液,浓稠黏腻,阻于肺系气道,则咳嗽阵作,痰液咳出,气机通畅,痉咳暂缓。

2. 依据本病由表及里、痰浊恋肺、耗阴伤气的特点确立护治原则。初期以解表清肺为主,痉咳期以清热化痰、肃肺降逆,佐以平肝和胃;恢复期以补脾益肺化痰止咳为主。

3. 可配合外治法增强疗效。火罐,于身柱穴拔火罐,每天 1 次;擦法,将鲜生姜或大蒜切破,粘蜗牛液或鸡蛋清,在胸骨部由上而下涂擦,每天 2 次,每次数分钟;推拿,运八卦,掐合谷,推肺经,掐揉五指节,推脾胃,掐合谷,推鱼际,揉太渊,掐尺泽,每天 1 次。

第十节　鼠　疫

病案导入

患者,男,44 岁,农民。因"突发寒战高热,伴恶心呕吐"入院。上山采摘野菜回来 3 天后,突发寒战高热、伴恶心、呕吐、头痛及四肢酸痛,颜面潮红、结膜充血,右侧大腿根部有灼热、疼痛。

护理体检:T39.9℃,P116 次 / 分,R22 次 / 分,BP100/60mmHg。前胸部位皮肤有少量出血点,右侧腹股沟淋巴结及其周围组织有明显红肿并触及硬块,患者有剧烈触痛。神志清楚,心脏听诊示心音规则无杂音。

实验室检查:WBC40×10^9/L,L70%;X 线检查示肺无异常表现。

问题:根据本节内容,请考虑该患者的医疗诊断及诊断依据、目前存在的主要护理诊断 / 问题及具体护理措施。

鼠疫(plague)是由鼠疫耶尔森菌(亦称鼠疫杆菌)引起的烈性传染病。本病传染性强,病死率高,属国际检疫传染病,我国将其列为法定甲类传染病之首。临床以寒战、高热、淋巴结肿痛、出血倾向及严重毒血症状等为主要特征。鼠疫在世界历史上曾有多次大流行,死亡人数以千万计。我国疫情面广,因此鼠疫防治工作仍需高度重视。

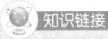 **知识链接**

鼠疫的三次世界大流行

　　1. 人类历史上第一次爆发鼠疫,是据文献记载发生在东罗马帝国,在瘟病传播的高峰期,每天有 5000 到 10 000 人死亡,医学史上称为"汝斯丁瘟疫";

　　2. 第二次大流行开始于公元 14 世纪 20 年代,疫源地被认为是中亚细亚戈壁,波及到了中国、意大利、英国、德国等世界许多国家及地区,此次大流行欧洲死亡 2500 万人,占当时人口的 1/4,医学史上称为"黑死病";

　　3. 第三次大流行在 19 世纪 90 年代到 20 世纪 30 年代,此次传播速度快,传播范围超过了前两次,病源地被认为是中国云南,此次持续时间长达 10 年之久。

　　　　　　　　　　　　　　　　　　　　　　　　——中国疾病预防控制中心

【病原学】

 课堂互动

　　鼠疫杆菌具有怎样的形态特点? 什么环境下最有利于鼠疫杆菌生存?

　　鼠疫杆菌为革兰染色阴性,外观为两端钝圆、两极浓染的椭圆形小杆菌。无鞭毛,无芽胞。在动物体内和早期培养中有荚膜。可在普通培养基上生长。鼠疫杆菌主要有 V 抗原、W 抗原及 F1 荚膜抗原。V 和 W 抗原均为菌体表面抗原,V 抗原可使机体产生保护性抗体,W 抗原不能使机体产生保护性抗体,F1 荚膜抗原特异性较高、抗原性较强。鼠疫杆菌产生的鼠毒素(毒性蛋白质)和内毒素(脂多糖)是重要的致病物质,可导致严重毒血症状。

　　鼠疫杆菌对外界抵抗力较弱,对光、热、干燥及常用消毒剂均敏感,日光照射 4~5 小时、加热至 55℃ 15 分钟或 100℃ 1 分钟、5% 苯酚或 5% 甲酚皂等均可杀死病菌。但在潮湿、低温及有机物内生存较久,在脓液和痰中可存活 10~20 天,在蚤粪中可存活 1 个月,在尸体内可存活数周至数月。

【流行病学】

 课堂互动

　　鼠疫的传染源以鼠类为主,那么该病是如何传播的?

　　1. 传染源　主要是鼠类和其他啮齿动物。主要储存宿主以黄鼠属和旱獭属最为重要。黄胸鼠和褐家鼠是次要储存宿主,但却是人间鼠疫的主要传染源。肺鼠疫患者是人间鼠疫的重要传染源。健康带菌者和恢复期带菌者可作为传染源。

　　2. 传播途径

　　(1) 经鼠蚤传播:是主要传播途径。以蚤为媒介,构成"啮齿动物→蚤→人"的传播方式,鼠蚤叮咬是主要传播途径。

（2）经皮肤传播：少数可因直接与患者痰液、脓液或病兽毛皮、血、肉接触，经破损皮肤或黏膜感染。

（3）经呼吸道飞沫传播：肺鼠疫患者痰中的鼠疫杆菌可借飞沫传播，引起人间肺鼠疫大流行。

3. 人群易感性　人群普遍易感，无性别年龄差别。病后可获持久免疫力，预防接种可获一定免疫力。

4. 流行特征

（1）鼠疫自然疫源性：目前世界各地仍存在许多自然疫源地，人间鼠疫以非洲、亚洲、美洲发病最多。我国主要发生在云南和青藏高原。

（2）流行性：本病多通过交通工具由疫区向外传播，形成外源性鼠疫，引起流行、甚至大流行。

（3）季节性：与鼠类活动和鼠蚤繁殖情况有关。人间鼠疫多在 6~9 月，肺鼠疫多在 10 月以后。

（4）隐性感染：在疫区已发现有无症状的咽部携带者。

【发病机制与病理】

鼠疫杆菌经皮肤侵入后，通过荚膜、V/W 抗原被吞噬细胞吞噬，先有局部繁殖，随后迅速经由淋巴管至局部淋巴结繁殖，引起原发性淋巴结炎（腺鼠疫）。淋巴结内大量繁殖的病菌及毒素侵入血流，引起鼠疫败血症和严重中毒症状。病菌经血循环进入肺组织，引起继发性肺鼠疫。由呼吸道排出的病菌通过飞沫传入他人体内，则可引起原发性肺鼠疫。

鼠疫的基本病变是血管和淋巴管内皮细胞损害及急性出血和坏死。腺鼠疫表现为淋巴结有出血性炎症和凝固性坏死。肺鼠疫呈支气管或大叶性肺炎，主要表现为肺组织充血、水肿、出血，支气管及肺泡有出血性浆液性渗出以及散在细菌栓塞引起的坏死型结节。鼠疫败血症时全身各组织器官均有充血、水肿、出血及坏死，浆膜腔发生血性积液。

【临床表现】

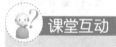
课堂互动

如何尽早发现鼠疫患者？其最常见最突出的表现是什么？

潜伏期：腺鼠疫多为 2~5 天，原发性肺鼠疫数小时至 3 天。曾接受过鼠疫菌苗预防接种者，可长达 9~12 天。

1. 腺鼠疫　最常见，主要表现为严重急性淋巴结炎，好发部位依次为腹股沟淋巴结（约占 70%）、腋下淋巴结（约占 20%）、颈部及颌下淋巴结（约占 10%），一般为单侧。起病急骤，病初淋巴结即有肿大变硬，且发展迅速，淋巴结及其周围组织出现显著的红、肿、热、痛，并与周围组织粘连成块，剧烈触痛，患者常取强迫体位，同时可伴有严重的全身毒血症症状。若治疗及时，淋巴结肿大可逐渐消退。若治疗不及时，淋巴结迅速化脓破溃，多数患者可于 3~5 天内因严重毒血症、休克、继发败血症或肺炎而死亡。

2. 肺鼠疫　多继发于腺鼠疫,亦可为原发性,病死率极高。继发肺鼠疫先有腺鼠疫表现,继而发展为败血症,随即出现肺炎表现。原发肺鼠疫起病急骤,病情发展迅速,表现为寒战、高热,剧烈胸痛,咳嗽、咳大量泡沫血痰或鲜红色痰,呼吸急促、发绀,肺部检查肺底可有少量散在湿啰音或轻微胸膜摩擦音。肺部体征较少与严重的全身症状不相称为本病特征。此型病情危重,发展迅速,患者可因休克、心力衰竭等于 2~3 天内死亡。

3. 败血症型鼠疫　为鼠疫最凶险的一型,多继发于肺鼠疫或腺鼠疫。原发性败血症鼠疫起病急骤,病情发展极速,故又称暴发型鼠疫,主要表现为突发寒战、高热或体温不升,谵妄或昏迷,无淋巴结肿大,皮肤黏膜广泛出血,DIC 和心力衰竭,多在 1~3 天内死亡。因皮肤发绀及广泛出血、瘀斑、坏死,尸体死后皮肤呈紫黑色,因此有"黑死病"之称。

4. 其他类型鼠疫　有皮肤鼠疫、肠鼠疫、眼鼠疫、脑膜型鼠疫等,均少见。

【实验室及其他检查】

1. 一般检查　血常规检查血白细胞计数升高,常达 $(20\sim30)\times10^9/L$ 以上。初为淋巴细胞计数升高,以后中性粒细胞明显升高,红细胞、血红蛋白及血小板减少。尿常规检查有蛋白尿、血尿及管型。粪常规检查粪便潜血可阳性。

2. 细菌学检查　取淋巴结穿刺液、脓、血、痰、脑脊液等作涂片、培养查致病菌,或应用动物接种法进行细菌学检查,是确诊重要依据。

3. 血清学检查

(1) 间接血凝法(IHA):用 F1 抗原检测患者或动物血清中 F1 抗体。F1 抗体持续 1~4 年,常用于流行病学调查及回顾性诊断。

(2) 荧光抗体染色检查法(FA):用荧光标记的特异性抗血清检测可疑标本。特异性、灵敏性较高,可快速准确诊断。

(3) 酶联免疫吸附试验(ELISA):放射免疫沉淀试验可测定 F1 抗体,较 IHA 更为敏感,适合大规模流行病学调查。

【诊断要点】

课堂互动

是不是被老鼠咬了以后就会发生鼠疫? 如何确诊?

根据发病前曾到过鼠疫流行区或与鼠疫动物、患者有接触史,结合寒战高热、严重急性淋巴结炎及毒血症状,咯血性痰、呼吸困难、发绀、皮肤黏膜广泛出血等临床表现,可作出临床诊断。细菌学和血清学检查可确定诊断。

【护理诊断 / 问题】

1. 主要护理诊断 / 问题

(1) 体温过高　与鼠疫杆菌感染有关。

(2) 疼痛:淋巴结疼痛　与淋巴结急性出血性炎症有关。

(3) 气体交换功能受损　与肺鼠疫导致肺组织病变有关。

(4) 潜在并发症:出血、感染性中毒性休克、DIC 等。

2. 其他相关护理诊/问题
(1) 有窒息的危险　与肺组织病变分泌物多、排痰无力有关。
(2) 皮肤、黏膜完整性受损　与腺鼠疫导致淋巴结化脓破溃,皮肤黏膜出血有关。
(3) 焦虑　与起病急骤、病情重、死亡率高及疾病知识缺乏有关。

【护理措施】

1. 一般护理

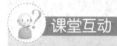

鼠疫传染性强,患病后病情严重,我们如何隔离此类患者?

(1) 隔离措施:采取严密隔离,严格执行隔离原则要求。病区内必须做到无鼠无蚤,入院时对患者做好卫生处理(更衣、灭蚤及消毒)。

(2) 饮食护理:急性期应给予营养丰富、高热量、易消化的流质或半流质饮食,并注意补充液体。必要时通过鼻饲或静脉输液补充,以保证营养及液体的摄入。

(3) 心理护理:鼠疫起病急,病情进展快,病死率高,患者在救治过程中又需严密隔离,会使患者感到极度紧张与恐惧,患者迫切希望尽快得到有效治疗。因此,应多与患者沟通,理解患者的处境,给予安慰与关心,鼓励患者说出其所关心的问题并给予耐心解答,使患者减轻心理压力,积极配合治疗与护理。

2. 病情观察　鼠疫起病急,病情严重且发展迅速,应注意严密观察病情。监测生命体征及意识变化;注意局部淋巴结病变程度;注意有无肺部病变的表现;注意有无皮肤、黏膜、脏器等出血表现;观察并记录患者24小时出入液量;观察实验室及其他检查结果,以及时了解病情变化。

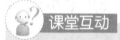

鼠疫患者病情严重可导致心衰、败血症,有没有药物能够快速控制病情?

3. 用药护理　遵医嘱早期、联合、足量应用敏感抗菌药物。

(1) 链霉素:腺鼠疫者,成人首剂量1g,以后每次0.5~0.75g,每4小时1次肌内注射,1~2天后改为每6小时1次。患者体温下降至37.5℃以下,全身及局部症状好转可逐渐减量。体温恢复正常、全身及局部症状消失者,可按常规用量继续用药3~5天,疗程一般10~20天,链霉素使用总量一般不超过60g;肺腺鼠和败血症鼠疫者,成人首剂量2g,以后每次1g,每4小时或6小时1次肌内注射,全身及呼吸道症状显著好转后可逐渐减量。疗程一般10~20天,链霉素使用总量一般不超过90g。为了提高疗效,链霉素可与磺胺类或四环素等联合用药。在应用链霉素过程中应注意观察有无耳鸣及听力下降,如出现耳鸣,应立即停用,并及时通知医生。

(2) 氯霉素:有脑膜炎症状者,在特效治疗的同时,辅以氯霉素治疗。成人每天50mg/kg,每6小时1次,分次静脉滴注,疗程10天。主要不良反应是抑制骨髓造血功能。在用药期间应定期做血常规检查,监测血象变化。小儿及孕妇慎用。

4. 对症护理

(1) 发热的护理:周围循环不良者,如面色苍白、脉搏细速、四肢厥冷禁用冷敷和乙醇擦浴,皮肤有出血倾向也不能用乙醇擦浴。其他措施参见第一章第五节"发热的护理"。

(2) 急性淋巴结炎的护理:局部淋巴结剧痛患者肢体活动受限,多采取强迫体位,应给予软枕或毛毯等适当衬垫保护,局部可采取热敷缓解疼痛。病变部位切忌挤压,肿大的淋巴结化脓时应切开排脓,破溃者应及时做清创处理,加强伤口护理及消毒隔离。

(3) 肺鼠疫的护理:肺鼠疫患者痰多,病情严重导致患者不能有效排痰,应注意保持呼吸道通畅,及时清除口鼻咽部分泌物及痰液。呼吸困难患者取半坐位或坐位,并给予吸氧。

5. 并发症护理

(1) 皮肤黏膜出血的护理:注意保持皮肤清洁,每天用温水轻轻擦拭皮肤,禁用肥皂和酒精。嘱患者不要搔抓皮肤,防止造成皮肤感染。帮助患者翻身时应注意避免拖、拉、拽等动作防止皮肤擦伤。嘱患者衣着宽松、柔软,勤换内衣裤。

(2) 感染性中毒性休克、DIC 的护理:密切监测生命体征及意识状态,积极配合医生抢救,休克者给予肾上腺皮质激素,DIC 者采用肝素抗凝治疗。

【健康指导】

1. 对患者的指导　向患者及家属介绍鼠疫的疾病知识,如疾病发生的原因、临床表现及经过、治疗及护理方法,说明各种消毒、隔离措施的具体要求和重要性,取得患者及家属的理解和配合。鼓励患者建立治疗信心,战胜疾病。

课堂互动

鼠疫可以通过注射疫苗来预防吗?

2. 疾病预防指导

(1) 管理传染源:大力加强疫情监测,及时了解鼠间鼠疫与人间鼠疫疫情。加强灭鼠灭蚤,控制鼠间鼠疫。鼠疫患者和疑似患者均应分别进行严格的消毒及隔离,就地治疗。腺鼠疫患者隔离至淋巴结肿大完全消散后,再观察 7 天。肺鼠疫患者隔离至痰培养 6 次阴性。对接触者医学观察 9 天,曾预防接种者应检疫 12 天。患者分泌物及排泄物用含氯石灰或甲酚皂液彻底消毒,死于鼠疫者的尸体应用尸袋严密包扎后焚烧。

(2) 切断传播途径:加强国境与交通检疫,对来自疫区的车、船、飞机等进行严格检疫,并灭鼠灭蚤。对可疑旅客应进行隔离检疫。

(3) 保护易感人群:注意加强个人防护,参与治疗或进入疫区的工作人员必须做好防护,如穿防护服与高筒靴,戴面罩、厚口罩、防护眼镜及橡皮手套等。进行预防性服药,可口服磺胺嘧啶,每次 1g,每天 2 次,或口服四环素,每次 0.5g,每天 4 次,均需连服 6 天。必要时可肌内注射链霉素进行预防,疗程为 7 天。对疫区及其周围的人群、进入疫区的工作人员进行鼠疫杆菌菌苗预防接种。通常于接种后 10 天产生抗体,

1 个月后达高峰,免疫期 1 年,需每年加强接种 1 次。

【中医护理概要】

1. 本病属于中医学之"鼠疫"范畴。主要是地气、热毒、污秽等疫毒,鼠先受之,人随感之所致。基本病机是热毒迫血成瘀、毒热由少阳直入少阴厥阴、湿热之毒入少阳、痰瘀与疫毒交结、心经受毒等。

2. 护治原则以清热解毒、活血化瘀为主。

3. 外治法辅助治疗。刮法:"用细磁杯盖,涂茶油。顺手自上而下,先刮肩颈脊背,次刮胸前胁肋,次刮两手弯曲池穴,次刮两足弯委中穴,见有红紫色绽即止。"有疔疮,除内服药物外,还应配合涂敷各种丹、散及药物,如经验敷药方、经验涂疗疮方及各种单方等。

第十一节 炭 疽

 病案导入

　　患者,男,48 岁,农民。因"皮疹 6 天,加重出现破溃出血、黑色焦痂"入院。6 天前左上肢前臂内侧皮肤出现红斑、丘疹,稍有痒感,有发热,局部很快就出现了水疱,周围肿胀,疼痛不明显。进而水疱增多,水肿面积扩大,在家自用了皮炎平软膏,皮损未见减轻,入院前皮损部位破溃、有血样渗出物并有硬而发黑的焦痂。

　　护理体检:T38.1℃,P90 次 / 分,R18 次 / 分,BP120/80mmHg。腋下淋巴结肿大,左上肢前臂内侧皮肤可见丘疹、疱疹及黑似炭块状焦痂。

　　实验室检查:WBC20×10⁹/L,N78%。

　　问题:根据本节内容,请考虑该患者的医疗诊断及诊断依据、目前存在的主要护理诊断 / 问题及具体护理措施。

　　炭疽(anthrax)是由炭疽杆菌引起的自然疫源性传染病。是一种人畜共患的急性传染病,牛、马、羊等草食动物易感染,人接触病畜及其产品而被感染。临床主要以皮肤炭疽多见,表现为局部皮肤坏死及特异性黑痂。其次为肺炭疽和肠炭疽,病情严重可继发炭疽败血症和炭疽脑膜炎,病死率高。

【病原学】

 课堂互动

　　如果在没有现代消毒灭菌设备的情况下,我们能够杀灭炭疽杆菌吗?

　　炭疽杆菌(bacillus anthracis)是需氧芽胞杆菌,革兰染色阳性,菌体较大,两端钝圆,芽胞居中呈卵圆形,排成长链呈竹节状。无鞭毛,在宿主体内形成荚膜,其具有抗吞噬作用和很强的致病性,在有氧条件下普通培养基上生长良好。在体外可形成芽胞,能在自然条件下如土壤及动物尸体中存活数年。该菌可产生保护性抗原、水肿因子及致死因子三种外毒素。往动物体内单独注射一种毒素时不致病,但混合注射后可导致动物死亡。

炭疽杆菌的繁殖体对热、紫外线及常用消毒剂均敏感,加热至56℃ 2小时或75℃ 1分钟即可被杀灭。形成芽胞后抵抗力极强,煮沸40分钟、140℃干热3小时、110℃高压蒸汽60分钟、浸泡于20%漂白粉溶液1~2天等才能将芽胞杀灭。

知识链接

"生物武器"炭疽

由于炭疽杆菌形成的芽胞抵抗力极强,可被恐怖分子用于生物武器,造成该病的传播,引起严重危害。如在2001年美国就发生了炭疽攻击事件,2001年9月18日开始持续数周有人将含有炭疽杆菌的信件邮寄给美国数个新闻媒体办公室及两名民主党参议员,导致5人死亡,17人被感染。

——《中华微生物和免疫学杂志》2001年S1期

【流行病学】

课堂互动

和炭疽患者直接接触会导致疾病的传播,是不是避免接触此病患者就安全了呢?

1. 传染源　主要是患病的草食动物牛、马、羊、骡、骆驼、猪和犬。它们的皮、毛、肉及骨粉均可携带细菌。人与人的传播极少见。

2. 传播途径　主要是接触传播。直接或间接接触病畜及染菌的皮、毛、肉和骨粉等均可引起皮肤坏疽;吸入带有芽胞的灰尘可引起肺炭疽;进食染菌的肉类及乳制品可引起肠炭疽。

3. 人群易感性　人群普遍易感,病后可获得较持久免疫力。

4. 流行特征　全年均可发病,多为散发,但有季节性高峰,多见于7~9月。多发生于牧民、农民及从事屠宰、肉类加工、皮毛加工者和兽医等。据统计在我国近5年来该病仍有区域性流行,每年炭疽发病数波动在40~1000人,主要集中在我国西部地区如贵州、新疆、甘肃、四川等地。

【发病机制与病理】

炭疽杆菌经皮肤破损处、呼吸道或消化道侵入人体后,病菌借其荚膜的保护,首先在局部大量繁殖,产生并释放大量外毒素,导致组织及脏器发生严重水肿、坏死和出血性浸润,形成原发性皮肤炭疽、肺炭疽及肠炭疽。当机体抵抗力降低时致病菌沿淋巴管及血管迅速扩散至全身,形成败血症、继发性脑膜炎等多脏器炎症及感染性休克。

炭疽的主要病理改变为受侵袭的组织和脏器发生出血性浸润、坏死和水肿。

【临床表现】

课堂互动

炭疽患者的临床表现都一样吗?感染了炭疽杆菌者一般多久会发病?

潜伏期因炭疽杆菌侵入途径不同而不同,皮肤炭疽的潜伏期一般为1~5天,也可短至几小时,长至12天左右,肺炭疽的潜伏期较短,一般在几小时之内。

1. 皮肤炭疽　最多见,约占90%以上。病变多发生于面、颈、肩、手和脚等裸露部位。最初在病原体侵袭部位出现红斑,继而成为丘疹。逐渐发展为水疱,内含淡黄色液体,周围组织肿胀并且发硬。第3~4天水疱中心呈现出血性坏死而稍下陷,周围常有成群小水疱。水肿区继续扩大。第5~7天水疱坏死溃破成浅溃疡。血样分泌物结成硬而黑似炭块状焦痂,痂下有肉芽组织称为炭疽痈。焦痂坏死区面积大小不等,其周围有皮肤浸润及较大范围的水肿。病变部位疼痛不明显,有轻微痒感,无脓肿形成。此后水肿逐渐消退,黑痂在1~2周内脱落,逐渐愈合形成瘢痕。病程中常有发热、头痛和全身不适等中毒症状。

2. 肺炭疽　较少见,多为原发性。由吸入炭疽杆菌芽胞引起,亦可继发于皮肤炭疽。通常是致死性的且难以诊断。起病多急骤,发病初期一般有低热、干咳及乏力等流感样表现。2~4天后病情加重,出现寒战、高热、呼吸困难、发绀、喘鸣、咯血样痰及胸痛等症状,肺部出现湿啰音、哮鸣音及胸膜摩擦音。胸部X线检查可见纵隔增宽、有胸腔积液和支气管肺炎征象。可发生休克并在24小时内死亡。常并发败血症及脑膜炎。

3. 肠道炭疽　极罕见。起病类似急性胃肠炎,出现严重呕吐、腹痛与腹泻水样便,伴发热,一般经2~3天康复。重者高热、剧烈腹痛、腹胀、腹泻血性水样便。可有明显压痛、反跳痛、腹肌紧张等急性腹膜炎表现。易并发败血症休克而死亡。

4. 炭疽败血症　多继发于肺、肠道和严重皮肤炭疽。表现除原发局部炎症加重外,全身毒血症状更为严重,常发生感染性休克、DIC和脑膜炎等,病情迅速恶化而死亡。

【实验室及其他检查】

1. 血常规检查　白细胞计数升高,一般为$(10~20) \times 10^9/L$,甚至高达$(60~80) \times 10^9/L$,中性粒细胞显著增加。

2. 细菌学检查　水疱液、病灶渗出物、痰液、粪便、血液及脑脊液培养阳性是确诊依据。

3. 血清学检查　主要用于回顾性诊断及流行病学调查。抗荚膜抗体及PA外毒素抗体的免疫印迹试验对未及时获得病原学诊断依据的病例是特异和敏感的方法。

4. 动物接种　上述标本接种于小白鼠或豚鼠等动物皮下,出现局部肿胀、出血者为阳性反应。接种动物多于48小时内死亡。

【诊断要点】

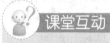

课堂互动

　　若是皮肤上出现了浅溃疡,并有血样分泌物结成硬而黑似炭块状焦痂就可以确诊患上了炭疽吗?

根据与病畜或其皮毛及产品有接触史,结合无痛性非凹陷性水肿、焦痂溃疡等典型皮肤炭疽改变,即可做出临床诊断。实验室检查涂片和培养阳性可确定诊断。

【护理诊断/问题】

1. 主要护理诊断/问题

(1) 皮肤完整性受损　与炭疽杆菌毒素损害皮肤有关。

(2) 体温过高　与炭疽杆菌感染有关。

(3) 气体交换受损　与肺炭疽导致肺组织病变有关。

2. 其他相关护理诊/问题

(1) 有体液不足的危险　与高热、摄入不足及呕吐、腹泻损失过多有关。

(2) 焦虑　与起病急骤、病情重、死亡率高及疾病知识缺乏有关。

(3) 潜在并发症：败血症、感染性中毒性休克、脑膜炎等。

【护理措施】

1. 一般护理

 课堂互动

炭疽传染性强，患病后病情严重，我们应如何对患者进行隔离？

(1) 隔离措施：采取严密隔离，隔离至创口愈合、痂皮脱落或症状消失，分泌物或排泄物连续 2 次(间隔 5 天)培养阴性为止。患者病室应每天消毒一次，可用紫外线照射，0.1%~0.2% 过氧乙酸或 0.2% 的漂白粉澄清液等作喷雾消毒。患者的分泌物、呕吐物、排泄物及一切用过的物品均应严格消毒，包扎伤口的敷料及室内垃圾应焚烧处理，工作人员的手或皮肤有破损时应避免护理患者。嘱患者卧床休息至全身症状消失后再下床活动，帮助患者采取适宜的体位，避免挤压伤口。

(2) 饮食护理：应给予高热量、高蛋白、高维生素易消化的流质或半流质饮食，嘱患者多饮水。必要时通过鼻饲或静脉输液补充，以保证营养及液体的摄入。肠炭疽患者应给予清淡少渣，避免产气的食物。

(3) 心理护理：皮肤炭疽患者面部、颈部、手部等暴露部位发生病变，重者发生溃疡感染化脓，严重者发生坏死。肺炭疽发病急骤，死亡率高，会使患者焦虑、紧张及恐惧。因此，应多与患者沟通，理解患者的处境，给予体贴、安慰与关心，鼓励患者说出其所关心的问题并给予耐心解答，使患者减轻心理压力，积极配合治疗与护理。

2. 病情观察　监测生命体征，注意观察局部皮肤情况，如皮损的程度、焦痂的部位和大小等；及早发现休克表现及剧烈头痛、颈项强直、谵妄、抽搐等脑膜炎征象。

 课堂互动

在临床上，治疗炭疽有没有特效药？

3. 用药护理　遵医嘱给予抗菌药物，注意观察药物疗效及不良反应。

(1) 抗生素：青霉素 G 是首选药物，皮肤炭疽每天 240 万 ~320 万 U，静脉注射，疗程 7~10 天；肺、肠炭疽、炭疽败血症及并发脑膜炎者，每天剂量应增至 1600 万 ~3200 万 U，分 4 次静脉滴注，并合用氨基糖苷类抗生素如链霉素、庆大霉素、卡那霉素等，疗程需 2~3 周以上。新近证实喹诺酮类抗菌药物对本病亦有疗效。

（2）其他用药：皮肤严重水肿和重症患者，应遵医嘱给予肾上腺皮质激素，常用氢化可的松，每天 100~300mg 静脉滴注。高热惊厥者给予镇静剂。

4. 对症护理

（1）皮肤创口的护理：对皮肤炭疽患者，局部病灶除取标本作诊断外，切忌挤压、触摸和切开引流，以防感染扩散而发生败血症。创面可用 1∶2000 高锰酸钾溶液冲洗干净后敷以红霉素或四环素软膏，用消毒纱布包扎。保持创面清洁，每次换药时应注意观察创面情况，如分泌物的多少、坏死范围、有无新的水疱、周围水肿的程度等，并做好记录。患肢应适当抬高固定。

（2）发热的护理：皮肤炭疽并发败血症、肺炭疽及肠炭疽出现高热时，可采用冷敷法进行物理降温，不宜应用酒精擦浴。其他措施参见第一章第五节"发热的护理"。

【健康指导】

1. 对患者的指导　向患者及家属介绍疾病相关知识，以及消毒、隔离措施的重要性和具体要求。鼓励患者建立治疗信心，战胜疾病，积极配合治疗及护理，早日康复。

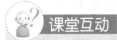

炭疽传染性如此强，我们如何做才能预防其传播？

2. 疾病预防指导

（1）管理传染源：加强对病畜的检疫和管理，死亡病畜应立即进行焚烧深埋以杀死病菌及其芽胞。患者必须严密隔离至溃疡愈合与临床痊愈。接触者医学观察 8 天。

（2）切断传播途径：患者的用物、分泌物及排泄物均须严格消毒处理；加强乳、肉产品卫生管理，不出售及食用病畜肉，严禁出售病兽毛，被病畜污染的水源及环境等应进行严格消毒。

（3）保护易感人群：对从事畜牧业、畜产品收购、加工、屠宰等人员加强疾病知识宣教，采用防护措施，如穿工作服、戴口罩及手套等，并应用炭疽杆菌活疫苗，方法为 0.1ml 皮肤划痕法接种，每年 1 次。

【中医护理概要】

1. 本病属于中医学之"疫疔"范畴。主要病因是接触病畜、死畜之时，温热毒邪随之侵入人体。与肺相关。基本病机是病邪从皮毛入，毒邪积聚以致局部肿胀，热毒燔灼，肌肤腐烂则成溃疡；病邪从口鼻入，或毒壅于肺，从火而化，灼伤肺络；或直入中焦而化火灼伤肠络。

2. 本病护治原则是毒壅肌肤、热毒蕴肠则清热解毒；肺热炽盛则清热宣肺；热入营血则清热解毒凉血。

3. 中药取马钱子、五灵脂、草乌叶、银米等份共研细末，用油调制，外敷于患处，有清热解毒之功，可用于疥疮痈肿之证。

学习小结

1. 学习内容

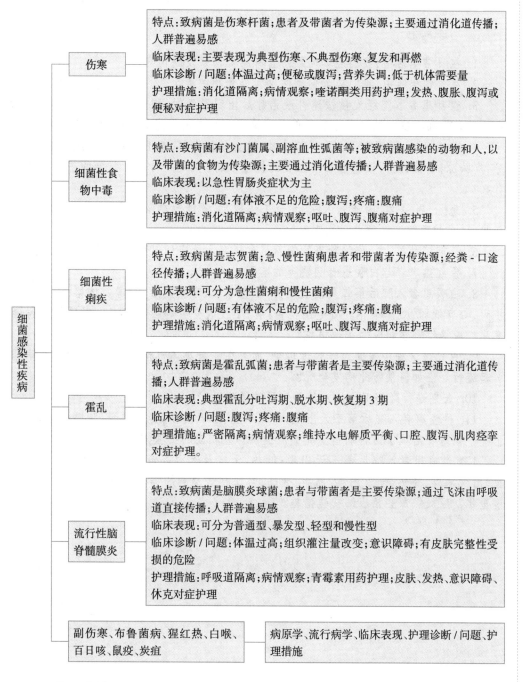

细菌感染性疾病

伤寒
- 特点:致病菌是伤寒杆菌;患者及带菌者为传染源;主要通过消化道传播;人群普遍易感
- 临床表现:主要表现为典型伤寒、不典型伤寒、复发和再燃
- 临床诊断/问题:体温过高;便秘或腹泻;营养失调:低于机体需要量
- 护理措施:消化道隔离;病情观察;喹诺酮类用药护理;发热、腹胀、腹泻或便秘对症护理

细菌性食物中毒
- 特点:致病菌有沙门菌属、副溶血性弧菌等;被致病菌感染的动物和人,以及带菌的食物为传染源;主要通过消化道传播;人群普遍易感
- 临床表现:以急性胃肠炎症状为主
- 临床诊断/问题:有体液不足的危险;腹泻;疼痛:腹痛
- 护理措施:消化道隔离;病情观察;呕吐、腹泻、腹痛对症护理

细菌性痢疾
- 特点:致病菌是志贺菌;急、慢性菌痢患者和带菌者为传染源;经粪-口途径传播;人群普遍易感
- 临床表现:可分为急性菌痢和慢性菌痢
- 临床诊断/问题:有体液不足的危险;腹泻;疼痛:腹痛
- 护理措施:消化道隔离;病情观察;呕吐、腹泻、腹痛对症护理

霍乱
- 特点:致病菌是霍乱弧菌;患者与带菌者是主要传染源;主要通过消化道传播;人群普遍易感
- 临床表现:典型霍乱分吐泻期、脱水期、恢复期3期
- 临床诊断/问题:腹泻;疼痛:腹痛
- 护理措施:严密隔离;病情观察;维持水电解质平衡、口腔、腹泻、肌肉痉挛对症护理。

流行性脑脊髓膜炎
- 特点:致病菌是脑膜炎球菌;患者与带菌者是主要传染源;通过飞沫由呼吸道直接传播;人群普遍易感
- 临床表现:可分为普通型、暴发型、轻型和慢性型
- 临床诊断/问题:体温过高;组织灌注量改变;意识障碍;有皮肤完整性受损的危险
- 护理措施:呼吸道隔离;病情观察;青霉素用药护理;皮肤、发热、意识障碍、休克对症护理

副伤寒、布鲁菌病、猩红热、白喉、百日咳、鼠疫、炭疽
- 病原学、流行病学、临床表现、护理诊断/问题、护理措施

2. 学习方法

本章学习重点理解伤寒、细菌性食物中毒、细菌性痢疾、霍乱、流行性脑脊髓膜炎、猩红热、白喉、百日咳、鼠疫、炭疽的病原学、流行病学、临床表现等方面的知识点,在每部分学习时采用病例分析的方法将病例融入到理论知识中,增加理论知识的生

笔记

149

动性,以利于理解;同时结合课堂互动内容进行思考,可开拓学习思路,提高学习效果;另外,还可采用分析比较法将相似疾病进行比较,从而学会判断病情,提出相关护理诊断,并针对护理诊断列出主要护理措施。

（王艳华　王　雪　伍永慧）

复习思考题

1. 在日常生活中,我们应如何预防自身感染伤寒及副伤寒?

2. 在日常生活中,我们应如何预防细菌性食物中毒?

3. 霍乱患者入院经大量快速补液治疗后出现了气促、胸闷、频频咳嗽、咳粉红色泡沫痰和烦躁不安。该患者出现了何种病情变化? 应提供哪些相应的护理措施?

4. 菌痢患者,腹泻 3 天,每日 10 余次,脓血便伴发热,查 BP80/55mmHg,P100 次 / 分,皮肤凉,苍白,请问该患者目前主要的护理诊断 / 问题是什么? 首要的护理措施是什么?

5. 患儿,男,4 岁,因流脑入院,父母工作较忙,不能时刻陪伴左右,你作为他的责任护士,在护理中应注意些什么呢?

6. 长期接触羊、牛、猪等牲畜的饲养员和屠宰人员应如何预防布鲁菌病呢?

7. 猩红热患者与白喉患者咽峡炎的鉴别。

8. 白喉患者入院后第二周出现乏力、面色苍白、呼吸困难、烦躁。体格检查:心脏扩大、心音低弱、心律不齐。心电图检查:有 ST 段改变。那么该患者出现了何种病情变化? 应提供哪些相应的护理措施?

9. 百日咳这种疾病通过呼吸道传染,而且在儿童集体机构如托儿所、幼儿园等可引起流行。应如何预防此病发生呢?

10. 长期进行野外工作的人员如何预防鼠疫呢?

11. 鼠疫患者入院后第三天出现:烦躁不安、意识模糊、皮肤发绀、脉搏细速、血压下降。该患者出现了何种病情变化? 应提供哪些相应的护理措施?

12. 炭疽患者入院后第三天出现:低热、干咳及乏力等流感样表现,继而病情加重,出现寒战、高热、呼吸困难、发绀、喘鸣,咯血样痰及胸痛等。该患者出现了何种病情变化? 应提供哪些相应的护理措施?

第四章

恙 虫 病

 学习目的

　　通过学习恙虫病的相关知识,学会运用护理程序解决传染病患者的护理问题,为传染病护理知识的临床应用奠定基础。

　　学习要点

　　恙虫病的概念、流行病学特点、临床表现、护理诊断及护理措施、健康宣教的内容。

病案导入

　　患者,女,54 岁,因"发热 6 天、腹股沟淋巴结肿大 4 天"入院。患者 6 天前出现发热,伴头痛。2 天后双侧腹股沟出现淋巴结肿大,考虑"急性淋巴结炎",予青霉素静脉滴注治疗后无好转。

　　护理体检:T38.9℃,P65 次 / 分,R18 次 / 分,BP122/78mmHg。痛苦面容,双侧腹股沟淋巴结触及数个肿大淋巴结,最大 2.0cm×1.0cm,会阴部有一焦痂,呈长椭圆形,1.0cm×0.6cm,周围有红晕。

　　实验室检查:WBC4.9×10^9/L,Hb112g/L。ALT183U/L,AST107U/L,ALP222.8U/L,γ-GT181.0U/L,总胆红素 15.20μmol/L,直接胆红素 5.40μmol /L。彩超示轻度脾大,双侧腹股沟淋巴结肿大。

　　问题:根据本节内容,请考虑该患者的医疗诊断及诊断依据、目前存在的主要护理诊断 / 问题及具体护理措施。

　　恙虫病(scrub typhus/ tsutsugamushi disease),又名**丛林斑疹伤寒**,是由恙虫病东方体(Orientia tsutsugamsushi)所引起的自然疫源性疾病。以鼠类为主要传染源,经恙螨幼虫叮咬传播。临床以发热、焦痂或溃疡、淋巴结肿大及皮疹为特征,严重者可发生死亡。

　　本病主要流行于热带和亚热带,东亚各国流行较为广泛。恙虫病在我国呈广泛分布,大部分省份都曾有病例报告。近年来该病发病呈上升趋势,且易发生误诊和漏诊,北方地区流行范围不断扩大,多次出现局部暴发疫情,导致严重的并发症甚至死亡。

知识链接

恙虫病古称"沙虱毒"

我国古代名医葛洪在 1600 余年前已述及本病流行于华南一带,称之为"沙虱热",又称"沙虱毒"。沙虱毒的病媒是沙虱,有关沙虱的形态学特点、沙虱毒的征候、其防治方法等,在葛洪、巢元方、李时珍等所著的医书上,早有极其简明和确切的记述。

——《实用内科学》第 14 版

【病原学】

恙虫病病原体是恙虫病东方体,原属于立克次体科(Rickensieae)的立克次体属(Rickettsia),后经研究发现,该病原体的部分生物学特性明显不同于该属其他立克次体,从而将其另立一属,称东方体属(Orientia),将恙虫病立克次体改称为恙虫病东方体。

恙虫病东方体呈球形或球杆状,大小为 $(0.3\sim0.6)\mu m \times (0.5\sim1.5)\mu m$。在宿主细胞的细胞核附近的胞质内寄生,用吉姆萨染色呈紫蓝色。在发热期间,可从患者的血液、淋巴结、焦痂、骨髓等分离出病原体。恙虫病东方体存在抗原型的多样性和混合性。根据抗原性的差异可将恙虫病东方体分为 10 个血清型。各株间的抗原性有较大差异,对人的致病力也不相同。利用病原体的抗原或变形杆菌 OX_k 的抗原作患者血清的抗体检查(外斐反应),有助于临床诊断。

恙虫病东方体抵抗力弱,有自然失活,不易保存的特点。对各种消毒方法都很敏感,在 0.5% 苯酚溶液中或加热至 56℃ 10 分钟均可杀灭,对氯霉素、四环素类和红霉素类均极敏感,但能耐受青霉素类、头孢菌素类及氨基糖苷类抗生素。

【流行病学】

1. 传染源 鼠类是最重要的储存宿主,如家鼠、社鼠、黄毛鼠等。兔、猪、猫和鸡等也能感染本病。恙螨被恙虫病东方体感染后,可经卵传给后代,故亦能起到传染源的作用。患者患病后虽然血液中也有恙虫病东方体,但因其被恙螨叮咬仅属偶然现象,故作为传染源的意义不大。

2. 传播途径 本病的传播媒介是恙螨,在我国最主要的是地里纤恙螨和红纤恙螨。恙螨一生经历卵、幼虫、蛹、稚虫和成虫 5 个时期,仅幼虫时期是寄生期,能够传播疾病。恙螨幼虫孵出后,在地面草丛中活动,遇到宿主动物或人时即附着其体表叮咬组织液,3~5 天吸饱后落于地面。恙螨一生一般只在幼虫期叮咬宿主动物一次,获得东方体后经卵垂直传播,当子代恙螨叮咬人时传播本病。

3. 人群易感性 人群普遍易感,病后可获得较稳固的免疫力。野外劳动者、较多接触丛林杂草者等受恙螨侵袭机会较多,易发生感染。

4. 流行特征 恙虫病常为散发,在我国呈广泛分布,除内蒙古、青海、宁夏和西藏外,其余省份都曾有病例报告。我国北方和南方的流行季节有显著差异。长江以南地区以 6~8 月为流行高峰,属于"夏季型";长江以北地区以 10~11 月为流行高峰,属于"秋季型"。

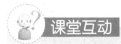 **课堂互动**

依据流行病学的知识,我们应该如何防止恙虫病的发生和传播?

【发病机制与病理】

人被受感染的恙螨幼虫叮咬后,恙虫病东方体先在局部繁殖,然后进入血流,产生东方体血症,再到达身体各器官组织,出现毒血症临床表现,恙虫病立克次体死亡后所释放的毒素为致病的主要因素。

本病的基本病理变化为全身小血管炎、血管周围炎及单核吞噬细胞增生,造成实质器官的充血、水肿、细胞变性,以致坏死。被恙螨叮咬的局部皮肤先有充血、水肿、形成小丘疹,继而形成水疱,然后坏死和出血,形成黑色痂皮,称为焦痂,痂皮脱落可呈溃疡。焦痂或溃疡附近的淋巴结肿大。肝脾因充血及单核吞噬细胞增生而肿大,也可出现局灶性或弥漫性心肌炎、出血性肺炎、间质性肾炎、及淋巴细胞性脑膜炎。

【临床表现】

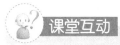 **课堂互动**

焦痂或溃疡是恙虫病患者的特有表现,我们在临床上如何能够快速识别这一表现?

本病潜伏期为 4~21 天,一般 10~14 天。急性起病,主要临床特点为发热、特异性焦痂或溃疡、淋巴结肿大和皮疹。

1. 发热　体温迅速上升,1~2 天内达 39~41℃,最高可达 42℃,呈弛张热或稽留热,持续 1~3 周,多有畏寒或寒战、头痛、全身酸痛、疲乏、食欲减退等全身毒血症状。重者可出现神经系统、循环系统、呼吸系统的症状,可出现多器官损害。

2. 焦痂或溃疡　是恙虫病特有的体征,可见于超过 70% 的患者。恙螨幼虫叮咬处首先出现粉红色小丘疹,其后逐渐变为水泡,水泡破裂后中心部位发生坏死,形成褐色或黑色焦痂。焦痂多为圆形或椭圆形,大小不等,直径多为 4~10mm,其边缘稍隆起,周围有红晕,痂皮脱落后中央凹陷形成小溃疡,无脓性分泌物,一般无痛痒感。焦痂或溃疡可全身分布,但多见于腋窝、腹股沟、外生殖器、肛门等隐蔽、潮湿且气味较浓的部位。多数 1 个,偶有 2~3 个及 10 个以上者。因此找到疑似恙虫病患者的特异性焦痂或溃疡是临床诊断恙虫病必需的。

3. 淋巴结肿大　全身浅表淋巴结肿大是恙虫病常见的体征之一,焦痂或溃疡临近的浅表淋巴结肿大较为明显,一般在发热前就可以触到。常见的部位是颈部、腋窝、腹股沟。肿大的淋巴结孤立、游离无粘连,有压痛,触之可动,多如黄豆或蚕豆大小、也有鸽蛋大小者,有的甚至于隆起皮肤表面。

4. 皮疹　皮疹的发生率有较大差异,可能与病原体的型别不同、病情轻重、就诊早晚等因素有关。多出现在发病后 4~6 天,充血性斑丘疹多见,持续 3~7 日后逐渐消退。皮疹呈暗红色,压之退色。形态大小不一,一般 2~5mm,散在性分布,以胸、背和腹部较多,向四肢发展,面部很少,手掌脚底无皮疹。

5. 并发症　有支气管肺炎、脑炎或脑膜炎、中耳炎、腮腺炎、血栓性静脉炎、肝肾功能损害、心肌炎、心功能不全、DIC、感染性休克等,孕妇可发生流产。死亡病例多发生于病程的第 2~3 周。

【实验室检查】

课堂互动

对于本节开篇所提及的那位女性患者,为了明确诊断,你认为还需要做哪些进一步的检查?

1. 一般检查 血常规检查白细胞计数多正常,中性粒细胞分类正常或减少,淋巴细胞分类增多或正常,可有单核细胞分类增多或血小板减少。血生化检查可见肝功能正常或轻度异常,可有心肌酶谱异常,血沉或 C 反应蛋白升高。尿常规检查常见少量蛋白、白细胞、红细胞或上皮细胞。

2. 血清学检查

(1) 外斐氏试验(Weil-Felix agglutination test,变形杆菌 OX_k 凝集试验):患者血清中的特异性抗体能与变形杆菌 OX_k 抗原起凝集反应,单份血清效价≥1:160 有诊断意义。病程第一周,一般仅 1/3 的病例呈阳性反应,第二周阳性率可达 90%,至第四周后阳性率又开始下降,2~3 个月后转为阴性。

(2) 间接免疫荧光试验:检测患者血清中的特异性 IgM、IgG 抗体。病程第一周末即可检出特异性抗体,至第二、三周阳性率最高,两月后逐渐下降,但仍维持一定水平达数年之久。如果同时检测双份血清,IgG 抗体滴度 4 倍及以上升高即可诊断。单份血清 IgM 抗体滴度≥1:32、IgG 抗体滴度≥1:64 有诊断意义。

3. 病原学检查

(1) 分子生物学检测:PCR 检测恙虫病东方体特异基因片段,具有敏感性高和特异性强的优点,可用于早期诊断。

(2) 病原体分离:取发热期患者血液 0.5~1ml,接种小鼠腹腔、鸡胚或细胞,培养分离病原体。

【诊断要点】

课堂互动

恙虫病早期表现为发热、皮疹、淋巴结肿大,应该与哪些具有相似症状的疾病进行鉴别诊断?

依据流行病学史(发病前 3 周内有户外工作、露天野营或在田边草丛上坐、卧休息等)、临床表现(发热、淋巴结肿大、皮疹和特异性焦痂或溃疡)及实验室结果进行诊断。在恙虫病流行区内、流行季节时,凡是有不明原因发热或淋巴结肿大者,应考虑恙虫病可能。外斐氏试验、间接免疫荧光试验、PCR 核酸检测任一项阳性可诊断疾病。

【护理诊断/问题】

1. 主要护理诊断/问题

(1) 体温过高 与恙虫病东方体感染有关

（2）皮肤完整性受损　与恙螨叮咬后导致焦痂形成、皮疹有关

2. 其他相关护理诊断/问题

潜在并发症：支气管肺炎、心肌炎、出血。

【护理措施】

1. 一般护理

（1）隔离护理：不需要对患者实施隔离。

（2）饮食护理：给予高热量、高维生素、清淡、易消化的流质或半流质，注意多饮水，保持水、电解质、酸碱和能量平衡。

2. 病情观察　①注意观察生命体征变化，若有心率增快、心律失常、咳嗽频繁伴胸痛、气促、神志改变及出现谵妄、抽搐等表现时，可能并发心肌炎、肺炎、脑膜炎等，立即通知医生，及时处理。②观察焦痂或溃疡部位，大小，是否继发感染，保持局部皮肤清洁、干燥。

3. 用药护理　遵医嘱用药。恙虫病东方体为专性细胞内寄生，应选用脂溶性抗生素。目前临床上较常应用的抗生素有强力霉素、大环内酯类、喹诺酮类和氯霉素。

（1）强力霉素：目前以多西环素为首选，剂量：成人 100mg，每 12 小时口服 1 次，退热后每天 100mg 顿服；8 岁以上小儿每日 2.2mg/kg，每 12 小时 1 次，退热后按体重 2.2mg/kg，每日口服 1 次。强力霉素可引起恶心、呕吐、腹痛、腹泻等胃肠道反应，肝功能损害，脂肪肝变性，及过敏反应。孕妇不宜服用强力霉素，8 岁以下儿童禁服。

（2）大环内酯类：常用的是罗红霉素、克拉霉素和阿奇霉素。剂量：①罗红霉素：成人每次 150mg，1 日 2 次，退热后每天 150mg 顿服；儿童每次 2.5~5mg/kg，1 日 2 次，退热后剂量减半。②克拉霉素：成人每次 500mg，每 12 小时 1 次；6 个月以上的儿童每次 7.5mg/kg，每 12 小时口服 1 次。③阿奇霉素：成人每次 500mg 顿服，退热后每天 250mg 顿服；儿童 10mg/kg（1 日量最大不超过 500mg）顿服，退热后剂量减半，亦可静脉滴注阿奇霉素。大环内酯类的主要不良反应为恶心、腹痛、腹泻、肝功能异常（ALT 及 AST 升高）、头晕和头痛等。孕妇及哺乳期妇女需慎用。

（3）氯霉素：成人患者每天 2g，分 4 次口服，退热后每天 0.5g，分 2 次口服；危重患者亦可静脉滴注。儿童每日 25~50mg/kg，分 3~4 次服用；新生儿每日不超过 25mg/kg，分 4 次服用。氯霉素类可引起外周血白细胞和血小板减少，有可能诱发不可逆性再生障碍性贫血、溶血性贫血、过敏反应等。在泰国、缅甸和我国都曾发现对氯霉素耐药的恙虫病东方体株。

根据患者的情况选用上述 3 类药物，疗程均为 7~10 日，疗程短于 7 日者，可出现复发。复发者疗程宜适当延长 3~4 日。

4. 对症护理

（1）发热的护理：具体措施参见第一章第五节"发热的护理"。

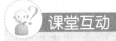 课堂互动

恙虫病患者的特有表现是焦痂，作为护理人员，我们如何正确进行焦痂护理？

（2）焦痂的护理：焦痂多见于腋窝、腹股沟、会阴部及肛门周围等汗腺较多的隐

蔽、潮湿且易出汗的部位。焦痂脱落前,应保持局部干燥清洁或涂以碘伏或紫药水后用无菌敷料覆盖,指导患者勿自行剥落。焦痂脱落后,溃疡面涂以抗生素油膏,每日换药1次,消毒包扎,以免继发感染。

(3) 皮疹的护理:具体措施参见第一章第五节"皮疹的护理"。

(4) 淋巴结肿大的护理:多数患者有局部淋巴结肿大,多位于焦痂附近,直径为0.5~1.5cm,活动无粘连,部分有压痛,极少数伴有轻微痒感,搔抓可致皮肤破溃。淋巴结肿痛明显者,可局部热敷,并适当限制患者肢体活动,以减轻疼痛,促进吸收。

【健康指导】

1. 对患者的指导　指导公众、特别是高危人群减少或避免恙螨的暴露,以降低感染风险。有恙螨叮咬史或野外活动史者,一旦出现疑似症状或体征,应及早就医,并告知医生相关暴露史。

2. 预防疾病指导

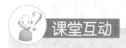

课堂互动

恙虫病是非常典型的虫媒传播性疾病,我们在生活中如何杀灭恙螨?

(1) 管理传染源:降低环境中鼠类和恙螨密度是控制本病的重要措施。流行地区要持续开展卫生运动,经常清除居住地、作业场所及道路两侧的杂草、填平坑洼,以增加日照,降低湿度,使之不适于恙螨的生长繁殖。对不能除草的区域可用化学杀螨剂喷洒。同时采取以环境治理为基础,药物毒杀为重要手段的综合措施控制鼠密度。

(2) 切断传播途径:做好个人防护是预防本病的有效措施。恙螨主要栖息在草丛或灌木,应避免在此类环境中坐卧休息或晾晒衣被。如需进入此类地区,尤其是已发现此病患者的地区,应注意做好个人防护,扎紧袖口、裤管口,衬衣扎入裤腰内,减少恙螨的附着或叮咬;也可在暴露的皮肤和裤脚、领口或袖口上喷涂含邻苯二甲酸二甲酯或避蚊胺等成分的驱避剂进行防护。野外作业后,及时拍打衣物,抖落附着的恙螨;换衣洗澡,重点擦洗腋窝、腰部、会阴等皮肤柔软部位,可减少被恙螨叮咬的机会。

(3) 保护易感人群:目前恙虫病疫苗尚处于实验研究阶段。

【中医护理概要】

1. 本病属于中医学之"沙虱热"、"沙虱毒"范畴。主要是风湿、湿热、热毒之邪随沙虱叮咬而侵入血脉引起。基本病机是病邪侵入,风湿袭表,湿热弥漫三焦导致壮热不退,身重而痛,热毒炽盛、热入营血引起斑疹色赤,皮肤焦痂,甚至扰乱神明。

2. 本病护治原则是风湿袭表则祛湿解表;湿热弥漫三焦则清热利湿;热毒炽盛则清热解毒;热入营血则清营凉血、解毒开窍。

3. 祛湿解表可用三仁汤加葛根、秦艽等;清热利湿可用三石汤加减;热毒炽盛可用清瘟败毒饮加减;清营凉血、解毒开窍可用清营汤合安宫牛黄丸。

学习小结

1. 学习内容

恙虫病	特点：致病菌为恙虫病东方体；传染源是鼠类、兔等多种啮齿目动物；虫媒传播；人群普遍易感
	临床表现：发热、特异性焦痂或溃疡、淋巴结肿大和皮疹
	护理诊断 / 问题：体温过高；皮肤完整性受损
	护理措施：解除隔离；病情观察；青霉素 G 用药观察；发热、疼痛对症护理。
	发病机制与病理、实验室及其他检查、诊断要点、健康教育、中医护理概要

2. 学习方法

本章学习重点理解恙虫病的病原学、流行病学、临床表现等方面的知识点。学习时采用病例分析法理论联系实际，以加深对疾病的理解；同时结合课堂互动内容进行思考，开拓学习思路，思考然后解惑，提高学习效果。最终学会判断病情，提出相关护理诊断，并针对护理诊断列出主要护理措施。

(程　婧)

复习思考题

查阅文献阐述近年来我国恙虫病的发病情况？

笔记

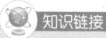

第五章

立克次体感染

学习目的

通过学习流行性斑疹伤寒和地方性斑疹伤寒疾病的相关知识,学会运用护理程序解决传染病患者的护理问题,为传染病护理知识的临床应用奠定基础。

学习要点

流行性斑疹伤寒概念、流行病学特点、临床表现、护理诊断及护理措施。

知识链接

立克次体命名的由来

美国病理学家霍华德·泰勒·立克次(Howard Taylor Ricketts,1871—1910)于 1909 年在受染斑疹伤寒患者体内发现病原微生物,而他由于与患者的频繁接触,自己也不幸染上斑疹伤寒,于 1910 年死于此病。为了纪念这位科学家,他发现的这种病原微生物被命名为立克次体。

——《医学微生物学》第 3 版

第一节　流行性斑疹伤寒

 病案导入

患者,男,34 岁。因"高热、头痛 6 天,谵妄、皮疹 1 天"入院。发病前曾在条件较差的农村逗留。

护理体检:T41℃,P112 次 / 分,R23 次 / 分,BP120/75mmHg。躯干、四肢满布充血性皮疹,脾肋下可及 2cm,质软。

实验室检查:WBC4.9×10^9/L,PLT120×10^9/L,Hb15g/L。

问题:根据本节内容请考虑该患者的初步医疗诊断及诊断依据、目前存在的主要护理诊断 / 问题及具体护理措施。

笔记

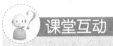 **课堂互动**

斑疹伤寒与伤寒是同一种疾病吗？

流行性斑疹伤寒(epidemic typhus)，又称虱传斑疹伤寒(louse-borne typhus)，是由普氏立克次体(Rickettsia prowazeki)通过人虱为传播媒介引起的急性传染病。临床以急性起病、稽留高热、剧烈头痛、特殊皮疹及明显的中枢神经系统症状为主要特征，发热持续2周左右。随着经济发展及卫生条件改善，其发病率已显著降低。

【病原学】

普氏立克次体呈多形性球杆状，革兰染色阴性，其胞壁组成近似革兰阴性杆菌细胞壁。通常寄生于人体小血管内皮细胞胞质内和体虱肠壁上皮细胞内。主要有两种抗原：①可溶性抗原，为组特异性抗原，可用以与其他组立克次体相鉴别；②颗粒性抗原，含有种特异性抗原。

普氏立克次体对紫外线和一般化学消毒剂很敏感，耐冷不耐热，-20℃以下可保存数月至数年，但56℃ 30分钟或37℃ 5~7小时即可灭活。对干燥有较强耐受力，在干燥的虱粪中可存活数月。

在体外只能在活细胞培养基中生长，在鸡胚卵黄囊中生长尤为旺盛，可进行繁殖。将其接种在雄性豚鼠腹腔内，一般仅有发热和血管病变，无明显阴囊反应，以此可与地方性斑疹伤寒病原体相鉴别。

【流行病学】

 课堂互动

流行性斑疹伤寒在人群间是如何传播的？什么样的环境条件可促使其传播？

1. 传染源　患者是唯一的传染源。病程第1周传染性最强，潜伏期末1~2天至热退后数天患者血液中均有病原体存在，亦具有传染性。个体患病后立克次体可长期存在于单核巨噬细胞内，当机体免疫力降低时引起复发，称为复发性斑疹伤寒。

2. 传播途径　体虱是主要的传播媒介。虱叮咬患者时，病原体随血液进入肠道内，侵入虱肠壁上皮细胞内增殖，约5天后细胞肿胀破裂，大量立克次体进入肠腔。当虱再次吸吮正常人血液时，肠腔内的立克次体随粪便排泄于皮肤上，可通过皮肤抓痕进入体内。虱在适宜温度下行动活跃，习惯生活于29℃左右，当患者高热或死亡后即迅速转移另觅新主，故易在人群造成传播。

3. 人群易感性　人群普遍易感，病后可获得持久免疫力，偶尔有因免疫力不足再次感染或复发的病例。

4. 流行特征　发病季节以冬春季为主，因气候寒冷，衣着较厚，换洗次数少，有利于虱的寄生和繁殖。各年龄组均可发病，15岁以下儿童病情较轻。世界各地均可见本病报道，以往多发于寒冷地区，但近年来热带如非洲等地病例增多。在我国本病已基本得到控制，仅在气候严寒地区的农村或郊区偶有散发病例或小流行。

【发病机制与病理】

病原体侵入人体后,先在小血管和毛细血管内皮细胞内繁殖,引起内皮细胞病变。接着细胞破裂,导致立克次体释放入血形成立克次体血症,侵袭全身小血管及内脏内皮细胞,使其感染而直接损伤。病原体死亡后,释放大量内毒素,可引起全身微循环障碍。病程第2周出现变态反应,使血管病变进一步加重。

病理变化的特点是增生性、血栓性、坏死性血管炎及血管周围炎性细胞浸润所形成的肉芽肿,又称斑疹伤寒结节。该病变分布全身各组织器官,以皮肤、心肌、中枢神经系统等明显。肺可有间质性炎症和支气管肺炎。肝脏、肾脏也可呈间质性炎性改变。肾上腺可有出血、水肿和实质细胞退行性变。

【临床表现】

 课堂互动

患者染上流行性斑疹伤寒后身体可出现哪些症状和不适的表现?它和伤寒的表现有无区别呢?

1. 典型斑疹伤寒 潜伏期5~23天,平均10~14天。

(1) 侵袭期:多急起发热、伴寒战,继之高热。体温于1~2天内达39~40℃,呈稽留热型。伴明显中枢神经系统症状和全身毒血症状,如剧烈头痛、烦躁不安、头晕、耳鸣、听力下降、言语含糊不清、全身肌肉酸痛、乏力,面部和球结膜充血,似酒醉貌。肝脾在发热3~4天后出现肿大,以脾肿大为多,质软、有压痛。

(2) 发疹期:病程第4~5天90%以上患者出现皮疹。先见于躯干,很快蔓延至四肢,1~2天内遍及全身,但面部通常无皮疹。初起常为鲜红色充血性斑丘疹,压之褪色,继之转为暗红色或瘀点,压之不褪色。皮疹大小形态不一,边缘不整,多孤立存在,不融合。约1周左右消退。

随皮疹出现,中毒症状加重,体温继续升高,可达40~41℃,有弛张热趋势。神经精神症状加剧,患者表现为反应迟钝、谵妄、手舌震颤,甚至大小便失禁、昏迷或精神错乱,偶有脑膜刺激征。肝脾肿大仍存在。

(3) 恢复期:病程第13~14天开始退热,随之症状好转。

2. 轻型斑疹伤寒 国内近年来多见此型散发病例。患者其特点为:①全身中毒症状轻;②热程短,体温多在39℃以下;③皮疹少或无;④很少出现意识障碍;⑤肝脾肿大少见。

3. 复发型斑疹伤寒 国内少有报道。流行性斑疹伤寒病后,部分患者体内的病原体可潜伏在淋巴结中多年,一旦机体免疫力下降即可再次发病。其特点为:①病情轻,中枢神经系统和毒血症症状较轻;②弛张热,热程7~11天;③皮疹稀少或无皮疹;④病例散发,无季节性,年龄大者发病率明显升高。

4. 并发症 常见的并发症有支气管肺炎、中毒性心肌炎、中耳炎、腮腺炎。

【实验室及其他检查】

1. 一般检查 血常规检查白细胞计数多正常,中性粒细胞常升高,嗜酸性粒细胞显著减少或消失,血小板数常减少。尿常规检查蛋白尿常见,偶有红、白细胞及管型。

2. 血清学检查

(1) 外斐试验(变形杆菌 OX_{19} 凝聚试验):凝集效价 1∶160 以上或双份血清效价递增 4 倍以上者有诊断价值。阳性率可达 70%~80%,但不能与地方性斑疹伤寒鉴别。

(2) 立克次体凝集反应:以颗粒性抗原与患者血清作凝集反应,特异性强,阳性率高。效价 1∶40 以上即为阳性,可与地方性斑疹伤寒鉴别。

(3) 其他:包括补体结合试验、间接血凝试验等,可用于进行疾病的流行病学调查。

3. 病原体分离　取发热期患者血液接种于雄性豚鼠腹腔,7~10 天豚鼠发热,取其睾丸鞘膜和腹膜刮片涂片镜检,可查到立克次体。

4. 其他方法　可选取核酸检测法进行早期诊断,常用 DNA 探针或 PCR 法。

【诊断要点】

当地有疾病流行或 1 个月内去过流行区,被虱叮咬或与带虱者有接触的流行病学资料,出现发热、头痛、皮疹与中枢神经系统症状,外斐试验凝集效价达到 1∶160 以上或双份血清效价递增 4 倍以上即可诊断。

【护理诊断/问题】

1. 主要护理诊断/问题

(1) 体温过高　与立克次体感染并释放大量内毒素有关。

(2) 疼痛:头痛　与立克次体毒素引起的全身中毒反应有关。

(3) 皮肤完整性受损　与立克次体感染导致的皮肤及血管病变有关。

2. 其他相关护理诊断/问题

(1) 活动无耐力　与立克次体及毒素引起的全身中毒反应有关。

(2) 潜在并发症:支气管肺炎、中毒性心肌炎。

【护理措施】

1. 一般护理

(1) 隔离措施:采取虫媒隔离。安排患者入住单间病房,进行灭虱处理,如洗澡、更衣、剃发,换洗衣物煮沸和消毒液浸泡消毒。急性期注意卧床休息,以减少体力消耗,病情好转后可逐渐增加活动量。

(2) 饮食护理:侵袭期应为患者提供高热量、高维生素、易消化的流质饮食,补充足够水分,成人每天宜为 3000ml 左右(老年患者或心功能不全患者适当减量)。发疹期患者腹胀、腹泻严重时,注意减少牛奶、豆浆等产气饮食摄入量或暂禁食,必要时可静脉补充营养。恢复期患者食欲恢复,注意防止暴饮暴食,禁食生、冷、硬的食物,少量多餐,以免诱发胃肠道不适。

2. 病情观察　定时监测患者生命体征的变化,尤其注意对体温的观察。严密观察患者皮疹出现的时间、部位、颜色、范围和变化情况等。注意观察患者有无咳嗽、胸痛、呼吸急促、脉搏加快、心音低钝、心律失常等症状,以便及时发现心肺并发症。

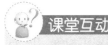
课堂互动

感染斑疹伤寒后如何治疗?有特效药吗?能治愈吗?

3. 用药护理　遵医嘱用药。常用药物有四环素、多西环素、氯霉素等,早期使用效果较好。禁用磺胺类药物。

(1) 四环素、多西环素:常规剂量用药,一般用药后 12~24 小时病情即可明显好转。四环素成人剂量为每天 1.5~2.0g,分 3~4 次口服,热退后用量酌减,同时需再用 3~4 天;多西环素成人剂量为每天 200mg,分 2 次口服,疗程 2~3 天。用药过程中注意观察患者有无恶心、呕吐、腹痛、腹泻等胃肠道反应。

(2) 氯霉素:常规剂量用药。因有骨髓抑制,不作为首选药物。

(3) 甲氧苄啶:常与四环素或多西环素联合用药,可提高疗效。每次口服 0.1mg,每天 2~3 次。

4. 对症护理

(1) 发热的护理:具体措施参见第一章第五节"发热的护理"。

(2) 头痛的护理:观察头痛出现的时间、持续的时间及伴随症状。进行各项护理操作时应轻、稳、准,避免加重患者痛苦。指导患者使用放松技术,如深呼吸、冥想等。必要时遵医嘱予以止痛镇静剂,并观察用药效果。

(3) 皮肤护理:具体措施参见第一章第五节"皮疹的护理"。

【健康指导】

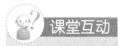
课堂互动

预防流行性斑疹伤寒的关键措施是什么? 哪些群体值得重点关注?

1. 对患者的指导　教育患者养成良好的个人卫生习惯,勤洗澡、勤换衣物。告知患者,疾病有复发的可能,若再次出现与初次患病相似的临床表现,需及时就医。

2. 疾病预防指导

(1) 管理传染源:早期隔离患者,并对其进行灭虱处理。灭虱、洗澡、更衣后可解除隔离,必要时需刮去全身毛发。对密切接触者,应进行医学观察 21 天。

(2) 切断传播途径:发现患者后,同时对患者及接触者进行灭虱,并在 7~10 天重复一次。物理灭虱可采用蒸、煮、烫等方法,温度至少保持在 85℃以上达 30 分钟。化学灭虱可选用 10%DDT 粉、0.5%666 粉或 1% 马拉硫磷等喷洒于内衣里或床垫上,几种药物可交替使用以防耐药发生。

(3) 保护易感人群:对疫区居民、准备进入疫区者可进行疫苗接种。国内常用鼠肺灭活疫苗。第一年注射 3 次,间隔 5~10 天,成人剂量分别为 0.5ml、1ml、1ml;以后每年加强注射 1ml,6 次以上可获得较持久的免疫力。国外曾广泛使用减毒 E 株活疫苗,但因其较重的不良反应已较少使用,新一代的 DNA 疫苗将有望用于控制疾病。疫苗接种只能减轻病情,对发病率无明显影响,故不能代替灭虱。

【中医护理概要】

1. 本病属于中医学之"温毒发斑"、"疫毒发斑"范畴。主要是湿热、温热、瘀热、寒湿疫毒之邪随虱叮咬而侵入血脉引起。基本病机是病邪侵入,病初邪正相争,卫气同病;疫毒化热,深入营血,燔灼厥阴,引动肝风,或内闭心包,扰乱神明,流窜血络为斑疹。

2. 本病护治原则是卫气同病则解表清里;邪入少阳则和解少阳、清胆利湿;气营两燔则清热凉营;热闭心包则清心凉血,解毒开窍;气阴两虚则益气滋阴。

3. 预防以灭虱为主。灭虱方法有烫、煮、熏、烧等物理杀虫法,如用 1%~3% 马拉硫磷等粉剂喷洒衣服;用 1:10 百部煎液揉搓头发以杀灭头虱。

第二节 地方性斑疹伤寒

地方性斑疹伤寒(endemic typhus),又称鼠型斑疹伤寒(murine typhus)或蚤传斑疹伤寒(flea-borne typhus),是由莫氏立克次体(*Rickettsia mooseri*)通过鼠蚤为传播媒介引起的急性传染病。其临床特征与流行性斑疹伤寒相似,但病情较轻、病程较短,病死率极低。

【病原学】

莫氏立克次体在形态、染色特点、生化反应、培养条件及抵抗力等方面均与普氏立克次体相似,区别主要在于:①莫氏立克次体接种于雄性豚鼠腹腔后,豚鼠阴囊高度水肿,而普氏立克次体仅引起轻度阴囊反应;②莫氏立克次体与普氏立克次体因具有相同的可溶性抗原而有交叉反应,但二者的颗粒性抗原不同,故可用凝集反应和补体结合试验加以区别。

【流行病学】

课堂互动

地方性斑疹伤寒的主要传染源也是患者吗? 此病是如何传播的?

1. 传染源 家鼠如褐家鼠、黄胸鼠等为本病的主要传染源。此外,患者及牛、马、羊、猪等家畜也可能作为传染源。

2. 传播途径 鼠传鼠、鼠传人均以鼠蚤为媒介。鼠感染莫氏立克次体后大多并不立即死亡,而鼠蚤只有在鼠死后才会叮咬人而使人感染。

3. 人群易感性 人群普遍易感,病后可获得较强而持久的免疫力,与流行性斑疹伤寒有交叉免疫。

4. 流行特征 本病以夏末和秋收时多见,全球散发,多见于热带和亚热带,国内以华北、西南、西北等省病例较多,属自然疫源性疾病。

【发病机制与病理】

与流行性斑疹伤寒相似,但血管病变较轻,小血管中血栓形成者少见。

【临床表现】

课堂互动

地方性斑疹伤寒与流行性斑疹伤寒的临床表现有哪些异同点?

潜伏期 1~2 周。

1. 发热 急性起病,患者体温逐渐上升,第 1 周末达高峰值 39℃左右,呈稽留热型或弛张热型。热程 9~14 天。常同时伴全身酸痛、头痛和结膜充血等。

2. 中枢神经系统症状　较流行性斑疹伤寒轻,主要表现为头痛、头晕、失眠,较少发生听力减退、烦躁、谵妄、昏迷等。

3. 皮疹　约 50%~80% 患者有皮疹,多见于病程第 4~7 天。初起为粉红色斑疹,直径约 1~4mm,继成暗红色斑丘疹,压之可褪色,极少为出血性。皮疹常初发于胸腹部,24 小时内迅速扩展至背、肩、臂、下肢等处,颜面及掌跖部一般无疹,数天内可消退。

4. 其他　约 50% 患者有轻度脾大,肝大者少见。

5. 并发症　常见并发症为支气管炎,支气管肺炎偶有发生,少数患者病情严重,可并发多脏器功能衰竭。

【实验室及其他检查】

1. 血常规检查　白细胞正常,少数患者于病程早期出现血小板减少。

2. 血清学检查　外斐试验阳性,但滴度低;选用立克次体凝集反应、补体结合试验等可进行流行性斑疹伤寒与地方性斑疹伤寒的鉴别。

3. 病原体分离　将患者血液注入雄性豚鼠腹腔,动物一般于接种后 5~7 天开始发热,阴囊肿胀,鞘膜渗出液涂片可见大量病原体。

4. 其他方法　亦可选取核酸检测法,如 DNA 探针或 PCR 法。部分患者可有 AST、ALT、ALP、LDH 轻度升高。

【诊断要点】

对流行区发热患者或发病前 1 个月内去过疫区者,应警惕本病的可能,外斐试验筛选价值,进一步诊断依赖于立克次体凝集反应或补体结合试验。

【护理诊断 / 问题、措施】

同本章第一节“流行性斑疹伤寒”。

【健康指导】

1. 做好灭鼠灭蚤工作,发现患者要及早隔离和治疗。

2. 预防接种和流行性斑疹伤寒相同,但因本病以散发为主,故疫苗接种对象主要为灭鼠工作人员及与莫氏立克次体有接触的实验室工作人员。

【中医护理概要】

同本章第一节“流行性斑疹伤寒”。

学习小结

1. 学习内容

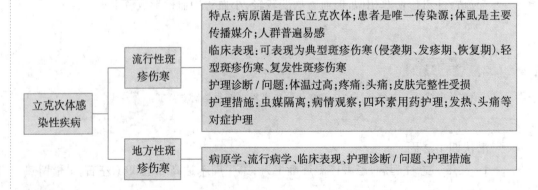

2. 学习方法

本章学习重点理解流行性斑疹伤寒的病原学、流行病学、临床表现等方面的知识点,学习时采用病例分析法理论联系实际,以加深对疾病的理解;同时结合课堂互动内容进行思考,开拓学习思路,提高学习效果。最终学会判断病情,提出相关护理诊断,并针对护理诊断列出主要护理措施。

（鲁桂兰）

复习思考题

1. 对于典型斑疹伤寒患者护理评估的重点是什么?
2. 请列出流行性斑疹伤寒与地方性斑疹伤寒流行病学方面的异同点。

笔记

第六章

钩端螺旋体病

学习目的

通过学习钩端螺旋体的相关知识,学会运用护理程序解决传染病患者的护理问题,为传染病护理知识的临床应用奠定基础。

学习要点

钩端螺旋体病的概念、流行病学特点、临床表现、护理诊断及护理措施。

病案导入

患者,男,20岁。因"畏寒、发热2天,伴全身酸痛、乏力、不能行走"入院。发病前一周曾收割水稻。

护理体检:T40℃,P112次/分,R22次/分,BP120/80mmHg。结膜充血,右侧腹股沟扪及一个蚕豆大的淋巴结,有压痛。

实验室检查:WBC9×10^9/L,N75%,L25%,Hb140g/L,尿蛋白+,尿WBC0~5个/HP,尿RBC2~5个/HP,ALT100U/L。

问题:根据本节内容,请考虑该患者的初步医疗诊断及诊断依据、目前存在的主要护理诊断/问题及具体护理措施。

钩端螺旋体病(leptospirosis)是由各种不同型别的致病性钩端螺旋体(leptospira,简称钩体)所引起的一种急性传染病,为人畜共患疾病。临床以高热、头痛、结膜充血、腓肠肌压痛及浅表淋巴结肿大为主要特征,严重者可出现肝、肾、中枢神经系统损害和肺弥漫性出血,危及生命。

知识链接

我国钩端螺旋体病的流行情况

卫生部2005年发布的《全国钩端螺旋体病监测方案(试行)》显示:从1958年以来,全国已经累计报告钩体患者250多万人,病死率较高。全国发病率高达10/10万以上的特大流行有10次,其中9次发生在洪涝之年。

【病原学】

钩体革兰染色阴性,呈细长丝状,有 12~18 个规则细密的螺旋,菌体的一端或两端呈钩状。钩体具有较强的穿透力。钩体由菌体、轴丝(又称鞭毛)和外膜组成,外膜具有抗原性。依抗原性的不同可分为 23 个血清群、200 多个血清型。我国已知有 19 个血清群、74 个血清型。常见的流行群有黄疸出血群、波摩那群、犬群、七日群和秋季群。其中黄疸出血群毒力最强,引起稻田型流行,波摩那群分布最广,引起洪水型和雨水型流行。

钩体抵抗力弱,在干燥环境下数分钟死亡,且易被常用消毒剂杀灭,稀盐酸、70%乙醇、含氯石灰、苯酚和肥皂水均可灭活钩体。但在湿、冷、弱碱性环境中生存能力强,可存活 1~3 个月。

【流行病学】

 课堂互动

钩端螺旋体病易发生于洪灾和暴雨季,这是为什么?

1. 传染源　鼠类和猪是最主要的传染源。我国南方以黑线姬鼠为主要传染源,造成稻田型流行,北方以猪为主要传染源,引起洪水型或雨水型流行。因人带菌时间短,排菌量小,且人尿为酸性不宜钩体生存,故患者作为传染源的可能性很小。

 知识链接

钩体病的其他传染源

犬、牛、羊、马等均能长期带菌。其中犬的活动范围大,易造成较大范围污染,故也是重要传染源,但犬带钩体毒力较低,所致钩体病较轻。

——《传染病学》第 8 版

2. 传播途径　直接接触传播是主要的传播方式。鼠类排出含钩体的尿液污染稻田中的水和土壤,或猪圈中带钩体的排泄物随雨水漂流,人接触疫水或被污染的土壤时,钩体侵入皮肤黏膜而使人感染。接触时间越长,感染几率越高,皮肤黏膜破损者更易感染。另外,接触感染动物的皮毛、排泄物及血液,或误食被钩体污染的水和食物,也可感染此病。

3. 人群易感性　人群普遍易感,感染后对同型钩体产生较强免疫力,不同型间无交叉免疫。外来人口较疫区居民易感,且病情较重。本病具有明显的职业特点,农民、牧民、渔民、屠宰工人、野外工作者及下水道工人等为易感人群。

4. 流行特征　本病全年均有发生,发病与降雨量多少密切相关,流行季节为多雨的夏秋季(6~10 月)。发病地区以热带、亚热带地区多见,我国除新疆、甘肃、宁夏、青海外,其他地区均有本病散发或流行,尤以西南和南方各省多见。本病流行形式主要为稻田型、雨水型和洪水型,南方多在收割季节发生稻田型流行,北方则多在暴雨和洪水后发生雨水型或洪水型流行。非流行时期多为散发病例。

【发病机制与病理】

 课堂互动

本病严重时可引起肺、肝、肾及中枢神经的损伤,钩体侵入人体后是如何引起多系统损伤的呢? 各系统损伤表现一样吗?

钩体自正常或受损的皮肤、黏膜侵入人体后,经淋巴管或毛细血管进入血流,大量繁殖并产生毒素,引起全身毛细血管感染中毒性损伤,导致钩体败血症(leptospiremia)。随着疾病的进展,钩体侵入全身各组织、器官,引起内脏器官不同程度的损害,尤以肺、肝、肾及脑的损害多见。多数患者为单纯败血症,内脏损害轻;少数出现较重的内脏损害,如肺出血、黄疸、肾衰竭、脑膜炎等。恢复期患者因变态反应,可出现发热、眼和神经系统后发症。由于入侵钩体的菌型和机体免疫力不同,本病临床表现复杂,病情轻重不一。钩体毒力强或初入疫区、未接受预防接种、缺乏免疫力者可出现脏器损害等严重临床表现。

本病的基本病理变化是全身毛细血管感染中毒性损伤。肝脏可见肝细胞肿胀、变性坏死,炎性细胞浸润,胆小管内胆汁淤积,肝包膜下出血。肾脏可见肾间质水肿、炎性细胞浸润,肾小管上皮细胞变性坏死。肺常见病变为弥漫性点状出血,出血机制为肺微循环障碍,毛细血管内皮细胞间隙增宽,红细胞自增宽的间隙渗入肺泡,因此又称为非破裂性弥漫性肺毛细血管漏出性出血,严重时可形成双肺弥漫性大出血。脑组织可见血管损伤和炎性细胞浸润,表现为脑膜炎和脑炎。本病突出特点是器官功能障碍严重,但组织结构改变轻微,故临床治疗后易恢复且不留后遗症。

【临床表现】

 课堂互动

钩体病在早期容易识别吗? 患者有什么样的典型表现时,我们医护人员就应警觉?

潜伏期一般 7~14 天,平均 10 天左右。典型临床经过分为早期、中期和后期。

1. 早期(钩体败血症期) 起病后 3 天内,主要为全身感染中毒表现,是各型钩体病早期共有的临床表现。

(1) 症状:①发热:急起发热伴寒战,多为稽留热,部分患者为弛张热,热程约 7 天,也可达 10 天;②疼痛:头痛明显,全身肌肉酸痛,尤以腓肠肌和腰肌疼痛为甚;③乏力:全身乏力,尤其下肢软弱无力,难以站立,不能行走。

(2) 体征:①眼结膜充血:发病第 1 天即可出现,之后迅速加重,持续数天,有疼痛和畏光感而无分泌物;②腓肠肌压痛:起病第 1 天即可出现,轻者仅感小腿胀痛,重者拒按;③浅表淋巴结肿大:多在发病第 2 天出现,以腹股沟淋巴结和腋窝淋巴结群多见,一般为黄豆或蚕豆大,有压痛。

2. 中期(器官损伤期) 起病后 3~10 天,为症状明显阶段,根据临床表现的主要特点可分为 5 型。

（1）单纯型（又称流感伤寒型）：此型最多见。是早期钩体败血症临床表现的延续，临床表现类似流感、上感或伤寒，出现咳嗽、血痰或咯血等肺出血的表现，无明显脏器损害，病程约 5~10 天，经治疗退热而愈。

（2）肺出血型：在早期钩体败血症的基础上，一般于病程 3~4 天开始，是钩体病致死的主要类型。根据出血程度不同分为肺出血轻型和肺弥漫性出血型。

1）肺出血轻型：咳嗽，痰中带血，肺部可闻及少许湿性啰音，X 线显示肺纹理增多，两肺散在点状或小片状阴影，经及时而适当治疗较易痊愈。

2）肺弥漫性出血型（massive pulmonary hemorrhage）：患者病情突然恶化，出现严重的呼吸、循环功能障碍。主要表现为：①中毒症状进行性加重；②严重的缺血缺氧：面色苍白或潮红，数小时内转为极度苍白或青灰，垂危期面色高度发绀；③呼吸系统变化：呼吸进行性加快，有窒息感，晚期呼吸不规则，肺部呼吸音增粗，双肺满布湿啰音，X 线可见双肺广泛点片状阴影或大片融合，血痰、咯血甚至口鼻涌出大量泡沫状血液导致窒息死亡；④心脏功能变化：心慌，心率进行性增快，第 1 心音减弱或呈奔马律；⑤神经系统变化：烦躁不安，神志恍惚，重者昏迷。

（3）黄疸出血型：又称外耳病（Weil's disease），于病程 4~8 天后出现进行性黄疸、出血和肾损害。①肝损害表现为进行性黄疸，食欲减退，恶心、呕吐，肝脏肿大、触痛，肝功能异常，重者可出现肝性脑病；②出血表现为鼻出血，皮肤、黏膜瘀点、瘀斑，咯血、呕血、尿血等，严重者可因消化道大出血导致休克或死亡；③肾损害较轻者出现蛋白尿、镜下血尿，重者发生少尿、氮质血症和尿毒症。急性肾衰竭是黄疸出血型的主要死亡原因。

（4）肾衰竭型：各型钩体病都可有不同程度肾损害的表现，但单纯肾衰竭型较少见，多与黄疸出血型并存。

（5）脑膜脑炎型：本型少见。病程 2~3 天出现头痛、呕吐、颈抵抗及克氏征阳性等脑膜炎表现，还可出现嗜睡、谵妄、抽搐和昏迷等脑炎表现。重症患者出现脑水肿、脑疝和呼吸衰竭。脑脊液检查压力升高，蛋白增高，白细胞多低于 $500 \times 10^6/L$，以淋巴细胞为主，可分离出钩体。

3. 后期（恢复期或后发症期）　少数患者在发热消退后，恢复期可再次出现症状和体征，称为后发症。

（1）后发热：多于热退后 1~5 天再次发热，体温 38℃左右，不需治疗，经 1~3 天可自愈。

（2）眼后发症：多在热退后 1 周至 1 个月出现，表现为虹膜睫状体炎、葡萄膜炎、脉络膜炎、球后视神经炎或玻璃体混浊等。以波摩那群感染常见。

（3）反应性脑膜炎：与后发热同时或先后出现脑膜炎表现，但脑脊液钩体培养阴性，预后较好。

（4）闭塞性脑动脉炎：病后半月至 5 个月出现。因脑基底动脉炎致脑缺血，患者表现为进行性偏瘫或失语，可短暂反复发作。

【实验室及其他检查】

课堂互动

本病确诊的关键是发现患者体内的钩端螺旋体，那么在临床上有哪些方法可以用于寻找钩体呢？

1. 一般检查　血常规检查白细胞和中性粒细胞计数正常或轻度增高,红细胞沉降率增快。尿常规检查尿蛋白阳性,尿中可见红细胞、白细胞和管型。

2. 病原学检查

(1) 病原体培养:取患者血液、尿液或脑脊液进行钩体培养,至少培养 1 周,阳性率 20%~70%。但由于培养时间长,对急性期患者帮助不大。

(2) 分子生物学检测:应用聚合酶链反应(PCR)检测钩体 DNA,特异性、敏感性高,且快速、简便,有助于早期诊断。

3. 血清学检查

(1) 显微凝集试验(MAT):是目前国内最常用的诊断方法,有较高的特异性和敏感性,将标准活菌株作为抗原与待测血清混合,如发生凝集且效价≥1:400,或急性期和恢复期两份血清比较,效价增加 4 倍,即有诊断意义。

(2) ELISA:是国外广泛使用的检测血清钩体 IgM 抗体的方法,敏感性高于 MAT。还可用于检测脑脊液中的钩体 IgM 抗体,在鉴定原因不明脑膜炎的病因方面有较高的价值。

(3) 酶免疫斑点法(enzyme-immuno-spot):是我国首创的敏感性和特异性均较高的检查方法,可检测多群型钩体病血清抗体,用于钩体病早期诊断。

4. 肺部 X 线检查　肺出血型可见双肺呈毛玻璃状或弥漫性点、片状阴影。

【诊断要点】

根据夏秋季节发病,发病前 3 周有接触疫水、病畜史等流行病学资料,结合高热、全身酸痛、乏力,腓肠肌压痛,腹股沟淋巴结肿大,眼结膜充血等临床表现,可做出临床诊断。血清学检查和病原学检查可确诊。

【护理诊断/问题】

1. 主要护理诊断/问题

(1) 体温过高　与钩体败血症有关。

(2) 疼痛:肌肉酸痛　与钩体败血症和肌肉损害有关。

2. 其他相关护理诊断/问题

(1) 活动无耐力　与钩体感染有关。

(2) 潜在并发症:出血、呼吸衰竭、肝衰竭、急性肾衰竭、脑水肿。

【护理措施】

1. 一般护理

(1) 隔离措施:采取接触隔离,患者应住单间病室,保持病室环境整洁,护士接触患者血液、体液、分泌物及排泄物时应穿隔离衣、戴手套。疾病早期应卧床休息,病情重者应在临床症状完全消失后再下床活动,活动量和时间逐渐增加,以患者不感到疲乏为度。

(2) 饮食护理:给予易消化、高热量、高维生素的流质或半流质饮食。鼓励患者多饮水,每日达 2500ml。

2. 病情观察　观察患者面色是否苍白,意识是否清楚;每 4 小时测量生命体征一次,并做好记录;观察患者皮肤、黏膜是否有出血点或黄染,有无鼻出血、呕血、便血、尿血等。

课堂互动

治疗钩体病我们可以用哪些药物？首选用药是什么？我们进行用药护理时有无特殊注意事项？

3. 用药护理 遵医嘱应用抗生素、激素类药物和镇静剂。

（1）抗生素：是钩体病最基本的治疗措施，早期应用抗生素可有效治疗败血症，减轻脏器损害。青霉素 G 是治疗本病的首选药物，首剂 40 万 U 肌内注射，每 6~8 小时 1 次，每日总量 160~240 万 U，疗程 7 天，或退热后 3 天停药。病情严重者可在首剂 2 小时后再追加 40 万 U，或者每日 600~800 万 U，分次静脉滴注。对青霉素过敏者，可选用庆大霉素、四环素、头孢菌素等药物。

青霉素给药前须皮试，防止发生过敏反应；应用庆大霉素时，注意观察患者是否有极度口渴、少尿等肾脏损害的表现；四环素不良反应主要为恶心、呕吐等胃肠道症状及肝毒性，用药过程中注意观察患者反应。

应用抗生素时，护士应严密观察病情变化，防止发生赫氏反应（Hexheimer reaction）。赫氏反应是指在应用抗菌药物后，由于大量钩体在短时间内被杀灭，释放毒素，导致临床症状加重。患者表现为突发寒战、高热、头痛、呼吸心跳加快，严重者四肢湿冷、低血压、神志不清、抽搐，甚至呼吸心跳停止。预防赫氏反应的发生可采用小剂量分次给药方案，如青霉素首剂 5 万 U 肌内注射，4 小时后 10 万 U，逐渐过渡到每次 40 万 U；或应用抗生素的同时给予氢化可的松 200mg 静脉滴注。患者发生赫氏反应时，应立即使用镇静剂、激素，给予物理降温，吸氧，强心，纠正酸中毒，并抗休克治疗。

（2）激素：常用药物为地塞米松和氢化可的松，配合抗生素控制病情。钩体败血症高热 >40℃、血压下降，重症黄疸出血型或肺弥漫性出血型钩体病患者可用激素治疗。常见不良反应有食欲减退、恶心、呕吐、荨麻疹等。

（3）镇静剂：对于病情较重的钩体病患者，遵医嘱常规给予镇静剂，常用药物有地西泮、异丙嗪或氯丙嗪。常见不良反应有嗜睡、头昏、乏力、幻觉等。

4. 对症护理

（1）发热的护理：钩体病一般不用退热剂，因其可使体温骤降而引起周围循环衰竭。其他措施参见第一章第五节"发热的护理"。

（2）疼痛的护理：帮助患者采取舒适的体位；不宜搬动患者，以免加重疼痛；局部可给予热敷，以缓解肌肉酸痛；指导患者听音乐、读书、看图片，与患者愉快的交谈，分散注意力，缓解疼痛。

 课堂互动

钩体病的严重肺、肝、肾、脑的损伤往往是导致患者死亡的原因，因此对于各系统危重症的护理尤为重要，作为护理人员该如何抢救患者生命？

5. 危重症护理

(1) 肺出血型的护理:①绝对卧床休息,给予镇静剂。②给予氧气吸入。③备好急救药品、吸痰装置、气管切开包、人工呼吸囊等器械。④保持呼吸道通畅。若患者出现呼吸困难、烦躁、发绀,应及时吸出呼吸道内血液,防止窒息,必要时配合医生行气管切开术。⑤密切观察患者生命体征,有无出血性休克表现。⑥遵医嘱应用止血药、强心药及激素类药物。补液量不宜过多,速度不宜过快,以免增加心脏负担及加重出血。⑦大量出血或有失血性休克时,应及时输入新鲜血,并用平衡盐液或低分子右旋糖酐扩容,纠正循环衰竭。

(2) 黄疸出血型的护理:具体措施参见第二章第一节"黄疸、出血的护理"。

(3) 脑膜脑炎型的护理:具体措施参见第二章第二节"流行性乙型脑炎"的护理。

【健康指导】

1. 对患者的指导 让患者了解钩体病早发现、早诊断、早治疗及就地治疗的"三早一就地"原则。指导患者出院后仍然要加强营养,以利于机体恢复;适量活动,避免过度劳累。如果出现视力障碍、语言含糊不清、肢体运动障碍等症状,应警惕钩体病后发症,须及时就诊。

2. 疾病预防指导

(1) 管理传染源:消灭田鼠;管理好猪圈、犬舍,使家畜尿粪不能污染水源和稻田;加强检疫,注射畜用钩体疫苗。

(2) 切断传播途径:在流行地区,应减少不必要的疫水接触;如需下田劳作或接触污水,应加强个人防护,穿长筒橡胶靴,戴橡胶手套;兴修水利,防止洪水泛滥。

(3) 保护易感人群:对疫区人群进行多价钩体菌苗接种,常用灭活全菌疫苗,目前已研制活菌苗和广谱 DNA 疫苗。流行季节前 1 个月开始接种,一般在每年 4 月底或 5 月初完成。成人每年接种 2 次,第 1 次 1ml,第 2 次 2ml,间隔 7~10 天,皮下注射,儿童剂量减半。疫苗接种后约 1 个月产生免疫力,当年保护率可达 95%。接触疫水但未注射疫苗者,可口服多西环素 200mg,每周 1 次。对高度怀疑已被钩体感染者,可预防性应用青霉素每天 80 万 ~120 万 U 肌内注射,连续 2~3 天。

【中医护理概要】

1. 本病属于中医学之"暑温"、"湿温"、"伏暑"范畴。主要有暑、热、湿邪三大病因。本病可波及肝肾脾肺等多个脏器。基本病机是邪从外受,先犯卫表,速传气分,湿热交蒸蕴毒,浸润肝胆,胆汁外溢则为黄疸;暑湿化燥化火,火毒伤及肺络,则痰血、咯血;暑热闭神,出现高热惊厥,或暑湿风痰闭窍则神识昏蒙。

2. 依据暑湿轻重、辨卫气营血阶段及脏腑病位确定护治原则。暑湿重则宜透宜清,暑热则宜解表清暑;邪在卫分则宜解表祛邪;气血分则有脏腑病位之不同,邪在肝胆则以祛黄为主,邪在肺络则清暑泻热,凉血止血。

3. 鱼腥草、土茯苓各 30g,水煎服,2 剂 / 天,宜于钩体病早期;白及粉 15g 或三七粉 3g,3 次 / 天,宜出血者。

学习小结

1. 学习内容

钩端螺旋体病 ——

特点:致病菌为钩端螺旋体;传染源是鼠类、猪等家畜;接触传播;人群普遍易感
临床表现:3 期,分别是钩体败血症期、器官损伤期(5 型)、后发症期
护理诊断/问题:体温过高;疼痛;活动无耐力
护理措施:解除隔离;病情观察;青霉素 G 用药观察;发热、疼痛对症护理

发病机制与病理、实验室及其他检查、诊断要点、健康教育、中医护理概要

2. 学习方法

本章学习重点理解钩端螺旋体病的病原学、流行病学、临床表现等方面的知识点。学习时采用病例分析法理论联系实际,以加深对疾病的理解;同时结合课堂互动内容进行思考,开拓学习思路,思考然后解惑,提高学习效果。最终学会判断病情,提出相关护理诊断,并针对护理诊断列出主要护理措施。

(焦文娟)

复习思考题

钩端螺旋体病曾在我国普遍流行,试具体了解本病在我国不同省份的流行情况?

笔记

第七章

原虫感染性疾病

学习目的

通过学习溶组织阿米巴感染和疟疾等原虫感染性疾病的相关知识,学会运用护理程序解决传染病患者的护理问题,为传染病护理知识的临床应用奠定基础。

学习要点

肠阿米巴病和疟疾的概念、流行病学特点、临床表现、护理诊断及护理措施。

第一节　溶组织内阿米巴感染

病案导入

患者,男,46岁。因"畏寒、发热伴腹痛、腹泻半月"入院。患者1月前进食隔夜食物后出现低热、畏寒、脐周腹痛,解稀水样便,5~6次/天。

护理体检:T38.6℃,P98次/分,R24次/分,BP130/80mmHg。脐周及右上腹压痛(+),肝区叩击痛(+),肝肋下3cm,肠鸣音5次/分。

实验室检查:WBC18.1×10^9/L,N79%,L16%;白蛋白32g/L,ALP400u/L,血清胆碱酯2000u/L;粪便检出阿米巴滋养体。

问题:根据本节内容,请考虑该患者的医疗诊断及诊断依据、目前存在的主要护理诊断/问题及具体护理措施。

阿米巴病(amebiasis)是由溶组织内阿米巴(entamoeba histolytica)感染所致疾病。按病变部位和临床表现的不同,可分为肠阿米巴病(intestinal amebiasis)和肠外阿米巴病(extraintestinal amebiasis)。肠阿米巴病的主要病变在结肠,表现为痢疾样症状;肠外阿米巴病的病变可发生在肝、肺或脑,表现为各脏器的脓肿。

一、肠阿米巴病

肠阿米巴病(intestinal amebiasis)又称阿米巴痢疾,是溶组织内阿米巴引起的肠道感染,以近端结肠和盲肠为主要病变部位。临床以果酱样粪便等痢疾症状为主要特征,易于复发易转变成慢性。

【病原学】

课堂互动

什么是溶组织内阿米巴?溶组织内阿米巴又是如何引发疾病的?

　　溶组织内阿米巴生活史有滋养体和包囊两个期。①滋养体:是溶组织内阿米巴的致病形态,直径 10~60μm,运动缓慢,形态多变。胞质分内外两层,内质可见被吞噬的红细胞,外质能做定向变形运动侵袭组织,形成病灶,若自组织内落入肠腔,变成包囊,随粪便排出体外。②包囊:是溶组织内阿米巴的感染形态,直径 10~16μm,碘染色后呈黄色,能起传播作用,如果感染人体后,包囊在小肠下端受碱性消化液的作用,虫体活动,从囊壁小泡逸出而形成滋养成体。在回盲肠部黏膜皱褶或肠腺窝处分裂繁殖,重复其生活过程。包囊抵抗力强,能耐受人体胃酸的作用,在潮湿的环境中能存活数周或数月。

知识链接

迪斯帕内阿米巴

　　迪斯帕内阿米巴的滋养体和包囊都与溶组织内阿米巴极为相似,但迪斯帕内阿米巴感染人类时只能寄生于肠腔而无致病能力,故应注意鉴别。

——《传染病学》第 8 版

【流行病学】

　　1. 传染源　无症状包囊携带者、慢性和恢复期患者粪便中持续排出包囊,是主要的传染源。其中带包囊的餐饮工作者在流行病学上有重要意义。

　　2. 传播途径　经口感染是主要传播途径,通过进食被包囊污染的水和食物等造成传染。可通过苍蝇、蟑螂等间接传播。水源被污染可引起地方性流行。

　　3. 人群易感性　人群普遍易感,营养不良、免疫力低下及接受免疫抑制剂治疗者感染率较高。病后产生的抗体对机体无保护作用,可重复感染。

　　4. 流行特征　本病遍及全球,以热带、亚热带多见。农村高于城市,男性高于女性,成人高于儿童。夏秋季发病较多。感染率高低与社会经济发展、卫生条件、生活习惯等因素有关。

【发病机制与病理】

　　被溶组织内阿米巴包囊污染的食物和水经口摄入后,包囊随食物与肠蠕动推进至小肠下段,经胰蛋白酶作用脱囊而逸出小滋养体,寄生于结肠肠腔内,此时宿主成为无症状带虫者。小滋养体在人体免疫力下降时即侵入肠壁组织并转变为大滋养体,吞噬红细胞及组织细胞,损伤肠壁,形成病灶。

　　病变主要在结肠,依次多见于盲肠、升结肠、直肠、乙状结肠、阑尾和回肠末端。急性期病变起初为较小的散在的浅表糜烂,进而形成阿米巴特有的口小底大的烧瓶样溃疡,基底为黏膜肌层、腔内充满棕黄色坏死物质,内含溶解的细胞碎片、黏液和滋养体。溃疡间肠黏膜大多完好,若溃疡累及肌层及浆膜层时可并发肠穿孔,溃疡累及血管可并发肠出血。慢性期病变,可有肠息肉、肉芽肿或呈瘢痕性狭窄等。

【临床表现】

 课堂互动

　　由肠阿米巴病引起的肠道溃疡会有怎样的表现?作为护理人员如何辨别肠道溃疡和胃部溃疡?

　　潜伏期一般 3 周,亦可短至数日或长达 1 年以上。

　　1. 无症状型(包囊携带者)　此型临床常不出现症状,多次粪检时发现阿米巴包囊。当被感染者的免疫力低下时此型可转变为急性阿米巴痢疾。

　　2. 急性阿米巴痢疾

　　(1) 轻型:临床症状较轻,表现为腹痛、腹泻,肠道病变轻微。粪检时可查到溶组织内阿米巴滋养体和包囊。有特异性抗体形成。机体抵抗力下降者可发生痢疾症状。

　　(2) 普通型:起病缓慢,全身症状轻,无发热或仅有低热。以腹痛、腹泻开始,排便每天 3 次至 10 余次,量中等,为暗红色果酱样的黏液脓血便,腥臭,内含滋养体,有时仅表现为血便或单纯性腹泻,多无里急后重。腹痛和腹部压痛常限于右下腹。上述症状可持续数天至数周自行缓解。粪便镜检可发现滋养体。

　　(3) 重型:起病突然,高热,先有较长时间的剧烈肠绞痛,随之排出黏液血性或血水样大便,每日 10 余次,伴里急后重,粪便量多,并有呕吐、失水,甚至虚脱或肠出血、肠穿孔或腹膜炎,如不积极抢救,可于 1~2 周内因毒血症或并发症死亡。本型少见。

　　3. 慢性阿米巴痢疾　急性阿米巴痢疾患者的临床表现若持续存在达 2 个月以上,则转为慢性。慢性阿米巴痢疾患者表现为食欲缺乏、贫血、乏力、腹胀、腹泻,体检肠鸣音亢进、右下腹压痛较常见。腹泻反复发作,或与便秘交替出现。症状可持续存在或有间歇,间歇期内可无任何症状,间歇期长短不一。

　　4. 并发症

　　(1) 肠内并发症:肠出血、肠穿孔、阑尾炎、结肠肉芽肿和肛门瘘。

　　(2) 肠外并发症:阿米巴肝脓肿最为常见。其他如阿米巴肺脓肿、阿米巴脑脓肿、阿米巴尿道炎、阿米巴阴道炎等。

【实验室及其他检查】

 课堂互动

　　患者腹痛腹泻来就诊,我们该给患者做哪些检查?哪项检查的结果才能最终确诊肠阿米巴病?

　　1. 血常规检查　周围血白细胞总数和分类正常。暴发型与普通型伴细菌感染时,周围血的白细胞总数和中性粒细胞比例增高。

　　2. 粪便检查　粪便呈暗红色果酱样,腥臭、粪质多,含血及黏液。生理盐水涂片镜检可见大量聚团状红细胞,少量白细胞和夏科-雷登(Charcot-Leyden)结晶,检测到伸展伪足活动、吞噬红细胞的阿米巴滋养体具有确诊意义。

3. 血清学检查 特异性抗体阳性反映既往或现症感染。IgG 抗体阴性者可排除本病,IgM 阳性提示近期或现症感染,阴性不排除本病。特异性抗原检测阳性可作为明确诊断的依据。

4. 纤维肠镜检查 必要时作结肠镜检查,可见肠壁有大小不等散在性溃疡。取溃疡边缘部分涂片及活检可查到滋养体。

【诊断要点】

根据发病前是否有不洁食物史或与慢性腹泻患者密切接触史等流行病学资料,结合腹痛、腹泻、低热、肠鸣音亢进等临床表现,可作出临床诊断。粪便中检测到阿米巴滋养体和包囊可确诊。

【护理诊断/问题】

1. 主要护理诊断/问题

(1) 腹泻 与阿米巴原虫所致肠道病变有关。

(2) 疼痛:腹痛 与肠道阿米巴感染,导致肠壁受损有关。

2. 其他相关护理诊断/问题

(1) 营养失调:低于机体需要量 与进食减少、肠道吸收功能下降、腹泻有关。

(2) 潜在并发症:肠出血、肠穿孔、肠梗阻。

【护理措施】

1. 一般护理

(1) 隔离措施:采取消化道隔离。急性期症状明显时应卧床休息,随病情好转可逐渐增加活动量,但要避免因活动量突然增加引发肠道并发症。

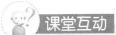
课堂互动

肠阿米巴病患者因腹泻其饮食护理尤为重要,那么在饮食护理时应注意哪些方面?

(2) 饮食护理:能进食者应给予高蛋白、高热量、少渣、易消化的流质或半流质饮食。少量多餐,忌食生冷及刺激性食物。食欲不佳者应更换食物品种,如米汤、藕粉、蒸蛋羹、瘦肉末、菜泥等,以维持良好的全身营养状态。频繁腹泻并伴有呕吐的患者可暂禁食,静脉补充所需营养。如无心、肾功能受损,每天应至少摄入 2500ml 液体,以防脱水。

2. 病情观察 密切观察生命体征的变化。注意每天排便次数、量、颜色、形状、气味,是否伴有脱水征兆。严密监测有无便血、有无突然发生的腹痛、腹肌紧张、腹部压痛等肠出血、肠穿孔表现。

3. 用药护理 遵医嘱用药,常用药物有硝基咪唑类、糠酯酰胺、巴龙霉素。①硝基咪唑类:是目前治疗肠内、肠外各型阿米巴病的首选药物,常用甲硝唑。成人口服,每次 0.4g,每天 3 次,10 天为 1 疗程。对甲硝唑无效者仍可选用替硝唑。重型患者应静脉给药。②二氯尼特(糠酯酰胺):是目前最有效的杀包囊药物,主要用于轻症及无症状带包囊者。成人口服,每次 0.5g,每天 3 次,连服 10 天。③巴龙霉素:有助于清除肠腔内溶组织内阿米巴包囊。成人口服,每次 0.5g,每天 2~3 次,7 天为 1 疗程。抗阿米巴药物不良反应轻,以胃肠道反应为主,偶有恶心、腹痛、腹泻、口中金属味等。

4. 对症护理

(1) 腹痛的护理:遵医嘱予颠茄合剂或肌内注射阿托品等解痉剂,亦可使用腹部热敷等方法以缓解不适。

(2) 腹泻的护理:具体措施参见第一章第五节"腹泻的护理"。

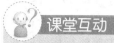 课堂互动

随着病情的加重,患者可出现肠出血甚至肠穿孔危及生命,一旦出现危情该如何护理患者?

5. 并发症护理

(1) 肠出血的护理:①病情监测:严密观察血压、脉搏、神志变化及腹痛、便血情况,如发现面色苍白、四肢湿冷、血压下降、脉细速、尿少、烦躁等休克征象,应立即通知医生并配合抢救。②饮食与体位:出血期间禁食,绝对卧床休息。已发生休克者取休克体位,专人监护。③保持水、电解质平衡:发现便血时遵医嘱使用止血药静脉滴注,并维持水、电解质平衡。④术前准备:经积极治疗仍出血不止者,应考虑手术治疗,做好术前准备。

(2) 肠穿孔的护理:①病情监测:每 0.5~1h 测量生命体征,严密监测腹痛、腹肌紧张、腹部压痛、反跳痛等表现。②饮食与体位:禁食、胃肠减压,绝对卧床休息,取半卧位。③术前准备:治疗效果不佳者,应考虑手术治疗,及早做好术前准备工作。

【健康指导】

 课堂互动

肠阿米巴患者治疗到何种程度才可解除隔离? 解除隔离后患者是否就不需治疗了呢?

1. 对患者的指导　向患者及家属说明遵医嘱按时、按量、按疗程坚持服药的重要性。在症状消失后连续 3 次粪检,滋养体或包囊阴性方可解除隔离。出院后 3 个月内应每月复查粪便 1 次,防止复发,若有症状应及时就诊。平时适宜锻炼,建立良好的生活规律,排便后应彻底洗手,防止经手传播。

2. 疾病预防指导

(1) 管理传染源:定期对餐饮业工作者进行体检,发现慢性患者和排包囊者,应接受治疗,经治疗确认痊愈后,方能恢复工作。

(2) 切断传播途径:把住"病从口入"关,加强饮食卫生管理及改善个人卫生习惯,避免不洁饮食,不饮生水,餐前便后洗手,大力消灭苍蝇和蟑螂。

【中医护理概要】

1. 本病属于中医学之"久痢"、"奇恒痢"范畴。主要是饮食不节或不洁,虫毒内侵而外受湿热、寒湿、疫毒之邪而致病。基本病机是湿热蕴蒸或寒湿中阻而为"湿热痢"、"寒湿痢";素体正虚不能敌邪,或治不及时或措施不力,病势迁延,病邪从阴化

湿,或余邪久恋,伤气耗血病及脾胃缠绵难愈而为"久痢"。

2. 本病应根据其病证的寒热虚实,确定护治原则。湿热痢清之,寒湿痢温之,久痢虚则补之,寒热交错者温清并用,虚实夹杂者攻补兼施;但始终宜以顾护胃气为本。

3. 中药灌肠法可提高湿热证疗效,白头翁、铁苋、苦参各 30g,银花、连翘各 15g,加水 500ml,浓煎至 150ml,保留灌肠,每天 1 次,连用 6 天。单方验方,鸦胆子仁 10 粒,用龙眼肉包裹,吞服,每天 2 次。

二、肝阿米巴病

肝阿米巴病(hepatic amebiasis)又称阿米巴肝脓肿(amebic liver abscess),是最常见的肠外阿米巴病,多继发于肠阿米巴病,也有的患者并无肠阿米巴病的临床表现,而单独发生本病。其临床特征为长期不规则发热、体重下降、肝区痛、肝大、白细胞增高等。

知识链接

肠外阿米巴病

肠外阿米巴病主要包括阿米巴肝脓肿、阿米巴肺脓肿、阿米巴脑脓肿、皮肤阿米巴病以及阿米巴性心包炎、阴道炎、尿道炎、前列腺炎等。

——《传染病学》第 8 版

【发病机制与病理】

阿米巴肝脓肿可发生在溶组织内阿米巴感染数月或数年后,由于机体免疫力下降或饮食不当、营养不良、肝外伤等诱发。寄生在肠壁的溶组织内阿米巴滋养体经门静脉、淋巴管或直接蔓延侵入肝,大部分被机体消灭,少数存活的原虫继续繁殖,通过在肝门静脉引起栓塞形成梗死灶,滋养体释放蛋白溶解酶以及原虫的分裂等作用破坏肝细胞,造成局部液化性坏死而形成脓肿。肝脓肿通常为单个大脓肿,多位于肝右叶顶部。

本病病理变化以组织溶解液化和脓肿形成为特征。脓液为液化的肝组织,呈巧克力酱样,含红细胞、白细胞、脂肪、坏死组织及夏科 - 雷登结晶。脓肿有薄壁,滋养体常聚集在脓腔壁。继发细菌感染时,脓液转为黄色或黄绿色,含有大量脓细胞,临床上有明显全身中毒症状。脓肿可不断扩大及浅表化,向邻近体腔或脏器穿破而引起相应脏器的阿米巴病及各种并发症。

【临床表现】

课堂互动

当患者出现哪些临床表现时,提示我们阿米巴病患者出现了肝脏病变?

临床表现的轻重与脓肿的位置、大小及有否继发细菌感染等有关。起病多缓慢,以发热为早期症状,弛张热型居多,清晨体温较低,黄昏时体温最高,常伴食欲减退、恶心呕吐、腹胀腹泻等。肝区疼痛为本病重要症状,可为钝痛、胀痛、刺痛、灼痛等,深呼吸及改变体位可致疼痛加剧。体检可发现肝大,边缘多较钝,有明显的叩击痛。当脓肿向肝顶部发展时,刺激右侧膈肌,疼痛向右肩放射。如压迫右肺下部可有右侧反应性胸膜炎或胸腔积液。

肝脓肿向邻近器官或组织穿破时,以肺实质和胸腔穿破最为多见。肝脓肿继发的细菌感染,常由大肠埃希菌、葡萄球菌、变形杆菌等引起,寒战、高热等中毒症状明显。

【实验室及其他检查】

 课堂互动

肝阿米巴病与肠阿米巴病在实验室检查上有什么样的区别?

1. 血常规检查 急性期白细胞计数及中性粒细胞显著增多,血沉增快。慢性期白细胞数大多正常,血红蛋白浓度降低,贫血明显。

2. 粪便检查 粪便镜检找溶组织内阿米巴滋养体及包囊。需要注意粪便标本需新鲜,滋养体排出后半小时就丧失活动能力,发生形态改变,1~2小时内死亡。

3. 免疫学检查 血清中抗阿米巴滋养体的特异性IgG抗体阳性率可达90%以上,若IgG抗体阴性,则基本上可排除本病的诊断。

4. 肝脓肿穿刺液检查 典型脓液为棕褐色、黏稠,有腥臭味,若能在其中找到阿米巴滋养体或其检测出可溶性抗原,则可明确诊断。

5. 影像学检查 B超、CT、磁共振成像(MRI)均可发现病变。B超检查不仅可提供脓肿大小、部位及数量,也可指导穿刺抽脓或手术的方向和深度。

【诊断要点】

 课堂互动

肝阿米巴病与其他肝病如何鉴别诊断?

根据有腹泻和排便不规则史,临床表现为不规则发热、右上腹痛、肝脏肿大伴局限性压痛及叩痛,影像学检查发现单个占位性病变,肝脓肿穿刺抽出典型脓液,可诊断本病。选用高效抗阿米巴药物进行诊断性治疗,有助于确诊。

【护理诊断/问题】

1. 主要护理诊断/问题

(1)体温过高 与阿米巴原虫引起肝组织坏死脓肿形成有关。

(2)疼痛:肝区痛 与肝脓肿有关。

2. 其他相关护理诊断/问题

(1)营养失调:低于机体需要量 与肝脓肿形成,长期发热有关。

(2)知识缺乏:缺乏肝阿米巴病相关疾病知识及消毒隔离知识。

【护理措施】

1. 一般护理

(1)隔离措施:采取消化道隔离。急性期应卧床休息,减少机体消耗,尽量取舒适卧位,以缓解肝区疼痛。避免剧烈活动,以免导致脓肿溃破。

（2）饮食护理：能进食者，给予高热量、高蛋白、高维生素、易消化饮食。贫血者注意补充含铁丰富食物，高热者补充足够水分。

2. 病情观察 观察生命体征，尤其注意体温的变化。观察肝脏肿大的进展情况，有无压痛及叩击痛。注意肝区疼痛的部位、性质、有无放射痛和持续时间。注意有无咳嗽、气急、局部软组织水肿等脓肿向周围组织穿破的征兆。有无突发寒战、高热等细菌感染的表现。

3. 用药护理 遵医嘱用药，常用药物同"肠阿米巴病"。若并发细菌感染，应根据药敏试验，加用有效抗生素。

4. 对症护理

（1）发热的护理：具体措施参见第一章第五节"发热的护理"。

（2）肝区痛的护理：可采取左侧卧位或患者自我感觉舒适的体位，以减轻疼痛。如疼痛剧烈，可遵医嘱给予镇静剂或止痛剂。

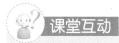
课堂互动

要确诊是否为肝阿米巴病需做肝穿刺引流护理，作为护理人员应做哪些护理配合？

（3）肝穿刺引流的护理：协助医生进行穿刺抽脓。术前向患者解释该操作的目的、方法及注意事项，取得患者的配合。术中注意严格无菌操作，严密观察患者的生命体征，观察并记录脓液的性质、颜色、气味、量，抽出的脓液标本应立即送检。术后嘱患者禁食 2 小时，卧床休息 24 小时，严密观察患者生命体征及面色变化，注意有无出血，发现异常应及时通知医生。

【健康指导】

同"肠阿米巴病"。

【中医护理概要】

1. 本病属于中医学之"胁痛"、"肝痛"、"肝痈"范畴。其发病系感受毒邪，或瘀毒蕴结所致。病位在肝。基本病机是虫毒为患、饮食不节、肝失疏泄，使肝胆郁热、血瘀，内热化火，瘀毒蕴结，血败肉烂，乃成此病。

2. 本病护治原则初期以祛邪为主，清利肝胆、解毒化瘀；后期则多为本虚标实，故治宜扶正祛邪、益气养阴。

3. 外治敷贴可提高治疗本病的疗效。鲜芙蓉叶 300~500g，捣烂敷贴肝区肿痛处，适于肝脓肿初起，热痛较慎者；鲜蒲公英 300~500g，捣烂外敷，用法同上。

第二节 疟 疾

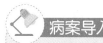
病案导入

患者，男，23 岁。因"寒战、稽留高热 6 天，伴意识障碍 3 天"入院。发病前半月从国外回来，野外露营史、蚊虫叮咬史。

护理体检:T40.2℃,P115 次 / 分,R22 次 / 分,BP115/75mmHg。昏睡状态,皮肤巩膜黄染,脾大。

实验室检查:WBC11×10^9/L,N82%,Hb60g/L。血涂片见恶性疟原虫。

问题:根据本节内容,请考虑该患者的医疗诊断及诊断依据、目前存在的主要护理诊断 / 问题及具体护理措施。

疟疾(malaria)是由雌性按蚊叮咬传播疟原虫而引起的寄生虫病,临床以间歇性定时发作的寒战、高热,继以大汗缓解为主要特征,可有脾肿大及贫血等体征。间日疟及卵形疟可出现复发,恶性疟发热不规则,病情较重,可引起脑型疟等凶险发作。

 知识链接

我国疟疾的免费救治政策

我国卫生部 2007 年将疟疾纳入国家免费救治的重大传染病范围,在重点疟疾流行区免费提供抗疟、杀虫药品,开展发热病人血检和人员培训等活动。全国疟疾疫情持续回落,2009 年全国报告疟疾病例 14 140 例,较 2008 年下降了 46.6%。

【病原学】

病原体为寄生于红细胞的疟原虫。感染人类的疟原虫共有 4 种,即间日疟原虫、三日疟原虫、恶性疟原虫和卵形疟原虫。4 种疟原虫的生活史相似参见图 7-1。疟原虫的发育过程分在人体内和在按蚊体内 2 个阶段。

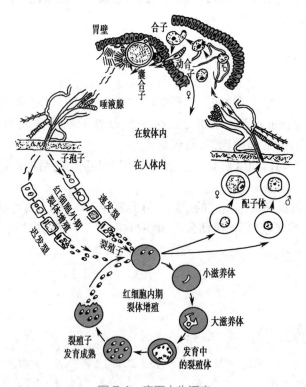

图 7-1　疟原虫生活史

1. 人体内阶段　疟原虫在人体内的裂体增殖阶段为无性繁殖期。当蚊叮咬人时，感染性子孢子随按蚊唾液进入人体，在肝细胞内进行裂体增殖而成为裂殖体，被寄生的肝细胞肿胀破裂，释放出大量裂殖子。裂殖子在红细胞内先后发育成小滋养体（环状体）、大滋养体、含裂殖子的裂殖体，当被寄生的红细胞破裂时，释放出裂殖子及代谢产物，引起临床上典型的疟疾发作。释放的裂殖子再次侵犯未被感染的红细胞，重新开始新一轮的无性繁殖，形成临床上周期性发作。间日疟及卵形疟于红细胞内的发育周期约为 48 小时。三日疟约为 72 小时。恶性疟约为 36~48 小时，发育先后不一，临床发作不规则。

间日疟和卵形疟有速发型子孢子和迟发型子孢子 2 种表现。速发型潜伏期短，约 12~20 天；迟发型潜伏期长达 6~11 个月，要经过一段"休眠状态"后才发育成熟，是间日疟和卵形疟复发的根源。

课堂互动

为什么蚊子能够传播疟疾呢？病原体进入蚊子体内后发生了怎样的变化才会传播疾病的呢？

2. 按蚊体内阶段　疟原虫在按蚊体内的交合、繁殖阶段为有性繁殖期。雌、雄配子体被雌按蚊吸入胃内，进行交配后，发育成合子，继之成为动合子，动合子穿过蚊胃壁发育成囊合子囊合子发育成孢子囊，其中含成千上万个子孢子，子孢子进入按蚊唾液腺内。当蚊叮咬人时，子孢子随唾液侵入人体。

【流行病学】

1. 传染源　疟疾患者和无症状带虫者。

2. 传播途径　经蚊虫叮咬皮肤为主要传播途径。我国最主要为中华按蚊，是平原地区间日疟的主要传播媒介，山区疟疾以微小按蚊传播为主，丘陵疟疾以嗜人按蚊为主。极少数患者可因输入带疟原虫的血液或经母婴传播后发病。

3. 人群易感性　人群普遍易感。感染后可产生一定的免疫力，但不持久。各型疟疾之间无交叉免疫性，经反复多次感染后，再感染则症状较轻或无症状。

4. 流行特征　发病季节以夏、秋季为主。在高度流行区，成人发病率较低，儿童和外来人口发病率较高。主要流行在热带和亚热带，其次为温带。我国除少数地区外，均有疟疾流行。

知识链接

全球疟疾的流行

据 WHO 报告，全球有 109 个国家和地区流行疟疾，约 32 亿人口受到威胁。流行最严重地区是非洲撒哈拉沙漠以南，其次为巴布新几内亚和南太平洋群岛，主要流行恶性疟。而美洲、中东、亚洲大部分地区主要流行间日疟。

【发病机制与病理】

疟原虫在肝细胞内与红细胞内增殖时并不引起症状。当红细胞被裂殖子胀破后，大量的裂殖子、疟色素和代谢产物及变性血红蛋白进入血液，引起临床发作。进入血中的裂殖子部分可再侵入其他红细胞,又进行新一轮裂体增殖,如此不断地循环,引起本病间歇性的临床发作。反复多次发作,可因大量红细胞破坏而出现贫血。

疟原虫在人体内增殖引起强烈的吞噬反应,致全身单核-吞噬细胞系统显著增生,表现为肝脾大,周围单核细胞增多。

【临床表现】

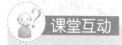

疟疾有多种类型,各型疟疾发作时的表现一样吗? 典型表现有哪些?

间日疟和卵形疟的潜伏期为 13~15 天,三日疟 24~30 天,恶性疟 7~12 天。

1. 典型发作 4 种疟疾发作的症状基本相似,典型症状为突发性寒战、高热和大量出汗。寒战常持续 20 分钟~1 小时,随后体温迅速上升,通常可达 40℃ 或更高,伴头痛、全身酸痛、乏力,但神志清楚。发热常持续 2~6 小时。随后开始大量出汗,体温骤降,大汗持续 0.5~1 小时。此时,患者自觉明显好转,但可感乏力、口干。早期患者的间歇期可不规则,发作数次后逐渐变得规则。间日疟和卵形疟的间歇期约 48 小时,三日疟约 72 小时,恶性疟约 36~48 小时。反复发作造成大量红细胞破坏,可出现不同程度的贫血和脾大。

2. 凶险发作 多由恶性疟引起,常见类型有:①脑型:急起高热、剧烈头痛、呕吐、谵妄和抽搐等。严重者可发生脑水肿、呼吸衰竭而死亡。②过高热型:持续高热可达 42℃,烦躁不安、谵妄,继之昏迷、抽搐,可在数小时内死亡。③厥冷型:患者肛温在 38~39℃ 以上、软弱无力、皮肤苍白或轻度发绀、体表湿冷,常有频繁呕吐、水样腹泻,继而血压下降、脉搏细弱,多死于循环衰竭。④胃肠型:患者伴有腹泻,粪便先为黏液水便,每天数 10 次,后可有血便、柏油便,伴下腹痛或全腹痛,无明显腹部压痛。重者死于休克和肾衰竭。

3. 再燃和复发 4 种疟疾都有发生再燃的可能性,多见于病愈后的 1~4 周内,可多次出现。复发由迟发型子孢子引起,见于间日疟和卵形疟,多见于病愈后的 3~6 个月。

4. 输血疟疾 由输入带疟原虫的血液而引发,潜伏期 7~10 天,因无肝内迟发型子孢子,故治疗后无复发。

5. 并发症 黑尿热是恶性疟疾的严重并发症,又称溶血尿毒综合征。主要表现为急起寒战、高热、腰痛、酱油样尿、急性贫血与黄疸,严重者可发生急性肾衰竭。

【实验室及其他检查】

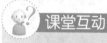

病原体在怎样的标本中最易被发现? 确诊的首选方法是哪一种?

1. 血常规检查 白细胞正常或减少,大单核细胞增多,多次发作后红细胞和血红蛋白可下降。

2. 疟原虫检查 ①血涂片:血涂片染色查疟原虫是确诊的最可靠方法。血液的厚、薄涂片经吉姆萨染色后用显微镜油镜检查,可寻找疟原虫。②骨髓穿刺涂片:染色检查疟原虫,阳性率高于血涂片。

3. 血清学检查　血清特异性抗体在感染后 3~4 周才出现,用于疟疾的流行病学调查。

【诊断要点】

根据在疟疾流行地区居住史、旅行史等流行病学资料,结合间歇、发作性的寒热、高热,大汗后缓解等典型临床表现,可作出初步诊断。血涂片或骨髓穿刺涂片找到疟原虫可明确诊断。

【护理诊断 / 问题】

1. 主要护理诊断 / 问题

(1) 体温过高　与疟原虫感染,大量致热源释放入血有关。

(2) 有意识障碍的危险　与凶险型疟疾发作有关。

2. 其他相关护理诊断 / 问题

(1) 活动无耐力　与红细胞大量破坏导致贫血有关。

(2) 潜在并发症:黑尿热、呼吸衰竭、急性肾衰竭等。

【护理措施】

1. 一般护理

(1) 隔离措施:采取虫媒隔离。急性发作期应卧床休息以减轻患者体力消耗。

(2) 饮食护理:能进食者给予高热量、高蛋白、高维生素、含丰富铁质的流质或半流质饮食,以补充消耗,纠正贫血。有呕吐、不能进食者,可静脉补充营养。

课堂互动

发热是疟疾的典型表现,为判断病情作为护理人员在病情观察时应重点观察患者体温的哪一方面?

---

2. 病情观察　观察生命体征,尤其注意体温的升降方式,定时记录体温的变化。观察面色,注意有无贫血表现。对恶性疟患者应注意体温高低,有无意识改变、头痛、呕吐、抽搐等表现。

3. 用药护理　遵医嘱用药。

(1) 抗疟原虫治疗

1) 控制临床发作的药物:①磷酸氯喹:为目前非耐药疟疾的首选药物,对红细胞内滋养体和裂殖体有迅速杀灭作用。适用于间日疟、三日疟及无抗药性的恶性疟患者。每片剂量 0.25g,首次 4 片,6 小时后服 2 片,第 2、3 天各服 1 次,每次 2 片。服药后 24~48 小时退热,48~72 小时血中疟原虫消失。该药物不良反应轻,表现为食欲减退、恶心、呕吐、腹痛等。过量服用可引起心动过缓、心律失常与血压下降,老年人与心脏病者慎用。②青蒿素及其衍生物:青蒿素对抗氯喹的恶性疟和各种疟原虫的红细胞内期有显著疗效,其优点为速效与低毒,口服首次 1g,6~8 小时后服 0.5g,第 2~3 天各服 0.5g。青蒿琥酯具有抗疟疗效显著,不良反应少,耐药率低,适用于孕妇和脑型疟患者。③磷酸哌喹、奎宁等也可用于抗疟治疗。

知识链接

屠呦呦与青蒿素

屠呦呦多年从事中药和中西药结合研究,于 1972 年成功提取到了一种分子式为 $C_{15}H_{22}O_5$ 的无色结晶体,命名为青蒿素。因发现青蒿素挽救了全球特别是发展中国家的数百万人的生命,屠呦呦于 2011 年 9 月获得拉斯克奖和葛兰素史克中国研发中心"生命科学杰出成就奖",于 2015 年 10 月获得诺贝尔生理学或医学奖。

2) 防止复发、中断传播的药物:常用的为磷酸伯氨喹(伯氨喹啉),作用为杀灭肝细胞内速发型和迟发型的疟原虫,有病因预防和防止复发的作用,还能杀灭各种疟原虫的配子体,有防止传播的作用。每片剂量 13.2mg,4 天疗法,每天 4 片,8 天疗法,每天 3 片。服用伯氨喹啉 3~4 天后可发生紫绀或溶血反应,需加强观察,如出现反应应及时通知医师并停药。

3) 用于预防的药物:乙胺嘧啶能杀灭各种疟原虫,故有预防作用。每片剂量 6.25mg,成人顿服每天 8 片,连服 2 天。

(2) 一般疟疾与凶险疟疾的治疗

1) 一般疟疾:常首选氯喹与伯氨喹啉合用。

2) 凶险型疟疾:需快速、足量应用有效的抗疟药物,可选用磷酸氯喹或奎宁静脉滴注。药物加入液体后应轻轻摇匀,以防发生心律失常。静滴时应严格掌握药物浓度与滴速,以 40~50 滴 / 分为宜,严禁高浓度或快速静脉推注。在滴注过程中应有专人守护在床边,如发生严重反应应立即停止滴注。

4. 对症护理

(1) 发热的护理:具体措施参见第一章第五节"发热的护理"。

(2) 意识障碍的护理:凶险型疟疾发作时密切监测病情发展,若发生脑水肿、呼吸衰竭时,应协助医生进行抢救并作好相应护理,防止患者突然死亡。其他措施参见第一章第五节"意识障碍的护理"。

5. 黑尿热的护理:①密切观察患者生命体征的变化,记录 24 小时出入量,监测血生化指标,及时发现肾衰竭。②立即停用奎宁、伯氨喹等诱发溶血反应、导致黑尿热的药物。③遵医嘱应用氢化可的松、5% 碳酸氢钠等药物,以减轻溶血和肾损伤。保持每天 3000~4000ml 液体入量,尿量 1500ml 以上。④给予持续吸氧。⑤应严格卧床到急性症状消失,减少不必要的搬动,避免诱发心衰。⑥贫血严重者,遵医嘱配血,少量多次输新鲜全血。

【健康指导】

1. 对患者的指导 对患者进行疾病知识教育,如传染过程、主要症状、治疗方法、药物不良反应、复发原因等,指导患者坚持服药,以求彻底治愈。有反复发作时,应速到医院复查。

 课堂互动

当需要进入疟疾疫区工作时,我们该如何预防疟疾?目前有没有疫苗可以让我们无惧疟疾呢?

 笔记

2. 疾病预防指导

(1) 管理传染源：及时规范疫情报告，根治疟疾患者及带疟原虫者。对 1~2 年内有疟疾发作史及血中查到疟原虫者，在流行季节前 1 个月，给予抗复发治疗，以根治带虫者。以后每 3 个月随访 1 次，直至 2 年内无复发为止。疟疾病愈未满 3 年者，不可输血给其他人。

(2) 切断传播途径：应以防蚊、灭蚊为主。在疟区黄昏后应穿长袖衣服和长裤，在暴露的皮肤上涂驱蚊剂，挂蚊帐睡觉，房间喷洒杀虫剂及用纱窗阻隔蚊虫叮咬。

(3) 保护易感人群：因疟原虫抗原的多样性，给疫苗研制带来很大困难，目前研制的重组融合蛋白疫苗已在非洲进行三期临床试验，初步显示可喜的结果。药物预防是目前较常应用的措施。对高疟区的健康人群及外来人群可酌情选用氯喹，成人口服 0.5g，每周 1 次；耐氯喹疟疾流行区，可用甲氟喹 0.25g，每周 1 次，亦可选用乙胺嘧啶 25mg，或多西环素 0.2g，每周 1 次。

【中医护理概要】

1. 本病属于中医学之"疟"、"瘴疟"、"刺疟"的范畴。主要是感受疟邪、瘴毒、风寒暑湿而致，亦可因起居不慎、情志劳倦、痰湿内滞。基本病机是疟邪、瘴毒侵入人体，伏于半表半里，出入营卫之间，正邪交争则寒热往来，阴胜恶寒，阳胜发热，若邪气藏伏，不与营卫相争，则寒热休止。由于夹杂不同的时气及体质差异、情志、劳倦等因素，故而形成正疟、温疟、寒疟、瘴疟等不同证候。

2. 本病以祛邪截疟为基本护治原则，正疟(邪伏少阳)则和解截疟；温疟(暑热内郁)则清热达邪；寒疟(寒邪内遏)则辛温达邪；劳疟(证虚邪恋)则以其益气养血，扶正祛邪。

3. 流行期间可用青蒿 15~30g，或鲜马鞭草 60~120g，水煎服，或鸦胆子去壳取仁，用胶囊或桂圆肉包裹，饭后吞服 10~15 粒，每天 3 次。

学习小结

1. 学习内容

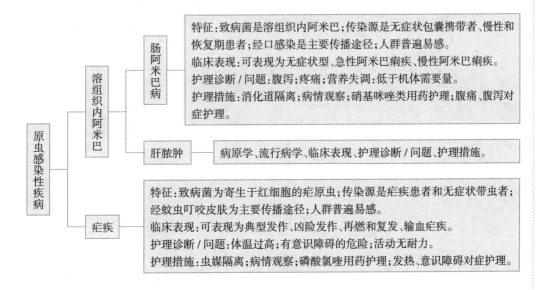

2. 学习方法

　　本章学习重点理解肠阿米巴病、痢疾的病原学、流行病学、临床表现等方面的知识点。学习时采用病例分析法理论联系实际,以加深对疾病的理解;同时结合课堂互动内容进行思考,开拓学习思路,思考然后解惑,提高学习效果;另外,还可采用分析比较法将相似疾病进行比较,学会判断病情,提出相关护理诊断,并针对护理诊断列出主要护理措施。

（焦文娟）

复习思考题

1. 试比较细菌性痢疾与阿米巴痢疾的鉴别要点。
2. 去疟疾疫区工作的人员该如何自我防护呢?

第八章

蠕虫感染性疾病

学习目的

通过学习日本血吸虫病、钩虫病、囊虫病、蛔虫病和华氏睾吸虫病等蠕虫感染性疾病的相关知识,学会运用护理程序解决传染病患者的护理问题,为传染病护理知识的临床应用奠定基础。

学习要点

日本血吸虫病概念、流行病学特点、临床表现、护理诊断及护理措施。

第一节　日本血吸虫病

 病案导入

患者,女,35 岁。因"呕血、黑便 2 天"入院。患者腹泻半年多,时有低热、腹痛,排便带血性黏液。2 天前排柏油样便,呕鲜血。半年前曾捞过钉螺。

护理体检:T37.8℃,P90 次 / 分,R22 次 / 分,BP107/65mmHg。精神差,消瘦,乏力。肝脾肿大伴轻度压痛。

实验室检查:Hb110g/L,WBC11×10^9/L,嗜酸性粒细胞 0.18。B 超肝区回声分布不均匀、增强增粗,呈光条、光斑、光带样表现,门、脾静脉增宽。直肠黏膜活检血吸虫卵(+)。

问题:根据本节内容请考虑该患者的医疗诊断及诊断依据、目前存在的主要护理诊断 / 问题及具体护理措施。

日本血吸虫病(schistosomiasis japonica)是日本血吸虫(Schistiosoma japonicum)寄生在门静脉系统所引起的疾病。急性期患者主要表现为发热、腹痛、腹泻或脓血便,肝大与压痛,血中嗜酸性粒细胞显著增多。慢性期以肝脾肿大或慢性腹泻为主,晚期发展为血吸虫性肝硬化。

笔记

知识链接

洞庭血防人李岳生

扎根洞庭湖区 33 年的洞庭血防人李岳生,归国博士、湖南省血防所所长。1973 年毕业后他来到处处都是血吸虫"窝子"的洞庭湖区,每日与同事脚踏血防靴,背着查螺筐,深入湖州蹲点调查;他们日查夜守、走村串户,两年救治 400 多名患者。1989 年李岳生凭借其血吸虫病研究课题成为首位登上血吸虫病防治国际论坛的中国人。2005 年他以突出成绩获得了美国霍华德·休斯医学研究院颁发的"传染病和寄生虫病"国际研究学者奖,成为获得这个奖项的首位中国内地医学家。

【病原学】

日本血吸虫成虫雌雄异体,常雌雄合抱寄生于人体或其他哺乳动物的门脉系统,雌虫在肠黏膜下层静脉末梢内产卵。部分虫破坏肠黏膜进入肠腔,随粪便排出体外。排出体外的虫卵入水后在适宜温度(25℃~30℃)下孵出毛蚴,毛蚴钻入中间宿主钉螺体内发育成尾蚴,尾蚴自螺体逸出在水面游动,当人或其他哺乳动物接触疫水时,尾蚴从皮肤、黏膜迅速钻入宿主体内,脱去尾部变为童虫。童虫经毛细血管或淋巴管至静脉系统,随血液循环经右心、肺、左心到达肝脏,肝内门静脉的童虫约 30 天发育为成虫,雌雄合抱逆血流移行至肠系膜静脉,交配产卵。自尾蚴经皮肤感染到成虫交配产卵一般需 30 天左右。成虫可在人体内存活 2~3 年,长者可达 30 年以上。

人是终末宿主,钉螺是必需的唯一中间宿主。

【流行病学】

课堂互动

哪些人群容易感染血吸虫?血吸虫是通过什么样的方式感染人体的呢?

我国血吸虫病的流行已有 2100 多年的历史。

1. 传染源　患者和保虫宿主(牛、羊、猪、犬、猫及鼠类)是最主要的传染源。

2. 传播途径　接触传播是主要的传播方式,造成传播必须具备 3 个条件:含虫卵的粪便入水、钉螺孳生以及人体接触疫水(皮肤黏膜直接接触或饮用生水)。

3. 人群易感性　普遍易感,以男性农民和渔民感染率最高,夏、秋季感染机会最多。感染后患者可获得部分免疫力。

4. 流行特征　本病感染季节多为夏秋季。在我国主要分布在长江中下游及长江流域以南地区。截至 2005 年底,有上海、浙江、福建、广东、广西 5 省(市、自治区)已达到传播阻断标准,其余 7 省血吸虫病流行范围也大幅度缩小。根据地形、地貌、钉螺生态及流行特点,流行区可分为湖沼、水网和山丘三种类型,以湖沼区疫情最重,如湖北、湖南、江西等省。

【发病机制与病理】

血吸虫发育的不同阶段可引起人体的一系列免疫反应,其中以虫卵的作用最为突出。虫卵通过卵壳上的微孔释放可溶性虫卵抗原,使 T 淋巴细胞致敏,释放各种淋

笔记

190

巴因子,吸引大量巨噬细胞、单核细胞和嗜酸性粒细胞等聚集于虫卵周围,形成虫卵肉芽肿,又称虫卵结节。虫卵周围有嗜酸性辐射样棒状物,是抗原和抗体结合的免疫复合物,称为何博礼现象(Hoeppli phenomena)。

日本血吸虫病的病理改变主要由虫卵沉积引起,病变以肝和结肠最显著。肝脏早期充血肿胀,表面可见虫卵结节,晚期出现典型干线状纤维化。病情进一步发展可导致血吸虫性肝硬化,导致门静脉高压的发生。结肠病变以直肠、乙状结肠、降结肠为最重。急性期黏膜充血水肿,有浅表溃疡;慢性期可有息肉样增生和结肠狭窄。

【临床表现】

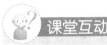
课堂互动

血吸虫从接触性感染发展到肝和结肠的虫卵沉积,同学们认为患者会出现哪些可能的临床表现?

本病潜伏期长短不一,一般为 40 天左右。临床表现复杂多样,与感染的程度、部位、病程及患者的免疫状态等因素有关。我国将血吸虫病分为急性血吸虫病、慢性血吸虫病、晚期血吸虫病和异位血吸虫病 4 型。

1. 急性血吸虫病 起病多较急,常为初次重度感染者,以全身症状为主。患者有明确的疫水接触史,尾蚴侵入部位可出现尾蚴性皮炎,表现为红色丘疹或疱疹,奇痒,约 2~3 天消退。

(1) 发热:是最常见的临床表现,热度高低和热程长短与感染血吸虫尾蚴的数量成正比。轻症者发热数天,一般 2~3 周,重症者可迁延数月。热型以间歇热多见,也可呈弛张热。下午或晚上体温升高,可达 39~40℃,伴畏寒,清晨热退时出汗。重症者体温持续在 40℃左右,呈稽留热,可伴缓脉、消瘦、贫血、意识模糊、谵妄、昏迷等表现,甚至死亡。

(2) 过敏反应:以荨麻疹为常见,广泛分布于全身或仅局限于四肢,持续数天或 1~2 周。可伴血管神经性水肿、淋巴结肿大与压痛、出血性支气管哮喘等。血中嗜酸性粒细胞显著增多。

(3) 消化系统症状:食欲减退,可伴恶心、呕吐、腹痛、腹泻。腹泻每日 3~5 次,粪便稀薄,严重者为脓血便,甚至出现腹膜刺激征。粪检易发现虫卵。

(4) 肝脾肿大:90% 以上患者可出现肝大,左叶较右叶显著,伴不同程度压痛。50% 左右的患者轻度脾大。

2. 慢性血吸虫病 急性症状未经治疗消退,或疫区居民反复轻度感染后获得部分免疫力,病程在半年以上,称为慢性血吸虫病。在流行区,慢性患者占感染者的绝大多数。临床表现主要为隐匿型间质性肝炎或慢性结肠炎。

(1) 无症状型:大多无明显症状,仅粪便检查时发现虫卵,可有轻度肝脏肿大,但肝功能一般正常。

(2) 有症状型:主要表现为血吸虫性肉芽肿肝病和结肠炎。最常见症状为慢性腹泻,重者有脓血便,肝大以左叶较明显,因门静脉壁增厚,B 超检查可见网络样改变,脾亦逐渐增大。

课堂互动

慢性血吸虫病患者病情迁延,后期会有哪些严重的病理生理改变?

3. 晚期血吸虫病　反复或大量感染尾蚴后,未经及时治疗,出现血吸虫性肝硬化,有门静脉高压、脾显著增大和临床并发症,即为晚期血吸虫病。根据累及脏器不同可分为4型,各型可单独或合并存在。

(1)巨脾型:最常见,脾肿大可达脐下或横径超过腹中线,质硬,伴脾功能亢进及食管下段、胃底静脉曲张,可发生上消化道出血,易诱发腹水。

(2)腹水型:为肝硬化失代偿期表现,患者出现腹胀、腹痛、乏力、腹部膨隆、腹壁静脉曲张等症状。腹水多进行性加剧,导致腹部极度膨隆,下肢严重水肿、呼吸困难。易并发上消化道出血、肝性脑病或败血症而死亡。

(3)结肠肉芽肿型:以结肠病变为主,病程3~6年以上,亦有10年者,表现为腹痛、腹泻、便秘或二者交替出现。腹泻为水样便、血便或黏液脓血便,有时可出现肠梗阻,左下腹可触及肿块。

(4)侏儒型:极少见,为幼年反复感染血吸虫所致。患者表现为身材矮小,面容苍老,发育迟缓,第二性征缺如,但智力多正常。

4. 异位血吸虫病　虫卵沉积于门脉系统以外的器官或组织所造成的损害称异位血吸虫病。以肺和脑多见。

(1)肺型血吸虫病:因虫卵沉积引起的肺间质性病变。表现为轻度咳嗽与胸部隐痛,痰少,咯血少见;肺部可闻及干、湿啰音;严重者X线胸片可见肺部弥漫云雾状、点片状及粟粒样浸润阴影,以中下肺野为多。肺部病变经病原学治疗后3~6个月内逐渐消失。

(2)脑型血吸虫病:以青壮年多见。急性型类似脑膜脑炎,表现为意识障碍、脑膜刺激征、抽搐、腱反射亢进和锥体束征。慢性型主要表现为癫痫发作,尤以局限性癫痫多见。

5. 并发症

(1)晚期肝硬化并发症:可有食管下段和胃底静脉曲张,发生上消化道出血。大出血、大量放腹水可诱发肝性脑病。有腹水者可并发原发性细菌性腹膜炎。

(2)肠道并发症:以阑尾炎最多见,因虫卵沉积阑尾所致。也可因结肠肉芽肿并发不全性肠梗阻和结肠癌。

知识链接

我国血吸虫病防治地区

2015年,国家卫生和计划生育委员会在《血吸虫病消除工作评估方案》中提出:

1. 重点防治地区　江苏、安徽、江西、湖北、湖南、四川和云南等7省,对达到血吸虫病消除标准进行评估;

2. 一般防治地区　上海、浙江、福建、广东和广西等5省(自治区、直辖市),对维持血吸虫病消除状态进行复核。

【实验室及其他检查】

 课堂互动

确诊血吸虫病的检查方法是发现虫卵,那么采用哪些检查可找到虫卵?

1. 血常规检查 白细胞计数增多,总数在 $10 \times 10^9/L$ 以上。急性期嗜酸性粒细胞显著增多,可达 20%~40%。慢性期患者嗜酸性粒细胞轻度增多。晚期可因脾功能亢进引起全血细胞减少。

2. 粪便检查 粪便检出虫卵、孵出毛蚴或直肠黏膜活检查出虫卵是诊断血吸虫病的直接依据。急性期患者粪检阳性率高,慢性期和晚期患者阳性率低。

3. 肝功能检查 急性期患者血清球蛋白显著增高,血清 ALT、AST 轻度增高。晚期肝硬化阶段,白蛋白减少,导致白蛋白与球蛋白(A/G)比例倒置。无症状的慢性血吸虫病患者肝功能结果多正常。

4. 免疫学检查 常用方法有皮内试验、环卵沉淀试验、间接血凝试验、ELISA 及循环抗原酶免疫法,检测循环中抗原及特异性抗体,敏感性、特异性高,采血量少且操作简便,但不能区分现症感染和既往感染,并有假阳性、假阴性等缺点。

5. 直肠黏膜活检 是血吸虫病原诊断方法之一。通过直肠或乙状结肠镜,自病变处取米粒大小黏膜,置光镜下压片检查有无虫卵。

6. 肝影像学检查 进行肝脏 B 超和 CT 检查,判断肝纤维化和肝硬化程度。

【诊断要点】

根据居住地钉螺孳生、有疫水接触史等流行病学资料,结合典型临床表现如急性期发热、过敏反应、腹痛、腹泻等表现,慢性期痢疾样症状、肝脾肿大及门静脉高压等表现,可作出临床诊断。粪便检出活卵或孵出毛蚴即可确诊。

【护理诊断/问题】

1. 主要护理诊断/问题

(1) 体温过高 与急性感染后血吸虫虫卵和虫体代谢产物作用有关。

(2) 腹泻 与结肠、直肠病变有关。

(3) 营养失调:低于机体需要量 与结肠、肝脏病变所致营养吸收、合成障碍有关。

2. 其他相关护理诊断/问题

(1) 体液过多 与血吸虫性肝硬化致门静脉高压有关。

(2) 活动无耐力 与发热、肝脏病变有关。

(3) 潜在并发症:上消化道出血、肝性脑病、原发性腹膜炎等。

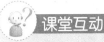 **课堂互动**

针对血吸虫病的主要护理诊断,考虑下该疾病的护理措施与细菌性痢疾有何异同点?

【护理措施】

1. 一般护理

(1) 隔离措施:采取接触隔离。急性血吸虫病及肝硬化失代偿期患者应卧床休息,慢性期患者可适当活动,避免劳累。

(2) 饮食护理:急性期患者给予高热量、高蛋白、高维生素易消化饮食,避免油腻、产气的食物;慢性期患者给予营养丰富的易消化食物,少量多餐,避免进食粗、硬、纤维素丰富的食物。高热者注意补充足够水分,以维持水、电解质平衡;腹泻者饮食要求同痢疾患者;肝硬化伴腹水者给予低盐饮食;食管胃底静脉曲张者给予软且含纤维素少的食物;肝性脑病者禁蛋白饮食。

2. 病情观察　监测生命体征,记录排便次数和性状。观察皮肤过敏情况、咳嗽程度及痰液性状、活动耐力、饮食情况。有无腹胀、消化道出血、意识变化等表现。监测实验室检查结果。

3. 用药护理　遵医嘱用药。吡喹酮是目前治疗血吸虫病的首选药物,给药方法如下:①急性血吸虫病:成人总量 120mg/kg,6 天分次服完,2 天内服完总量的 50%,体重超过 60kg 者仍按 60kg 计;②慢性血吸虫病:成人总量 60mg/kg,2 天内分 4 次服完,儿童体重在 30kg 以内者总量可按 70mg/kg,30kg 以上者与成人相同剂量;③晚期血吸虫病:一般患者用药方法同慢性血吸虫病,肝功能差、年老、体弱或有并发症者,应适当减少总量(不少于 40mg/kg)、延长疗程,避免出现严重心律失常的不良反应,感染严重者可按总量 90mg/kg,分 6 天内服完;④预防性用药:青蒿素衍生物蒿甲醚(artemether)和青蒿琥酯(artesunate)能杀灭感染尾蚴后 5~21 天的血吸虫童虫。在接触疫水后 15 天口服蒿甲醚,按 6mg/kg,以后每 15 天 1 次,连服 4~10 次;或者在接触疫水后 7 天口服青蒿琥酯,6mg/kg,顿服,以后每 7 天 1 次,连服 8~15 次。

4. 对症护理

(1) 发热的护理:常用物理降温法,具体措施参见第一章第五节"发热的护理"。有全身荨麻疹的患者忌温水或乙醇擦浴。

(2) 腹泻的护理:应保持皮肤清洁干燥,排便后及时清洗肛周,禁用肥皂水擦洗,可涂润滑剂。其他措施参见第一章第五节"腹泻的护理"。

(3) 腹水的护理:肝硬化大量腹水的患者应采取半卧位,以减轻呼吸困难和心悸。避免腹内压骤增或骤降,如剧烈咳嗽、用力排便或大量放腹水等。限制水钠摄入。

5. 并发症护理　观察患者有无呕血、黑便等消化道出血的表现。密切注意患者有无冷漠或欣快、理解力减退、行为异常及扑翼样震颤等肝性脑病的早期症状。发现异常及时告知医生并配合处理。

【健康指导】

1. 对患者的指导　介绍血吸虫病的传播途径、对人体的危害、预后及常见并发症等。鼓励患者早诊断早治疗,指导慢性患者合理安排生活,保证充分的睡眠,加强营养,防止并发感染,限制吸烟、饮酒以避免加重肝损害。定时复查,一旦发生并发症应及时就医。

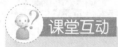

课堂互动

夏秋季是血吸虫病的高发季节,重点采取的预防措施有哪些?

2. 疾病预防指导

(1) 管理传染源:在流行区患者和病畜进行普查普治。重点人群每年预防性用药;耕牛每年春秋各治一次,吡喹酮 30mg/kg,1 次灌服。

(2) 切断传播途径:用物理和化学方法消灭钉螺是关键;粪便严格无害化处理,防止污染水源;加强饮用水管理,提倡使用自来水。

(3) 保护易感人群:提高疫区居民的防护意识,尽量避免接触疫水,水中作业时皮肤和衣裤上涂防护剂(含氯硝硫胺),穿长筒胶鞋、防水裤,戴橡胶手套,接触疫水者可预防性服药。

【中医护理概要】

1. 本病属于中医学之"蛊毒"、"蛊胀"、"积聚"等范畴。主要是因为人行水中或洗浴,感染虫蛊、水毒所致。病变与肺脾肝胆相关。基本病机是毒虫从皮毛肌腠而入,先犯肺卫而出现胸闷、咳嗽;继则内侵脾胃而腹痛、腹泻、纳呆乏味;生湿蕴热,郁于少阳则往来寒热,皮肤发疹;或留连三焦而胸闷脘痞,腹胀便溏;或下迫于肠道,大便脓血等。

2. 根据病变与湿热性质及侵袭脏腑,确立护治原则。水湿入侵腠理则以疏表除湿,宣肺止咳;湿热郁阻少阳则清泄少阳,理气化湿;湿热留滞中焦则以疏肝健脾,清化湿热;肝脾气血瘀滞则活血通络,疏肝理脾。

3. 疾病流行期间可用南瓜子 100g,槟榔 10g,或半边莲 45g,水煎服,每天 1 剂辅助治疗。流行期间严格做到粪便无害化,可将粪尿按 1∶5 比例混合密封贮存发酵产生氨以杀灭虫卵。

第二节 钩 虫 病

 病案导入

　　患者,男,64 岁,农民。因"间断排黑便 5 年"入院。患者自 5 年前无明显诱因反复出现黑便,2 天 1 次,质硬,每次量约 250~400g,渐进性出现头昏、疲乏、食欲缺乏、活动后气促等来院就诊。

　　护理体检:T36.7℃,P88 次 / 分,R22 次 / 分,BP98/60mmHg。精神差,面色苍白消瘦,乏力。肝脾肿大伴轻度压痛。

　　实验室检查:RBC2.8×10^{12}/L,Hb89g/L,平均血红蛋白浓度 MCHC<30%。粪涂片检查钩虫卵(+)。

　　问题:根据本节内容请考虑该患者的医疗诊断及诊断依据、目前存在的主要护理诊断 / 问题及具体护理措施。

　　钩虫病(ancylostomiasis,hookworm disease)是由十二指肠钩虫和(或)美洲钩虫寄生于人体小肠引起的疾病,俗称"黄种病"、"懒黄病"。临床以贫血、营养不良、胃肠功能紊乱和劳动力下降为主要特征。

我国钩虫病感染现状

我国卫生部 2005 年发布的《全国人体重要寄生虫病现状调查报告》显示:全国钩虫感染率约在 6.12%。钩虫病对妇女的危害不容忽视,女性钩虫病患者因长期慢性失血而出现贫血、月经不调等,孕妇因钩虫病贫血常导致妊娠合并症,重者可通过胎盘使新生儿感染钩虫病,甚至危及生命。

——卫生部

【病原学】

寄生于人体的钩虫主要有十二指肠钩虫和美洲钩虫。钩虫成虫为灰白色,雌雄异体,雌虫粗长,雄虫细短。寄生于小肠上段交配产卵后,虫卵随粪便排出,在温暖、潮湿、含氧充足的土壤中,24~48 小时内发育为杆状蚴,经 5~7 天发育为丝状蚴。丝状蚴生活在表层土壤中,当接触人体皮肤时可侵入人体,进入毛细血管或淋巴管,随血流经右心至肺,穿破肺毛细血管进入肺泡,向上移行至咽部,随吞咽活动经食管、胃到达小肠。幼虫在小肠内经过 3~4 周发育为成虫,咬附在肠黏膜上。从感染丝状蚴到粪便中排出虫卵一般需 5~7 周。

课堂互动

钩虫的感染过程与血吸虫感染相比,有哪些异同点?

【流行病学】

1. 传染源　患者及带虫者为主要传染源。使用人粪做肥料的农田是重要的感染场所。

2. 传播途径　主要感染途径是土壤中的丝状蚴经皮肤侵入人体。也可因进食含丝状蚴的水或蔬菜,经口腔黏膜侵入或直接吞入小肠内而感染。住宅附近地面被钩蚴污染,是儿童感染的主要途径。

3. 人群易感性　人群普遍易感,青壮年农民感染率高,可多次重复感染。

4. 流行特征　呈世界性分布,热带、亚热带地区的农村感染流行尤为严重,农村感染率高于城市。夏秋季是感染高发季节。我国华东、华北地区以十二指肠钩虫为主,华南、西南地区以美洲钩虫为主。

【发病机制与病理】

幼虫侵入人体皮肤可引起钩蚴性皮炎,局部皮肤可出现小的红色丘疹。成虫以口囊吸附在小肠黏膜绒毛上,经常更换吸附部位,并分泌抗凝物质,导致黏膜不断渗血,引起慢性失血和血浆蛋白丢失。

病理改变主要发生于皮肤、肺组织、肠组织等。钩蚴性皮炎可见局部血管扩张、出血、血清渗出。在真皮内有中性粒细胞、嗜酸性粒细胞、单核细胞和成纤维细胞浸润,在结缔组织、淋巴管和血管内有时可见到幼虫。肺组织有点状出血,中性粒细胞、嗜酸性粒细胞、单核细胞和成纤维细胞浸润。小肠黏膜绒毛上可见散在、直径 3~5mm

的浅层出血或糜烂,其次为大块深及黏膜下层甚至肌层的出血性瘀癍。溃疡周围黏膜层、固有层及黏膜下层常有水肿及中性、嗜酸性粒细胞和淋巴细胞浸润。

【临床表现】

课堂互动

从钩虫病的病理变化来看,你认为患者可能出现的临床表现有哪些?

轻度感染者无临床症状,感染较重者出现轻重不一的临床表现。

1. 幼虫感染引起的临床表现 主要是钩蚴性皮炎和呼吸系统症状。皮炎多发生于手指和足趾间、足缘、下肢皮肤或臀部,产生红色点状疱丘疹,奇痒,俗称"粪毒"、"地痒疹"或"粪疙瘩"。一般 3~4 天后炎症消退,7~10 天后皮损自行愈合。感染后 1 周左右,钩蚴移行至肺部,患者出现咳嗽、咳痰、伴咽部发痒,尤以夜间为甚。严重者可出现畏寒、发热、哮喘、痰中带血等症状,持续数周。

2. 成虫感染引起的临床表现 主要包括慢性失血所致的贫血症状和肠黏膜创口引起的多种消化道症状。贫血是钩虫病的主要症状。表现为面色蜡黄或苍白、头晕、乏力,长期贫血者可致心肌脂肪变性和心脏扩大,甚至心力衰竭。消化道症状可有上腹疼痛或不适、食欲减退、消化不良、腹泻等,偶见黑便等消化道出血症状。

【实验室及其他检查】

1. 血常规检查 常有不同程度的血红蛋白降低,呈小细胞低色素性贫血。红细胞减少,网织红细胞和嗜酸性粒细胞正常或轻度增高。血清铁浓度降低。

2. 骨髓涂片检查 红细胞系增生活跃,但发育多停滞于幼红细胞阶段,中幼红细胞显著增多。

3. 病原学检查 粪便直接涂片、饱和盐水漂浮法检出虫卵或钩蚴培养阳性,即可确诊。电子胃镜检查十二指肠、空肠等发现活虫体,可直接明确诊断。

【诊断要点】

在流行区有赤足下田劳作史,结合皮炎、贫血、营养不良、胃肠功能紊乱等临床表现即可作出临床诊断。病原学检查发现虫卵、培养出钩蚴或直接发现活虫体,即可确诊。

【护理诊断 / 问题】

1. 主要护理诊断 / 问题

活动无耐力 与钩虫病导致贫血有关。

2. 其他相关护理诊断 / 问题

(1) 营养失调:低于机体需要量 与长期慢性失血、胃肠功能紊乱有关。

(2) 皮肤完整性受损 与钩虫引起皮肤损伤有关。

【护理措施】

1. 一般护理

(1) 隔离措施:严格接触隔离。根据贫血程度决定患者活动量,严重贫血者应卧床休息。

(2) 饮食护理:给予高热量、高蛋白、高维生素、含铁丰富及易消化的食物。驱虫

笔记

期间给予半流质饮食,忌油腻和粗纤维食物。

2. 病情观察 观察局部皮疹、瘙痒情况;观察有无咳嗽、咳痰、哮喘等呼吸系统症状;注意患者饮食情况,有无腹痛、腹泻、黑便等消化道症状;观察有无严重贫血所致的心功能改变及儿童生长发育障碍等。

3. 用药护理 遵医嘱用药。常用驱虫药物有阿苯达唑,剂量为400mg,每天1次,连服2~3天,2岁以上儿童与成人用法相同,1~2岁儿童剂量减半。此类药物不良反应轻而且短暂,少数患者出现头晕、恶心、腹部不适、腹泻等症状,可自行缓解。妊娠期妇女禁用。钩蚴皮炎在感染后24小时内可用左旋咪唑涂肤剂或者15%阿苯达唑软膏,1天2~3次,重者连用2天。贫血者补充铁剂、维生素C、维生素B_{12}、叶酸等,必要时可少量输血。

4. 对症护理

(1)皮肤瘙痒的护理:嘱患者勿抓挠,防止继发感染,局部涂搽药物。其他措施参见第一章第五节"皮疹的护理"。

(2)重度贫血、营养不良的患者抵抗力差,应做好口腔护理、皮肤护理等基础护理,防止感染。生活不能自理的患者,加强生活护理,给予情感支持。

【健康指导】

1. 对患者的指导 对患者进行健康宣教,介绍钩虫病的病因、感染途径、症状、治疗及预后,嘱患者遵医嘱服药,驱虫治疗1个月内复查粪便。指导服用铁剂的方法和注意事项,介绍含铁丰富的食物,向患者解释纠正贫血可减轻症状,预后良好,消除患者的顾虑。

 课堂互动

钩虫病的预防要点是什么?

2. 疾病预防指导

(1)管理传染源:在钩虫感染率高的地区开展大规模普查,普查患者及钩虫感染者,以控制传染源。

(2)切断传播途径:加强粪便管理,推广粪便无害化处理,改变施肥和耕作方法,采用机械操作耕种,防止皮肤接触土壤。注意饮食卫生,防止钩蚴经口感染。

(3)保护易感人群:重点在于宣传,提高对钩虫病的认识,在钩虫病感染率高的地区开展集体驱虫治疗。目前预防钩虫感染的疫苗尚于实验研究阶段。

 知识链接

大蒜的妙用

大蒜,既是常用的食品,又是中医的常用药。中医认为,其味辛性温,功能解毒消肿杀虫,主治痈疖疮肿、皮肤癣痒、痢疾、泄泻、肺痨、百日咳、钩虫病、蛲虫病,并可用于防治流感、流脑、乙脑等多种流行性传染性疾病。

【中医护理概要】

1. 本病属于中医学之"食劳黄"、"黄胖(肿)病"等范畴。主要是与感受湿热虫毒,内侵脾胃有关。基本病机是湿热虫毒从体表或随饮食内侵脾胃,侵袭肺卫,营卫失和,血络受损则肌肤瘙痒、皮疹;侵袭肺系则见喉痒呛咳、咳喘;侵袭脾胃,虫伏肠中,扰乱脏腑之气,气血化源不足则纳谷不香或食入为虫所耗。

2. 本病护治原则以祛风杀虫、燥湿止痒、宣肺健脾、益气补血为主。

3. 外治疗法对本病疗效尤佳,特别是感染后 24 小时内采用。①枯矾 3g,黄丹、黄柏、苍术、苦参各 10g,研细末,麻油调成糊状,外涂丘疹、疱疹处,每天数次;②用艾绒燃烧、熏烫感染处,每次 5~10 分钟,每天 1~2 次;③桃叶 15g,连根葱 15g,荆芥、苏叶 10g,苦参 30g,煎水熏洗感染处,每天 1~2 次,连用 2 天。

第三节　囊尾蚴病

病案导入

患者,男,26 岁。因"右上臂酸痛无力、发胀麻木一个月"入院。发病前一年曾吃过"米猪肉"。

护理体检:T36.5℃,P82 次 / 分,R19 次 / 分,BP115/75mmHg。皮下可触及圆形或椭圆形,直径约 0.5~1.5cm,硬度近似软骨的结节。

实验室检查:超声检查发现右上臂皮下脂肪层可见多发条状低回声。

问题:根据本节内容,请考虑该患者可能的医疗诊断及为确诊患者,还需进行哪些检查?

囊尾蚴病(cysticercosis),又称囊虫病(bladder worm),是猪带绦虫幼虫(即囊尾蚴)寄生在人体各组织器官中引起的疾病,为较为常见的人畜共患病。囊尾蚴可寄生于人体皮下组织、肌肉和中枢神经系统,以寄生在脑组织者最为严重。

知识链接

根据我国卫生部 2004 年全国调查结果看,一些地区囊虫病(猪囊尾蚴病)、肺吸虫病(并殖吸虫病)、旋毛虫病和弓形虫病的血清学阳性率仍比较高。

【病原学】

人类既是猪带绦虫的唯一终宿主,又是其中间宿主。当人误食猪带绦虫虫卵后,经消化液的作用,卵胚膜内的六钩蚴脱囊孵出,钻入小肠肠壁,经血液和淋巴液到达身体各处。在组织中 9~10 周发育为有感染性的囊尾蚴。囊尾蚴可寄生在人体多种组织器官中,常见部位为脑、皮下组织和肌肉,因寄生部位不同而形态各异。在脑实质内呈圆形,在肌肉内呈椭圆形,位于颅底部囊尾蚴较大,呈葡萄状,称葡萄状囊尾蚴。寄生于人体的囊尾蚴寿命一般在 3~10 年。

【流行病学】

课堂互动

囊尾蚴病患者有可能会反复感染吗? 健康人是如何被感染的呢?

1. 传染源　猪带绦虫病患者是唯一的传染源。虫卵通过患者粪便排出,对患者及其周围人均具有传染性。

2. 传播途径　吞食猪带绦虫卵经口感染为主要传播途径。包括自体感染和异体感染两种方式。自体感染可因粪 - 手 - 口途径感染,也可因呕吐引起胃肠道逆蠕动,使含有虫卵的肠内容物反流至胃或十二指肠而感染;异体感染因进食被虫卵污染的水或食物而感染。

3. 人群易感性　普遍易感,青壮年多见,男女之比为(2~5):1,以农民居多。

4. 流行特征　我国分布广泛,以东北、华北、西北和西南等地发病率较高,特别是在有吃生猪肉习惯的地区或民族中流行。农村发病率高于城市,以散发病例居多。

【发病机制与病理】

囊尾蚴所引起的病理变化主要是由于虫体的机械性刺激和毒素的作用。囊尾蚴在组织内占据一定体积,是一种占位性病变,同时破坏局部组织,感染严重者组织破坏也较严重。囊尾蚴对周围组织有压迫作用,若压迫管腔可引起梗阻性变化。囊尾蚴的毒素作用,可引起明显的局部组织反应和全身程度不等的血嗜酸性粒细胞增高及产生相应的特异性抗体等。猪囊尾蚴在机体内引起的病理变化过程有 3 个阶段:①激惹组织产生细胞浸润,病灶附近有中性、嗜酸性粒细胞、淋巴细胞、浆细胞及巨细胞等浸润;②发生组织结缔样变化,胞膜坏死及干酪性病变等;③出现钙化现象。

【临床表现】

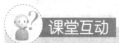

课堂互动

　　被感染囊尾蚴后,不同患者的临床表现都一样吗? 有什么样的特征表现可帮助我们医护人员判断病情呢?

潜伏期一般为 3 个月至数年,大多在 5 年内。根据囊尾蚴寄生部位与感染程度不同,临床表现各异。

1. 脑囊尾蚴病　占囊尾蚴病总数的 60%~90%,临床表现复杂多样,但多以癫痫或颅内压增高为首发症状。

(1) 癫痫型:最为常见。约半数患者表现为单纯大发作,也可表现为失神、幻视,发作后可出现一过性瘫痪或失语。癫痫发作频率较低,多在 3 个月以上才发作 1 次。

(2) 颅内压增高型:较为常见,表现为头痛、恶心、呕吐、视神经水肿、视力和听力下降,严重者可突发脑疝。囊尾蚴寄生于第四脑室内可出现突发性、体位性剧烈头痛、眩晕、呕吐,甚至昏迷,称为活瓣综合征(又称布伦斯征,Bruns sign)。

(3) 脑膜脑炎型:表现为急性或亚急性脑膜刺激征,如头痛、恶心、呕吐、颈项强直和共济失调等症状。

(4) 脊髓型:少见,囊尾蚴寄生于椎管压迫脊髓所致,表现为截瘫、感觉障碍、大小便潴留等。

(5) 痴呆型:见于弥漫性脑囊尾蚴患者,与囊尾蚴引起的广泛性脑组织破坏和脑皮质萎缩有关,表现为进行性加剧的精神异常与痴呆。

2. 皮下组织和肌肉囊尾蚴病　囊尾蚴寄生于皮下组织和肌肉中,形成结节,约半数患者有此表现。结节呈圆形或椭圆形，直径 0.5~1.0cm，硬度似软骨，活动度好，几个至数百个不等，多见于头部、躯干、大腿和上臂，四肢远端较少见。重度感染者可有局部肌肉酸痛、发胀、麻木等感觉，严重者出现假性肌肥大症。

3. 眼囊尾蚴病　多为单侧感染，以玻璃体和视网膜下最常见。轻者表现为视力减退，患者自觉眼前有黑影移动。囊尾蚴死亡后引起强烈炎性反应，导致视网膜炎、脉络膜炎、化脓性全眼炎，重者可导致失明。

【实验室及其他检查】

 课堂互动

　　病案中的患者做了超声检查，仅凭借超声结果我们可以诊断患者是囊尾蚴病吗？要确诊我们还需要做哪些检查？

1. 病原学检查　粪便检查发现猪带绦虫虫卵或妊娠节片，或皮下结节活组织检查找到猪囊尾蚴，可作为诊断本病的重要依据。

2. 脑脊液检查　压力增高，细胞数和蛋白含量轻度增高，糖定量多正常。

3. 免疫学检查　用 ELISA 或间接血凝试验（IHA）检测血清或脑脊液中的特异性 IgG 抗体，有较高的特异性和敏感性。

4. 影像学检查　颅脑 CT 和 MRI 检查有助于诊断脑囊尾蚴病。部分病程长者 X 线检查可见头部及肢体软组织内椭圆形囊尾蚴钙化阴影。

【诊断要点】

根据在囊尾蚴病和猪带绦虫病流行地区，有猪带绦虫病史或与猪带绦虫患者密切接触史，结合皮下有活动性结节，无法解释的头痛、癫痫发作、精神障碍等症状，无明显原因的视力减退、视网膜炎、青光眼等临床表现即可作出临床诊断。病原学检查结果可作为确诊依据。

【护理诊断/问题】

1. 主要护理诊断/问题

（1）疼痛：头痛　与囊尾蚴所致颅内压增高有关。

（2）有受伤的危险　与脑囊尾蚴病引起的癫痫发作有关。

2. 其他相关护理诊断/问题

（1）感觉紊乱：视觉　与囊尾蚴所致眼部损伤有关。

（2）尿潴留　与囊尾蚴寄生于椎管压迫脊髓有关。

（3）潜在并发症：脑疝。

【护理措施】

1. 一般护理

（1）隔离措施：严格消化道隔离。服药期间嘱患者卧床休息。加强生活护理，恶心呕吐的患者做好口腔护理，视力下降者注意安全防护。囊尾蚴病病程长，癫痫发作者更加担心疾病预后，护士需做好心理护理，以减轻患者的焦虑、悲观和恐惧，鼓励患者树立战胜疾病的信心。

（2）饮食护理：给予清淡、无刺激、营养丰富、易消化饮食，戒烟酒。

2. 病情观察　对于脑囊尾蚴病患者应注意观察患者有无剧烈头痛、喷射性呕吐等颅内压增高的表现,有无癫痫先兆或发作的情况,做好急救准备。观察患者有无精神异常或智力减退的表现,病情变化时应立即通知医生。对于皮下组织和肌肉囊尾蚴病患者,应注意观察皮下结节的部位和数量,有无肌肉胀痛、麻木等感觉。对于眼囊尾蚴病患者,应询问患者有无视力减退、眼前黑影游动等眼部不适。

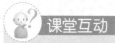 课堂互动

囊尾蚴病容易治吗? 首选药物是什么? 治疗时需注意些什么?

3. 用药护理　遵医嘱驱虫治疗。阿苯达唑为治疗囊尾蚴病的首选药物。剂量为每天 15~20mg/kg,分 2 次口服,连服 10 天为一个疗程,后每隔 2~3 周重复 1 个疗程,一般需服 2~3 个疗程。常见不良反应有头痛、低热,少数可见视力障碍、癫痫,个别可出现脑疝或过敏性休克。吡喹酮有强烈杀囊尾蚴作用。根据囊尾蚴病的不同类型采用不同的治疗方案。治疗皮下 - 肌肉型总剂量为 120mg/kg,每天量分 3 次口服,连用 3~5 天为一疗程。治疗脑型总剂量为 200mg/kg,每天量分 3 次口服,连用 10 天为一疗程。此药疗效较阿苯达唑强而迅速,但不良反应发生率高且严重。常见的不良反应有头痛、恶心、呕吐、皮疹、精神异常、诱发癫痫、脑水肿加重等,严重者出现脑疝或过敏性休克。

4. 对症护理

(1) 颅内压增高的护理:床头抬高 15°~30°,避免不良精神刺激,遵医嘱给予脱水利尿剂。密切观察病情变化,如患者出现剧烈头痛、频繁呕吐、视力减退等颅内压增高症状,应立即通知医生,配合处理。

(2) 癫痫发作的护理:发作时使患者立即平卧,解开领扣和腰带,取下活动性义齿,使用拉舌钳,防止舌后坠阻塞呼吸道,及时清除口鼻腔分泌物,保持呼吸道通畅,给予吸氧。使用压舌板或开口器防止唇舌咬伤,勿用力按压患者肢体,使用床档,必要时使用约束带,做好安全防护。严密观察病情变化,记录癫痫发作的类型、频率、持续时间。

5. 手术治疗的护理　眼囊虫者为避免服用驱虫药物引起炎症反应导致眼球损害,应手术摘除。脑室囊虫者应先手术摘除虫体,再行药物治疗,以避免病情加重,脑室孔堵塞。术前应做好解释工作,缓解患者紧张情绪,术后提供相应的护理,促进患者康复。

【健康指导】

1. 对患者的指导　开展囊尾蚴病知识宣教,指导患者遵医嘱服药,注意休息,出现头痛、抽搐等症状时及时寻求医护帮助,定期复查。

2. 疾病预防指导

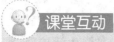 课堂互动

"米猪肉"是传播囊尾蚴病的重要途径之一,我们在生活中该如何预防"米猪肉"呢?

(1) 管理传染源:是预防囊尾蚴病的根本措施,在流行区开展普查普治,对患有猪带绦虫及囊尾蚴病猪及时给予驱虫治疗。

（2）切断传播途径：做好卫生宣教，改变不良的卫生和饮食习惯，加强手卫生宣传，不吃生的或半生的猪肉，生食蔬菜、瓜果必须洗净；管理厕所猪圈，防止人畜互相感染；加强猪肉检查，禁止出售"米猪肉"。

（3）保护易感人群：猪囊尾蚴疫苗可以提高人体免疫力，但目前尚处于基础研究阶段。

【中医护理概要】

1. 本病属于中医学之"痰核"、"痫证"、"痉病"范畴。主要是感染绦虫所致。基本病机是侵入的虫邪阻滞体内津液的运行，与痰浊相搏，随气升降，痰浊流注于皮里膜外则生痰核；痰浊化火，则引动肝风；痰浊化火，上扰心神则为心神不宁；痰浊蒙蔽清窍，则为诸窍不利。

2. 通过辨证病位确定护治原则，主要以杀虫、化痰、熄风、开窍为主。痰虫互结则杀虫化痰；囊虫侵脑则化痰开窍、杀虫定痫；正气亏损，则调理脾胃、益气补血。总之重在杀虫。

3. 驱虫常用方法：①仙鹤草根芽全粉成人 30~50g，儿童 0.7~0.8g/kg，或雷丸粉每次 20g，空腹服用；②槟榔南瓜子：炒南瓜子仁 100~150g，晨空腹顿服，1 小时后服 80~100g 槟榔煎剂 200ml，再过半小时服硫酸镁 35~40g。

第四节　蛔　虫　病

病案导入

患者，男，5 岁。因"以脐周为主的阵发性腹痛 3 小时，伴呕吐数次"入院。平时有生食蔬果的习惯。

护理体检：T36.4℃，P96 次 / 分，R22 次 / 分，BP90/60mmHg。急性病面容，口唇稍苍白，咽部充血，脐周轻度压痛。

实验室检查：粪便涂片检查可见蛔虫。

问题：根据本节内容，请考虑该患者的初步医疗诊断及诊断依据、目前存在的主要护理诊断 / 问题及具体护理措施。

蛔虫病（ascariasis）是由似蚓蛔线虫（Ascaris lumbricoides）寄生于人体小肠或其他器官所引起的传染病。仅限于肠道者称肠蛔虫病（intestinal ascariasis），临床多无症状，部分患者有腹痛和肠道功能紊乱表现。蛔虫侵入其他器官，还可引起胆道蛔虫症、蛔虫性肠梗阻、胰腺炎等并发症。

【病原学】

课堂互动

大家都听说过蛔虫，那么蛔虫是什么样的呢？患者感染蛔虫的时候是以成虫的形态进入人体的吗？

蛔虫寄生于小肠上段,虫体呈乳白色或淡红色。受精卵随粪便排出体外,在环境适宜的土壤中发育为感染性虫卵,内含杆状蚴。感染性虫卵被人误食后在小肠中孵化出幼虫,幼虫侵入肠壁静脉,经肝、右心至肺部,穿破毛细血管进入肺泡,后沿支气管、气管移行至咽部,被吞入胃内,到达小肠,发育为童虫,数周后发育为成虫。成虫多寄生于空肠,靠吸取食糜为生。自人体感染到雌虫产卵约需 10~11 周。人体内寄生的蛔虫成虫一般为一条至数十条,多者达 1000 条以上,可存活 10~12 个月。

【流行病学】

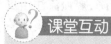

蛔虫病在幼儿园、小学常有发生,为什么在这些机构发病率更高呢?

1. **传染源**　人是蛔虫的唯一终宿主,蛔虫感染者和患者是传染源。

2. **传播途径**　感染性虫卵经口进入人体,污染的土壤、蔬菜、水果等是主要传播媒介。

3. **人群易感性**　普遍易感,儿童地上爬行、吸吮手指等易感染,学龄期儿童感染率高。有生食蔬菜习惯者易被感染,粪便未经无害化处理即施肥的农村,感染率可达50%。

4. **流行特征**　本病是最常见的蠕虫病,世界各地温带、亚热带及热带均有流行。发展中国家发病率高。常为散发,也可发生集体性感染。

【发病机制与病理】

蛔虫对机体的损害主要有:①感染初期,幼虫可损坏小肠上皮细胞,并引起肠黏膜及黏膜下层嗜酸性粒细胞、中性粒细胞及巨噬细胞的浸润。幼虫移行至肺时可引起点状出血、渗出和嗜酸性粒细胞及组织细胞的浸润,甚至形成肉芽肿。寄生在小肠的成虫也可引起肠黏膜的损伤。蛔虫钻入胆管、阑尾时,还可引起继发细菌性感染。蛔虫在肠内扭结成团,可引起肠梗阻。②成虫的代谢产物有毒性作用,浓度高时可引起肠管痉挛性收缩,致阵发性腹痛。③蛔虫的寄生可引起空肠黏膜的损伤,导致消化和吸收障碍。④幼虫在体内移行时,可引起宿主 I 型变态反应,表现为荨麻疹、血管神经性水肿等现象。

【临床表现】

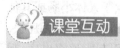

蛔虫进入人体后最易造成哪个系统的损伤? 有什么样的典型表现?

1. **蛔虫移行症**　短期内吞食大量蛔虫受精卵后,幼虫移行至肺部时,引起蛔虫性哮喘或蛔虫性嗜酸性肺炎。表现为发热、乏力、咳嗽、哮喘样发作,严重者可出现呼吸困难。肺部可闻及干啰音,X线胸片示肺门阴影增粗,肺野有"游走性"点状、絮状阴影。病程一般持续 7~10 天。

2. **肠蛔虫症**　成虫主要寄生于空肠和回肠,大多无症状。少数出现阵发性腹痛、脐周压痛,有时呈绞痛。严重者可出现食欲减退、体重下降、贫血等营养不良的表现。部分患者可排出或呕吐出蛔虫。

3. 异位蛔虫症　蛔虫易钻入开口于消化道的各种孔道,常引起胆道蛔虫病、胰管蛔虫病和阑尾蛔虫病等,也可窜入脑、眼、耳鼻喉、气管、支气管、胸腔、腹腔、泌尿生殖道等。

4. 蛔虫性脑病　幼儿多见。蛔虫的某些分泌物可作用于神经系统,出现神经、精神症状,如头痛、失眠、夜间磨牙、惊厥、智力发育障碍等,严重者可出现癫痫、脑膜刺激征,甚至昏迷。

5. 过敏反应　蛔虫的代谢产物可引起宿主皮肤、肺、结膜和肠黏膜的过敏反应,表现为荨麻疹、哮喘、结膜炎和腹泻等。

【实验室检查】
1. 血常规检查　幼虫移行或并发感染时,白细胞和嗜酸性粒细胞增多。
2. 病原学检查　粪便检查可发现虫卵,检查方法有涂片法、盐水浮聚法和改良加藤法,后者检出率高。B超和逆行胰胆管造影有助于诊断异位蛔虫症。

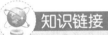 知识链接

蛔虫病的监测

2006年卫生部开展土源性线虫病监测工作,全国共设22个监测点,对3周岁以上常住居民监测其钩虫、蛔虫、鞭虫及蛲虫感染情况;同时提出需进行城市(城镇)14岁以下儿童蛔虫感染监测。

【诊断要点】
有不良饮食卫生习惯,有生食蔬菜、水果等流行病学资料,结合乏力、哮喘、脐周疼痛,厌食,体重下降,排出或呕吐出蛔虫等临床表现可作出临床诊断。粪便检查发现虫卵或胃肠钡餐检查发现蛔虫阴影,即可确诊。

【护理诊断/问题】
1. 主要护理诊断/问题
(1) 疼痛:腹痛　与蛔虫成虫寄生于小肠内引起肠黏膜损伤、肠痉挛有关。
(2) 营养失调:低于机体需要量　与蛔虫成虫吸食营养、损伤肠黏膜影响宿主的消化吸收功能有关。
2. 其他相关护理诊断/问题
(1) 气体交换受损　与蛔虫幼虫代谢产物引起支气管痉挛有关。
(2) 潜在并发症:胆道蛔虫病、肠梗阻、阑尾炎、胰腺炎、腹膜炎等。
(3) 有受伤的危险　与蛔虫代谢产物作用于神经系统引起癫痫发作有关。

【护理措施】
1. 一般护理
(1) 隔离措施:严格消化道隔离。感染严重者或有并发症时应注意休息。安慰患者,消除其紧张不安的情绪。
(2) 饮食护理:加强营养,给予低脂、易消化的饮食,驱虫期间避免进食生冷、辛辣食物,以免激惹蛔虫引起异位损害。

笔记

2. 病情观察 监测生命体征,观察有无发热、乏力、咳嗽、哮喘样发作等呼吸系统症状,有无食欲减退、阵发性腹痛、脐周压痛等消化系统症状。对于蛔虫性脑病患者,注意观察有无癫痫先兆以及颅内压增高表现。

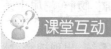 **课堂互动**

蛔虫病感染后有特效药物吗? 药物治疗效果如何?

3. 用药护理 常用的驱虫药物有阿苯达唑和甲苯咪唑。阿苯达唑 400mg,1 次顿服,虫卵转阴率可达 90%。甲苯咪唑 200mg/ 次,每天 1~2 次,疗程 1~2 天。广谱驱虫药伊维菌素每天 100ug/kg,连服 2 天,治愈率近 100%。驱虫药物应空腹或睡前服用,上述驱虫药物不良反应轻微,常见的有恶心、呕吐、头晕、腹痛等,偶见蛔虫躁动现象,可能发生胆道蛔虫症。服药 1~3 天后,观察粪便中有无蛔虫排出。

4. 对症护理

(1) 腹痛的护理:给予热水袋热敷脐周,或轻揉腹部以缓解疼痛,无效者遵医嘱给予解痉止痛药。

(2) 蛔虫性哮喘的护理:采取半卧位或端坐位,给予吸氧。哮喘发作时观察患者意识状态及呼吸情况,遵医嘱给予平喘药物。如用气雾剂,指导患者喷药后立即用清水漱口,以减轻局部反应和胃肠道吸收。大量出汗者,应做好口腔和皮肤护理。

(3) 癫痫发作的护理:遵医嘱给予镇静剂,并做好安全护理,防止患者受伤。具体措施参见本章第三节"囊尾蚴病"。

5. 并发症护理 胆道蛔虫症者,遵医嘱给予解痉止痛药和驱虫药。蛔虫性部分肠梗阻者应禁饮食、胃肠减压,给予适量植物油口服,使蛔虫团松解,再遵医嘱使用驱虫药。完全肠梗阻、阑尾蛔虫症、蛔虫性腹膜炎、急性坏死性胰腺炎者需手术治疗,应做好术前、术后护理。

【健康指导】

1. 对患者的指导 向患者介绍蛔虫病的感染过程、治疗方法及预后,解释养成良好饮食卫生习惯对预防本病的重要性。

 课堂互动

幼儿园小朋友确诊蛔虫感染后,如何防止其传播给其他小朋友?

2. 疾病预防指导

(1) 管理传染源:对蛔虫病患者和感染者进行驱虫治疗。

(2) 切断传播途径:饭前便后要洗手;不吃未洗净的生蔬菜和水果,不喝生水;对粪便进行无害化处理。

(3) 保护易感人群:在幼儿园、中小学校开展卫生宣传教育,从小养成良好的卫生习惯,定期开展普查普治。

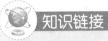 **知识链接**

【中医护理概要】

1. 本病属于中医学之"蛟""蚘"、"长虫"等范畴。主要是蛔虫寄居肠道所致。基本病机是蛔虫寄居于小肠内,扰乱脾胃功能,吸食水谷精微,蛔虫喜温恶寒怕热,善于钻孔,故当人体脾胃功能失调或有全身发热疾患时,上窜于胃则恶心呕吐,钻入胆道则肝胆气机郁闭,腑气不通,腹部剧痛。

2. 本病依据寒热、邪正及病发部位确定护治原则。阳明腑实则祛除蛔虫,泻下里实;肝脾虚寒则安蛔驱蛔,健运脾胃;脾胃虚弱则健脾养胃,安蛔驱虫。

3. 忌发热或腹痛时用驱虫药,食用乌梅等可以安蛔止痛。亦可使用推拿(胆道区推压法)、针刺或口服兑入姜汁 15ml 的食用醋 100ml 治疗。

第五节　华支睾吸虫病

 病案导入

患者,男,30 岁,因"上腹饱胀不适伴隐痛 1 月余"入院。患者于 1 月前无诱因下出现食欲缺乏、上腹饱胀、右上腹隐痛,社区医院按"胃炎"予以抑酸、护胃治疗后上述症状进行性加重。发病前两个月有经常下水捕鱼、生食鱼虾史。

护理体检:T36.5℃,P65 次 / 分,R18 次 / 分,BP122/78mmHg。神志清楚,痛苦面容,皮肤巩膜轻度黄染,肝肋下 4cm,质中,轻度压痛。

实验室检查:Hb105g/L,WBC15.7×10^9/L,E39%;血吸虫抗原皮内试验阴性,两次大便集卵未找到血吸虫卵;腹部超声示肝脏肿大。

问题:根据本节内容请考虑该患者的医疗诊断及诊断依据、目前存在的主要护理诊断 / 问题及具体护理措施。

华支睾吸虫病(clonorchiasis)俗称肝吸虫病,是由华支睾吸虫(Clonorchis sinensis)成虫寄生在人体的肝胆管内引起的寄生虫病。临床特征为肝肿大、上腹隐痛、腹泻等,严重者可导致胆管炎、胆结石及肝硬化等并发症。

 知识链接

患者。1956 年在广州明代古尸、1973 年在湖南省衡阳北宋古尸和 1975 年在湖北省江陵西汉古尸内分别检出华支睾吸虫卵，可以确定本病早在 500 多年前、700 多年前和 2300 多年前即已存在，且分布范围较广。

——《实用内科学》第 14 版

【病原学】

华支睾吸虫成虫形状似葵花籽，背腹扁平，红褐色，半透明，大小一般(10~25)mm×(3~5)mm，有口吸盘和腹吸盘各一个。雌雄同体，有分枝状睾丸 1 对，分叶状卵巢 1 个，位于睾丸前。虫卵形似芝麻，黄褐色，一端较窄有一小盖，另一端钝圆有结节样小突起，内有一成熟毛蚴。

成虫寄生在肝内的中、小胆管内，虫有时可移居较大胆管、胆总管或胆囊。成虫产卵后，虫卵随胆汁进入消化道，混于粪便中排出体外。虫卵进入池塘或河流，被第一中间宿主淡水螺类吞食后，孵出毛蚴，毛蚴通过无性繁殖，经胞蚴、雷蚴发育为成熟尾蚴，从螺体逸出。尾蚴侵入第二中间宿主淡水鱼、虾体内，在其肌肉中发育为囊蚴。囊蚴被终宿主(人、猫、犬、猪)吞食后，在消化液的作用下，在十二指肠内破囊而出，循胆汁逆流而行或穿破肠壁，到达肝内胆管，发育为成虫。从感染囊蚴到成虫排卵约需 1 个月，成虫在人体内的寿命可达 2~30 年。

【流行病学】

1. 传染源　感染华支睾吸虫的患者和哺乳动物(猫、犬、猪等)为主要传染源。

2. 传播途径　经消化道传播。人进食未煮熟含有华支睾吸虫囊蚴的淡水鱼虾而感染。患者和保虫宿主排出的粪便中带有虫卵，污染水塘、河流，水中有中间宿主淡水螺类和鱼虾被感染，从而形成感染链。

3. 人群易感性　普遍易感，无年龄、性别、种族差异。感染率高低与饮食习惯和嗜好密切相关。

4. 流行特征　主要分布在东亚和东南亚，我国除西北干旱地区外，其他省、市、自治区均有流行，其中广东、广西、东北各省感染率最高。

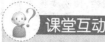 课堂互动

依据病原学和流行病学的知识，我们应该如何防止华支睾吸虫病的发生和传播？

【发病机制与病理】

华支睾吸虫病的危害主要是肝脏受损，病变主要发生于肝内中小胆管。成虫在肝胆管内破坏胆管上皮及黏膜下血管，虫体在胆道寄生时的分泌物、代谢产物和机械刺激等因素可引起胆管内膜及胆管周围的超敏反应及炎性反应，出现胆管局限性的扩张及胆管上皮增生。感染严重时在门脉区周围可出现纤维组织增生和肝细胞的萎缩变性，甚至形成胆汁性肝硬化。由于胆管壁增厚，管腔相对狭窄和虫体堵塞胆管，可出现胆管炎、胆囊炎或阻塞性黄疸。由于胆汁流通不畅，往往容易合并细菌感染。胆汁中的葡萄糖醛酸胆红素、胆红素钙可与死亡的虫体碎片、虫卵、胆管上皮脱落细胞等形成胆管结石。因此华支睾吸虫常并发胆道感染和胆石症，胆石的核心往往可找

到华支睾吸虫卵。

【临床表现】

本病一般起病缓慢,潜伏期 1~2 个月。

轻度感染者常无临床症状,仅粪便中可发现虫卵,易疲劳。中度感染者表现为食欲缺乏、上腹饱胀、轻度腹泻、肝区隐痛,伴有乏力、头晕、失眠等神经衰弱症状。查体肝脏肿大,尤以左叶明显,有压痛和叩击痛。严重感染者起病急,潜伏期短,仅 15~26 天,除上述症状外,还表现为突发寒战、高热、体温达 39℃ 以上,呈弛张热,有轻度黄疸,少数出现脾大。偶见大量成虫堵塞胆总管而致梗阻性黄疸和胆绞痛。慢性重复感染者可发展为胆汁性或门脉性肝硬化,表现为腹水、黄疸、肝脾大、消瘦、贫血、低蛋白血症等。严重感染的儿童和青少年可出现生长发育障碍或第二性征不明显,甚至引起侏儒症。

急、慢性胆囊炎、胆管炎和胆石症为最常见的并发症。或因成虫长期堵塞胆管而导致胆汁性肝硬化。成虫阻塞胰管可引起胰管炎及胰腺炎。

 课堂互动

华支肝吸虫病不仅有肝胆系统疾病的症状,还有其他一些非特异性的症状和体征,应该与哪些具有相似症状的疾病进行鉴别诊断?

【实验室及其他检查】

 课堂互动

对于本节开篇所提及的那位男性患者,为了明确诊断,你认为还需要做哪些进一步的检查?

1. 血常规检查　嗜酸性粒细胞增多。严重感染者和慢性患者可出现不同程度的贫血。

2. 肝功能试验　肝功能轻度损害。重度感染者及有肝、胆并发症者,特别是儿童营养不良时,碱性磷酸酶升高。

3. 虫卵检查　粪便和十二指肠引流胆汁检查,发现虫卵是确诊华支睾吸虫病的直接证据。

4. 免疫学检查　检测血清中特异性抗体,可协助诊断。

【诊断要点】

有进食未煮熟的淡水鱼、虾史等流行病学特征,结合胃肠道功能紊乱症状、神经衰弱、胆道疾病症状,肝大、左叶增大明显等临床表现,可做出临床诊断。粪便或胆汁中检出虫卵可作为确诊依据。

【护理诊断 / 问题】

1. 主要护理诊断 / 问题

(1) 活动无耐力　与营养低于机体需要量有关。

(2) 营养失调:低于机体需要量　与华支睾吸虫引起的消化吸收功能紊乱有关。

笔记

209

2. 其他相关护理诊断 / 问题

(1) 疼痛　与继发细菌感染有关。

(2) 有发展迟滞的危险　与严重感染所致儿童营养不良有关。

【护理措施】

1. 一般护理

(1) 隔离措施:严格消化道隔离,对患者粪便进行无害化处理。轻度感染感觉乏力者需适当休息,中重度感染者应卧床休息。

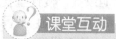

课堂互动

　　华支睾吸虫病患者普遍存在营养失调的问题,作为护理人员,我们如何来帮助患者改善其营养状况?

(2) 饮食护理:营养不良者应加强营养,纠正贫血,给予高热量、高蛋白、高维生素饮食。肝硬化伴腹水者给予低盐饮食。

2. 病情观察　观察生命体征、饮食情况、营养状态、皮肤黏膜颜色、腹痛情况,有无门脉高压的症状。

3. 用药护理　遵医嘱用药。吡喹酮是治疗本病的首选药物,具有疗程短、疗效高、毒性低、不良反应轻微以及代谢、排泄快等优点。治疗剂量为每次 20mg/kg,每日 3 次,连服 2~3 天。少数患者出现头晕、头痛、乏力、恶心、腹痛、腹泻等不良反应,无需处理。嘱患者用药 3 个月后复查粪便,虫卵转阴率几乎达 100%。阿苯达唑,又名肠虫清,对本病亦有较好疗效。治疗剂量为每次 5~10mg/kg,每日 2 次,连服 7 天,虫卵转阴率可达 95% 以上。

4. 对症护理　高热患者给予物理降温,持续高热者遵医嘱应用退热药物。降温过程中注意观察有无大汗、虚脱等不良反应,应用降温措施半小时后复测体温。腹痛者遵医嘱给予解痉药或止痛剂,肝功能异常者遵医嘱给予护肝药物。发生并发症需手术治疗者,完善术前、术后护理。

【健康指导】

1. 对患者的指导　指导患者注意休息,加强饮食营养,避免服用对肝脏有损害的药物。向患者介绍疾病的感染过程、治疗方法及预后,加强心理护理,帮助患者树立康复信念。

2. 疾病预防指导

(1) 管理传染源:彻底治疗患者和带虫者,对猫、狗、猪等家畜进行驱虫治疗。

(2) 切断传播途径:做好卫生宣教,不吃未煮熟的淡水鱼虾,砧板、刀具生熟分开;不给家畜喂食生鱼虾;管理人畜粪便,进行无害化处理。

(3) 保护易感人群:对流行区居民进行普查普治。

【中医护理概要】

1. 本病属于中医学之"肝痨"范畴。主要系饮食不慎,感染肝虫(华支睾吸虫)而致病。病位在肝,与脾胃相关。基本病机是肝虫侵袭肝胆,湿热虫毒蕴结,肝胆疏泄失常,胆汁不能正常疏泄,影响脾胃运化功能而产生不同证候。

2. 本病依据虚实及病位之分确定护治原则。肝胆湿热则清利湿热;肝郁脾虚则疏肝健脾;肝郁血瘀则疏肝理气,化瘀消积。

3. 苦楝子、南瓜子、鹤虱、鹤草芽、雷丸等生用都可驱虫。

学习小结

1. 学习内容

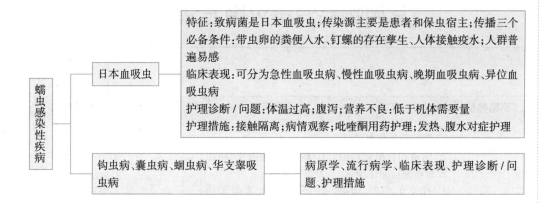

蠕虫感染性疾病
├─ 日本血吸虫
│   ├─ 特征:致病菌是日本血吸虫;传染源主要是患者和保虫宿主;传播三个必备条件:带虫卵的粪便入水、钉螺的存在孳生、人体接触疫水;人群普遍易感
│   ├─ 临床表现:可分为急性血吸虫病、慢性血吸虫病、晚期血吸虫病、异位血吸虫病
│   ├─ 护理诊断/问题:体温过高;腹泻;营养不良:低于机体需要量
│   └─ 护理措施:接触隔离;病情观察;吡喹酮用药护理;发热、腹水对症护理
└─ 钩虫病、囊虫病、蛔虫病、华支睾吸虫病 ── 病原学、流行病学、临床表现、护理诊断/问题、护理措施

2. 学习方法

本章学习重点理解日本血吸虫的病原学、流行病学、临床表现等方面的知识点。学习时采用病例分析法理论联系实际,以加深对疾病的理解;同时结合课堂互动内容进行思考,开拓学习思路,思考然后解惑,提高学习效果;另外,还可采用分析比较法将相似疾病进行比较,学会判断病情,提出相关护理诊断,并针对护理诊断列出主要护理措施。

(陈 璇 焦文娟 程 婧)

复习思考题

1. 在生活中如何预防日本血吸虫病?

2. 蛔虫在人体内可吸食营养,且蛔虫易于清除,因此有人提出蛔虫减肥法,大家认为是否可行? 为什么?

3. 血吸虫病与华支睾吸虫病的鉴别要点。

笔记

常用物品消毒灭菌方法

类别	消毒物品	清洁	消毒与灭菌方法	更换频率	注意事项
手术器械及物品	一般器械	1. 器械首选机械清洗 2. 精密和有机物污染较重器械应手工清洗 3. 有关节、缝隙、齿槽的器械,应尽量张开或拆卸到最小单位进行清洗。 4. 手工清洗按照冲洗、洗涤、漂洗、终末漂洗步骤进行 5. 复杂及管腔器械使用超声清洗机、高压水枪清洗	1. 耐湿、耐热的物品压力蒸汽灭菌 2. 不耐高温、不耐湿热如电子仪器、光学仪器等物品低温灭菌 3. 耐热不耐湿的采用干热灭菌 4. 对不耐热、耐湿的首选低温灭菌,无条件的医疗机构可采用灭菌剂浸泡灭菌	一用一灭菌	应取消在手术室清洗,由供应室集中清洗
	锐利器械（含刀片、剪刀、穿刺针等）	1. 机械清洗或手工清洗 2. 穿刺针内腔用高压(气)水枪冲洗、超声波清洗	1. 压力蒸汽灭菌 2. 可选环氧乙烷、过氧化氢等离子体低温灭菌 3. 严禁戊二醛浸泡灭菌	一用一灭菌	镀铬器械、眼科精细器械不适宜采用超声波清洗
	腔镜及附件（腹腔镜、膀胱镜、关节镜、胸腔镜、脑室镜、宫腔镜、胆道镜等）	1. 所有腔镜都必须拆卸到最小单位进行清洗 2. 按照规范使用水枪、气枪对腔镜进行冲洗、酶洗、清洗、干燥 3. 用超声清洗机清洗活检钳等附件	1. 压力蒸汽灭菌或过氧化氢等离子体灭菌或环氧乙烷灭菌 2. 2%戊二醛溶液浸泡10小时(将管腔内注满消毒液),使用前无菌水彻底冲洗干净包括内管腔,清除消毒剂残留	一用一灭菌	消毒剂保持有效性,定期更换。定期测试浓度并记录 胆道镜不宜采用过氧化氢等离子灭菌方法
	蒸汽或气体不能穿透的物品(如油剂、粉剂等)		干热灭菌	包装一经打开,24小时更换	油剂、粉剂灭菌时厚度0.6cm,凡士林纱布厚度<1.3cm,建议使用一次性灭菌小包装产品

类别	消毒物品	清洁	消毒与灭菌方法	更换频率	注意事项
手术器械及物品	手术缝线		压力蒸汽灭菌或环氧乙烷灭菌	不应重复灭菌	根据不同材质选择相应的灭菌方法 严禁戊二醛浸泡灭菌
	植入性产品	根据厂家提供要求进行器械清洗	1. 压力蒸汽灭菌 2. 根据厂家提供器械包装、灭菌方法和灭菌循环参数要求进行	一次性使用	1. 植入性产品灭菌时必须同时生物监测,检测结果合格才能放行 2. 紧急情况下灭菌植入型器械可在生物PCD中加用5类化学指示物,指示物合格可作为提前放行的标志,生物监测的结果及时通报使用部门
	手术用敷料（纱布类、棉球类、布类）	布类一用一清洗	压力蒸汽灭菌	1. 纱布类、棉球类等可一次性使用 2. 布类一用一清洗一灭菌	感染性疾病使用的布类应集中摆放,单独清洗消毒
麻醉用具	麻醉喉镜片	可用手工清洗;清洗程序按照冲洗、洗涤、漂洗、终末漂洗步骤进行	1. 清洗擦干后500mg/L含氯消毒剂浸泡消毒30分钟 2. 热力消毒90℃ 5分钟或93℃ 3分钟	一用一灭菌	
	可视喉镜	流动水冲洗擦干	1. 接触主机部分采用75%酒精擦拭 接触患者部分:酸性氧化电位水冲洗5分钟;2%戊二醛溶液浸泡10分钟;邻苯二甲醛5分钟。任选一种	一用一消毒	
	呼吸囊	用流动水洗净擦干	用500mg/L含氯消毒剂擦拭	一用一消毒	
	氧气面罩;麻醉口罩等	用流动水洗净擦干	1. 热力消毒90℃ 5分钟或93℃ 3分钟 2. 用500mg/L含氯消毒剂擦拭	一用一消毒	

续表

类别	消毒物品	清洁	消毒与灭菌方法	更换频率	注意事项
麻醉用具	气管内套管	1. 手工清洗 2. 超声清洗机清洗	1. 压力蒸汽灭菌 2. 清洗消毒90℃5分钟或93℃3分钟 3. 酸性氧化电位水浸泡消毒30分钟或3%过氧化氢溶液浸泡30分钟 4. 煮沸消毒30分钟	一用一灭菌或消毒	
	硅橡胶螺纹管	手工清洗需注意内腔的清洗; 清洗消毒机按管道清洗流程清洗	1. 清洗消毒90℃5分钟或93℃3分钟 2. 酸性氧化电位水浸泡消毒30分钟;500mg/L含氯消毒剂浸泡30分钟 3. 低温等离子或环氧乙烷灭菌	一用一灭菌或消毒	由供应室集中处理
消毒内窥镜	胃镜、肠镜、十二指肠镜、喉镜、支气管镜等	1. 按照规范在流动水槽内手工清洗、酶洗、清洗、干燥。内镜孔道必须刷洗并高压水枪充分冲洗。 2. 内镜冲洗后用流动滤过水清洗、75%乙醇干燥或高压气枪吹干 3. 使用内镜清洗消毒机清洗消毒的必须按照要求先进行手工清洗	1. 2%戊二醛溶液浸泡胃镜、肠镜、十二指肠镜≥10分钟;浸泡支气管镜≥20分钟;浸泡结核杆菌等感染内镜≥45分钟;当日内镜终末处理浸泡消毒≥30分钟 2. 邻苯二甲醛浸泡消毒≥5分钟 3. 酸性氧化电位水:适用于胃肠内镜 4. 内镜消毒器消毒,详见产品说明书	清洗用具一用一消毒或一次性使用	1. 消毒液按时测试浓度并记录,浓度不符随时更换; 2. 消毒浸泡时必须将内镜孔道注满消毒液
	内镜附件:导丝、网篮、导管、细胞刷、异物钳、圈套等	按照规范在流动水槽内手工冲洗、超声清洗机中加入酶洗液超声清洗5-10分钟、高压水枪冲洗、高压气枪吹干	1. 压力蒸汽灭菌 2. 环氧乙烷、低温等离子等灭菌 3. 2%戊二醛溶液浸泡10小时	一用一灭菌	
	其他:口圈、注水瓶、连接管、吸引管、吸引瓶等	按照规范在流动水槽内手工冲洗(酶洗、清洗、干燥)	500mg/L含氯消毒剂浸泡消毒30分钟,清水冲净残留消毒液干燥后备用	口圈一用一消毒;连接管等每日消毒	可以使用一次性口圈
皮肤黏膜	手术部位	术前沐浴,清洁皮肤	有效碘含量5000mg/L碘伏原液涂擦2遍,作用2分钟		

214

续表

类别	消毒物品	清洁	消毒与灭菌方法	更换频率	注意事项
皮肤粘膜	注射部位	局部清洁	有效碘含量5000mg/L碘伏原液涂擦2遍		干燥后注射
	口腔黏膜		有效碘含量500mg/L碘伏或氧化电位水或银尔通含漱		
	会阴及阴道手术	皂液棉球依次擦洗大、小阴唇、两侧大腿内侧上1/3、会阴及肛门周围,温水冲洗	1. 会阴用有效碘含量5000mg/L碘伏擦拭2遍,作用2分钟,或酸性氧化电位水冲洗 2. 阴道冲洗用有效碘含量250mg/L碘伏或醋酸洗必泰溶液或酸性氧化电位水冲洗或擦洗		
工作人员手	洗手	当手部有肉眼可见的血液或其他体液污染时,须流动水洗手	皂液及流动水按照六步法洗手,时间不少于40秒,皂液在手部揉搓不少于15秒	1. 在下列情况下应洗手或速干手消毒剂消毒:进行清洁及无菌操作前;直接接触患者前后;接触患者体液、血液之后;直接接触患者周围环境之后等 2. 下列情况下选择先洗手后手消毒:接触患者致病性微生物污染物品后;直接为传染病患者检查、治疗或处理其污物	
	卫生手消毒	当手部无肉眼可见污染时,可使用手消毒代替洗手	速干手消毒剂消毒双手代替洗手		
	外科洗手	1. 摘除手部饰物,修剪指甲 2. 用适量清洁剂清洗双手、前臂、上臂下1/3并认真揉搓,流动水冲净擦干	1. 取适量免洗外科手消毒液均匀涂抹至双手的每个部位、前臂和上臂下1/3,并认真揉搓直至消毒剂干燥 2. 取适量需冲洗外科手消毒液均匀涂抹至双手的每个部位、前臂和上臂下1/3,并认真揉搓2~5分钟;采用净化水冲洗并擦干	医护人员外科手术前均应外科洗手	1. 清洁双手时,应注意清洁指甲污垢和皮肤的皱褶处 2. 不主张长时间刷洗双手 3. 采用免洗外科消毒剂前的干手可采用清洁纸巾 4. 需冲洗的消毒剂应用净化水做最后冲洗,并用无菌纸巾或灭菌小毛巾擦干
一般科室常用器械类	杯、钳、罐、盘、碗;开口器、舌钳、压舌板等	机械清洗或手工清洗	1. 压力蒸汽灭菌 2. 清洗消毒90℃5分钟或93℃3分钟	1. 一用一消毒或一用一灭菌 2. 杯钳罐干式保存每4~6小时更换一次。有污染时及时更换	用后立即冲洗器械上血迹、污渍;密闭送供应室集中处理

类别	消毒物品	清洁	消毒与灭菌方法	更换频率	注意事项
玻璃类	体温表	流动水清洗、擦干	500mg/L 含氯消毒剂盖盒浸泡 30 分钟,冷开水冲净,纱布擦干。腋表也可采用酒精擦拭,终末用 500mg/L 含氯消毒剂盖盒浸泡 30 分钟	1. 一用一消毒 2. 消毒液每日更换	体温表离心机盒使用后,清水冲洗;含氯消毒液 500mg/L 浸泡 30 分钟,流动水冲洗晾干
	盛酒精或碘伏消毒液的玻璃瓶	弃去消毒液,密闭送供应室集中清洗	压力蒸汽灭菌	每周灭菌 2 次	
	吸引瓶、引流瓶	流动水冲洗、晾干	1. 湿热消毒 2. 500mg/L 含氯消毒剂浸泡 30 分钟,流动水冲净,晾干	1 次 / 天	尽可能使用一次性吸引、引流装置
	无菌玻璃试管	流动水冲洗、晾干	干热灭菌或压力蒸汽灭菌	一用一灭菌	
搪瓷类	痰盂、便器	流动水冲洗、晾干	1. 90℃ 5 分钟或 93℃ 3 分钟 2. 500mg/L 含氯消毒剂浸泡 30 分钟,流动水冲洗	专人专用,用后冲洗,出院终末消毒	
	餐具	用洗涤剂擦洗,清水冲洗干净	1. 流动蒸汽消毒 20 分钟或煮沸 10~20 分钟 2. 自动冲洗消毒洗碗机 3. 远红外消毒箱,温度达 125℃,维持 15 分钟	一人一用一消毒	
	研钵	流动水冲洗、晾干	1. 清洗消毒 90℃ 5 分钟或 93℃ 3 分钟 2. 500mg/L 含氯消毒剂浸泡 30 分钟,流动水冲洗		
塑料及橡胶类	呼吸机的螺纹管、雾化器	1. 清洗消毒机按管道清洗流程清洗 2. 流动水冲洗、晾干	1. 清洗消毒机清洗消毒(清洗消毒 90℃ 5 分钟或 93℃ 3 分钟)烘干自然完成 2. 新生成酸性氧化电位水浸泡 30 分钟 3. 500mg/L 含氯消毒剂中消毒 30 分钟 4. 低温等离子或环氧乙烷	螺纹管一人一用或每周更换 1 次。污染时随时更换	1. 呼吸机螺纹管、雾化器送供应室集中处理 2. 一次性使用螺纹管不得重复使用

续表

类别	消毒物品	清洁	消毒与灭菌方法	更换频率	注意事项
塑料及橡胶类	呼吸机湿化罐	流动水冲洗、晾干	1. 湿热消毒 2. 用 500mg/L 含氯消毒剂浸泡 30 分钟后,流动水冲洗 3. 新生成氧化电位水冲洗浸泡 10~15 分钟 4. 自动清洗消毒机 90℃ 5 分钟	1. 湿化罐每周更换 1 次 2. 湿化液每天更换	湿化液必须用无菌水
	氧气湿化瓶氧气连接管	1. 氧气湿化瓶流动水清洗、晾干 2. 长期吸氧患者氧气连接管每次用后清水清洁、晾干备用	1. 清洗消毒机清洗消毒(清洗消毒 90℃ 5 分钟或 93℃ 3 分钟) 2. 用 500mg/L 含氯消毒剂浸泡 30 分钟后,流动水冲洗,晾干备用	1. 湿化瓶每周清洗消毒更换 1 次。湿化液用无菌水每天更换 2. 一次性吸氧装置每周更换一次	
	PICC 置管静脉留置针	一次性无菌包装,不得重复使用		1. PICC 换管时间,应根据其材质及厂家说明确定。一般 1~6 个月 2. 静脉留置针每 3 天更换 1 次	PICC 置管局部纱布敷料每 2 天更换 1 次,敷贴则每周更换 1 次 遇敷料松动、潮湿或玷污及时更换
	留置胃管	一次性无菌包装,不得重复使用		每月更换或根据胃管材质、厂家说明书更换	1. 口腔护理 2 次 / 日 2. 每次鼻饲营养液前后均用温开水冲洗,末端用纱布包裹固定
	留置尿管	一次性无菌包装,不得重复使用		1. 导尿管 2~4 周更换一次 2. 普通尿袋每周更换 2 次 3. 精密集尿袋每周更换 1 次	1. 每日评价留置尿管的必要性;尽早拔除尿管 2. 尿道口每日清洁
	各种引流管	手工清洗	湿热消毒	1. 硅胶等特殊引流管按规范清洗、消毒 2. 一般引流袋 1~3 日更换。胸腔闭式引流水封瓶根据病情 1~7 日更换 1 次	建议使用一次性引流管

续表

类别	消毒物品	清洁	消毒与灭菌方法	更换频率	注意事项
塑料及橡胶类	血压计、袖带、听诊器	血压计袖带清洗、晾干	1. 血压计及听诊器必要时用 75% 乙醇或 250mg/L 含氯消毒剂擦拭 2. 血压计袖带可用 250~500mg/L 含氯消毒剂浸泡 30 分钟后清洗干燥后备用	1. 血压计袖带每周清洗、晾干备用 2. 有污染时消毒剂浸泡消毒处理	
	热水袋、冰袋、橡皮气圈、橡胶中单	流动水清洗、擦干	必要时 250mg/L 含氯消毒剂浸泡或擦拭	一人一用一清洗	
	脸盆	流动水清洗、擦干	1. 必要时清洗消毒剂清洗消毒(清洗消毒 90℃ 5 分钟或 93℃ 3 分钟) 2. 必要时 500mg/L 含氯消毒剂浸泡或擦拭	一人一用一清洗	
	奶嘴、奶瓶	流水冲洗干净	1. 煮沸或蒸汽消毒 15~20 分钟； 2. 压力蒸汽灭菌	一用一消毒或灭菌	干燥储存
	止血带	流动水清洗、晾干	1. 清洗消毒机清洗消毒(清洗消毒 90℃ 5 分钟或 93℃ 3 分钟)烘干自然完成 2. 250mg/L 含氯消毒剂浸泡 30 分钟,清水冲净晾干	一用一消毒	
布类	床上用品	床单、被套及枕套定期送指定地点清洗	1. 热力清洗(洗衣机 70℃ 25 分钟洗涤) 2. 感染患者的被服单独清洗(洗衣机 80℃ 30 分钟并加相关消毒剂洗涤)	1. 一人一用一消毒 2. 污染随时更换	感染患者使用过的床单、被套及枕套,用有色标识袋送指点地点清洗消毒
	工作服、病员服	定期送指定地点清洗	1. 热力清洗(洗衣机 70℃ 25 分钟洗涤)	1. 定期更换 2. 污染随时更换	
	枕心、棉絮、床垫	定期更换	1. 床单元消毒器消毒 30 分钟 2. 暴晒 6 小时 3. 紫外线照射 30~60 分钟	1. 定期更换 2. 有污染随时更换	

类别	消毒物品	清洁	消毒与灭菌方法	更换频率	注意事项
环境及物体表面	空气	1. 开窗通风 2. 自然通风不良时,可安装通风设备,如风机、风扇	必要时使用动态空气消毒器消毒或紫外线消毒	每日上、下午开窗通风2次,每次20~30分钟	
	暖箱、新生儿辐射台	清水擦拭	1. 75%酒精擦拭消毒 2. 必要时500mg/L含氯消毒液擦拭 3. 床垫使用床单位消毒器消毒或曝晒	1. 箱单一用一消毒,床垫每周更换,有污染随时更换 2. 箱体每周集中擦拭消毒,擦拭后至少15分钟方可安置患儿入内 3. 暖箱内保湿水每日更换	
	患者的床单元(床、床头柜、椅子、热水瓶、储存柜)	清水擦拭	1. 床单元每日清水擦拭,有污染时随时擦拭或消毒 2. 床单元终末处理:250mg/L含氯消毒液擦拭消毒	1. 抹布一人一巾 2. 对床单元实行终末消毒处理 3. 有污染时随时消毒剂擦拭	
	各种推车、轮椅、推床	清水擦拭	必要时用250mg/L含氯消毒液擦拭	每日清水擦拭一次,有污染时随时擦拭消毒	
	电脑、电话各种仪器表面	保持清洁	必要时用75%乙醇擦拭	有污染时随时擦拭消毒	
	病历夹、病历车	保持清洁	必要时500mg/L含氯消毒液擦拭	1. 每周擦拭 2. 有污染时随时消毒处理	病历夹不应带入病房
	门窗、墙壁、桌椅、楼梯扶手	清水擦拭,保持无尘和清洁	必要时500mg/L含氯消毒液擦拭	每天或每周清水擦拭;有污染时随时消毒擦拭	
	开饭车	清水擦拭 饭车应流动水刷洗干净	1. 流动蒸汽消毒20分钟 2. 必要时含氯消毒液500mg/L擦拭	1. 每日消毒一次 2. 有污染时随时消毒擦拭	
	水龙头、水池	清水擦拭,保持清洁	必要时含氯消毒液500mg/L擦拭	1. 每天擦拭 2. 有污染时及时消毒擦拭	

类别	消毒物品	清洁	消毒与灭菌方法	更换频率	注意事项
环境及物体表面	地面	湿式清扫	必要时含氯消毒液500mg/L拖地	1. 每日湿式清扫2次以上 2. 有污染随时清扫消毒。地面被呕吐物、分泌物或粪便污染时,应先去除污染物再使用消毒剂覆盖消毒	1. 每个拖布清洁面积不超过20m² 2. 拖把要有明显标识,专区专用
	空调滤网	定期清洗		每1~3个月清洗一次	
清洁工具	拖把	清水清洗	1. 清洗机类清洗(程序包括水洗、洗涤剂洗、清洗、消毒、烘干) 2. 含氯消毒液500mg/L浸泡30分钟,冲净消毒液干燥备用		分区使用
	擦拭布巾	清水清洗	1. 清洗机类清洗(程序包括水洗、洗涤剂洗、清洗、消毒、烘干) 2. 含氯消毒液250mg/L浸泡30分钟,冲净消毒液干燥备用		分区使用

附录二

常见传染病潜伏期、隔离期和观察期

疾病名称		潜伏期(天)		隔离时间	密切接触者观察
		常见	最短~最长		
病毒性肝炎	甲型	30	15~45	自发病日起隔离3周	甲、戊型、急性乙、丙型肝炎密切接触者医学观察6周
	乙型	60~90	28~180	隔离至肝功能正常,并且HBV DNA、HCV RNA、HDV RNA转阴	
	丙型	60	15~180		
	丁型				
	戊型	40	10~75	自发病日起隔离3周	
麻疹		8~12	6~21	自发病日起至出疹后5天,伴呼吸道并发症者应延长到出疹后10天。	医学观察21天
流行性腮腺炎		14~21	8~30	自发病日起至腮腺消肿为止,约21天	医学观察30天
脊髓灰质炎		5~14	3~35	自发病日起至少隔离40天,第1周呼吸、消化道隔离,1周后消化道隔离。	医学观察20天
流行性出血热		14~21	4~60	至症状消失	—
狂犬病		1月~3月	4天~10年	至症状消失	—
伤寒		8~14	3~60	体温正常后15天或症状消失后5~10天便培养2次阴性	医学观察23天
副伤寒		8~10	2~15		
细菌性痢疾		1~3	数小时~7天	症状消失后7天或隔日一次便培养,连续2~3次阴性	医学观察7天
霍乱		8~14	4小时~6天	症状消失后14天或症状消失隔日一次便培养,连续3次阴性	医学观察5天,便培养3次阴性并服药预防
猩红热		2~5	1~12	自治疗日起不少于7天,且咽拭子培养3次阴性	医学观察7~12天
百日咳		7~10	2~23	自发病起40天或痉咳后30天	医学观察21天

续表

疾病名称	潜伏期(天)		隔离时间	密切接触者观察
	常见	最短~最长		
流行性脑脊髓膜炎	2~3	1~10	症状消失后3天,不少于病后7天	医学观察7天
鼠疫 肺鼠疫	1~3	3小时~3天	症状消失后痰培养6次阴性	接触者医学观察9天,预防接种者观察12天
鼠疫 腺鼠疫	2~4	1~12	淋巴肿大完全消散后培养3次(间隔3天)阴性	接触者医学观察9天,预防接种者观察12天
炭疽	1~5	0.5~12	症状消失,溃疡愈合,分泌物或排泄物培养2次(间隔3~5天)阴性	医学观察12天
流行性感冒	1~3	数小时~4天	体温正常2天或病后7天	医学观察3天
肺结核	14~70	隐性感染可持续终生	症状消失后连续3次痰培养结核菌阴性	医学观察70天
SARS	4~7	2~21	隔离期3~4周	医学观察14天
HIV	15~60	9天~10年以上	终生采取血液隔离	医学观察2周
手足口病	2~7		治愈	医学观察7天
梅毒	14~28	10~90	不隔离	医学观察90天,90天内有过性接触的予以青霉素治疗
淋病	1~5		感染的新生儿、青春期前儿童隔离至有效抗生素治疗后24小时;成人治愈	医学观察14天,对性伴侣检查
人感染高致病性禽流感	3~4	3~7	目前尚无人传染人	医学观察21天

中华人民共和国传染病防治法

第一章 总 则

第一条 为了预防、控制和消除传染病的发生与流行,保障人体健康和公共卫生,制定本法。

第二条 国家对传染病防治实行预防为主的方针,防治结合、分类管理、依靠科学、依靠群众。

第三条 本法规定的传染病分为甲类、乙类和丙类。

甲类传染病是指:鼠疫、霍乱。

乙类传染病是指:传染性非典型肺炎、艾滋病、病毒性肝炎、脊髓灰质炎、人感染高致病性禽流感、麻疹、流行性出血热、狂犬病、流行性乙型脑炎、登革热、炭疽、细菌性和阿米巴性痢疾、肺结核、伤寒和副伤寒、流行性脑脊髓膜炎、百日咳、白喉、新生儿破伤风、猩红热、布鲁氏菌病、淋病、梅毒、钩端螺旋体病、血吸虫病、疟疾。

丙类传染病是指:流行性感冒、流行性腮腺炎、风疹、急性出血性结膜炎、麻风病、流行性和地方性斑疹伤寒、黑热病、包虫病、丝虫病,除霍乱、细菌性和阿米巴性痢疾、伤寒和副伤寒以外的感染性腹泻病。

上述规定以外的其他传染病,根据其暴发、流行情况和危害程度,需要列入乙类、丙类传染病的,由国务院卫生行政部门决定并予以公布。

第四条 对乙类传染病中传染性非典型肺炎、炭疽中的肺炭疽和人感染高致病性禽流感,采取本法所称甲类传染病的预防、控制措施。其他乙类传染病和突发原因不明的传染病需要采取本法所称甲类传染病的预防、控制措施的,由国务院卫生行政部门及时报经国务院批准后予以公布、实施。

省、自治区、直辖市人民政府对本行政区域内常见、多发的其他地方性传染病,可以根据情况决定按照乙类或者丙类传染病管理并予以公布,报国务院卫生行政部门备案。

第五条 各级人民政府领导传染病防治工作。

县级以上人民政府制定传染病防治规划并组织实施,建立健全传染病防治的疾病预防控制、医疗救治和监督管理体系。

第六条 国务院卫生行政部门主管全国传染病防治及其监督管理工作。县级以上地方人民政府卫生行政部门负责本行政区域内的传染病防治及其监督管理工作。

县级以上人民政府其他部门在各自的职责范围内负责传染病防治工作。

军队的传染病防治工作,依照本法和国家有关规定办理,由中国人民解放军卫生主管部门实施监督管理。

第七条 各级疾病预防控制机构承担传染病监测、预测、流行病学调查、疫情报告以及其他预防、控制工作。

医疗机构承担与医疗救治有关的传染病防治工作和责任区域内的传染病预防工作。城市社区和农村基层医疗机构在疾病预防控制机构的指导下,承担城市社区、农村基层相应的传染病防治工作。

第八条 国家发展现代医学和中医药等传统医学,支持和鼓励开展传染病防治的科学研究,提高传染病防治的科学技术水平。

国家支持和鼓励开展传染病防治的国际合作。

第九条 国家支持和鼓励单位和个人参与传染病防治工作。各级人民政府应当完善有关制度,方便单位和个人参与防治传染病的宣传教育、疫情报告、志愿服务和捐赠活动。

居民委员会、村民委员会应当组织居民、村民参与社区、农村的传染病预防与控制活动。

第十条 国家开展预防传染病的健康教育。新闻媒体应当无偿开展传染病防治和公共卫生教育的公益宣传。

各级各类学校应当对学生进行健康知识和传染病预防知识的教育。

医学院校应当加强预防医学教育和科学研究,对在校学生以及其他与传染病防治相关人员进行预防医学教育和培训,为传染病防治工作提供技术支持。

疾病预防控制机构、医疗机构应当定期对其工作人员进行传染病防治知识、技能的培训。

第十一条 对在传染病防治工作中做出显著成绩和贡献的单位和个人,给予表彰和奖励。

对因参与传染病防治工作致病、致残、死亡的人员,按照有关规定给予补助、抚恤。

第十二条 在中华人民共和国领域内的一切单位和个人,必须接受疾病预防控制机构、医疗机构有关传染病的调查、检验、采集样本、隔离治疗等预防、控制措施,如实提供有关情况。疾病预防控制机构、医疗机构不得泄露涉及个人隐私的有关信息、资料。

卫生行政部门以及其他有关部门、疾病预防控制机构和医疗机构因违法实施行政管理或者预防、控制措施,侵犯单位和个人合法权益的,有关单位和个人可以依法申请行政复议或者提起诉讼。

第二章 传染病预防

第十三条 各级人民政府组织开展群众性卫生活动,进行预防传染病的健康教育,倡导文明健康的生活方式,提高公众对传染病的防治意识和应对能力,加强环境卫生建设,消除鼠害和蚊、蝇等病媒生物的危害。

各级人民政府农业、水利、林业行政部门按照职责分工负责指导和组织消除农田、湖区、河流、牧场、林区的鼠害与血吸虫危害,以及其他传播传染病的动物和病媒生物的危害。

铁路、交通、民用航空行政部门负责组织消除交通工具以及相关场所的鼠害和蚊、蝇等病媒生物的危害。

第十四条 地方各级人民政府应当有计划地建设和改造公共卫生设施,改善饮用水卫生条件,对污水、污物、粪便进行无害化处置。

第十五条　国家实行有计划的预防接种制度。国务院卫生行政部门和省、自治区、直辖市人民政府卫生行政部门,根据传染病预防、控制的需要,制定传染病预防接种规划并组织实施。用于预防接种的疫苗必须符合国家质量标准。

国家对儿童实行预防接种证制度。国家免疫规划项目的预防接种实行免费。医疗机构、疾病预防控制机构与儿童的监护人应当相互配合,保证儿童及时接受预防接种。具体办法由国务院制定。

第十六条　国家和社会应当关心、帮助传染病病人、病原携带者和疑似传染病病人,使其得到及时救治。任何单位和个人不得歧视传染病病人、病原携带者和疑似传染病病人。

传染病病人、病原携带者和疑似传染病病人,在治愈前或者在排除传染病嫌疑前,不得从事法律、行政法规和国务院卫生行政部门规定禁止从事的易使该传染病扩散的工作。

第十七条　国家建立传染病监测制度。

国务院卫生行政部门制定国家传染病监测规划和方案。省、自治区、直辖市人民政府卫生行政部门根据国家传染病监测规划和方案,制定本行政区域的传染病监测计划和工作方案。

各级疾病预防控制机构对传染病的发生、流行以及影响其发生、流行的因素,进行监测;对国外发生、国内尚未发生的传染病或者国内新发生的传染病,进行监测。

第十八条　各级疾病预防控制机构在传染病预防控制中履行下列职责:

(一)实施传染病预防控制规划、计划和方案;

(二)收集、分析和报告传染病监测信息,预测传染病的发生、流行趋势;

(三)开展对传染病疫情和突发公共卫生事件的流行病学调查、现场处理及其效果评价;

(四)开展传染病实验室检测、诊断、病原学鉴定;

(五)实施免疫规划,负责预防性生物制品的使用管理;

(六)开展健康教育、咨询,普及传染病防治知识;

(七)指导、培训下级疾病预防控制机构及其工作人员开展传染病监测工作;

(八)开展传染病防治应用性研究和卫生评价,提供技术咨询。

国家、省级疾病预防控制机构负责对传染病发生、流行以及分布进行监测,对重大传染病流行趋势进行预测,提出预防控制对策,参与并指导对暴发的疫情进行调查处理,开展传染病病原学鉴定,建立检测质量控制体系,开展应用性研究和卫生评价。

设区的市和县级疾病预防控制机构负责传染病预防控制规划、方案的落实,组织实施免疫、消毒、控制病媒生物的危害,普及传染病防治知识,负责本地区疫情和突发公共卫生事件监测、报告,开展流行病学调查和常见病原微生物检测。

第十九条　国家建立传染病预警制度。

国务院卫生行政部门和省、自治区、直辖市人民政府根据传染病发生、流行趋势的预测,及时发出传染病预警,根据情况予以公布。

第二十条　县级以上地方人民政府应当制定传染病预防、控制预案,报上一级人民政府备案。

传染病预防、控制预案应当包括以下主要内容:

(一)传染病预防控制指挥部的组成和相关部门的职责;

(二)传染病的监测、信息收集、分析、报告、通报制度;

(三)疾病预防控制机构、医疗机构在发生传染病疫情时的任务与职责;

（四）传染病暴发、流行情况的分级以及相应的应急工作方案；

（五）传染病预防、疫点疫区现场控制，应急设施、设备、救治药品和医疗器械以及其他物资和技术的储备与调用。

地方人民政府和疾病预防控制机构接到国务院卫生行政部门或者省、自治区、直辖市人民政府发出的传染病预警后，应当按照传染病预防、控制预案，采取相应的预防、控制措施。

第二十一条 医疗机构必须严格执行国务院卫生行政部门规定的管理制度、操作规范，防止传染病的医源性感染和医院感染。

医疗机构应当确定专门的部门或者人员，承担传染病疫情报告、本单位的传染病预防、控制以及责任区域内的传染病预防工作；承担医疗活动中与医院感染有关的危险因素监测、安全防护、消毒、隔离和医疗废物处置工作。

疾病预防控制机构应当指定专门人员负责对医疗机构内传染病预防工作进行指导、考核，开展流行病学调查。

第二十二条 疾病预防控制机构、医疗机构的实验室和从事病原微生物实验的单位，应当符合国家规定的条件和技术标准，建立严格的监督管理制度，对传染病病原体样本按照规定的措施实行严格监督管理，严防传染病病原体的实验室感染和病原微生物的扩散。

第二十三条 采供血机构、生物制品生产单位必须严格执行国家有关规定，保证血液、血液制品的质量。禁止非法采集血液或者组织他人出卖血液。

疾病预防控制机构、医疗机构使用血液和血液制品，必须遵守国家有关规定，防止因输入血液、使用血液制品引起经血液传播疾病的发生。

第二十四条 各级人民政府应当加强艾滋病的防治工作，采取预防、控制措施，防止艾滋病的传播。具体办法由国务院制定。

第二十五条 县级以上人民政府农业、林业行政部门以及其他有关部门，依据各自的职责负责与人畜共患传染病有关的动物传染病的防治管理工作。

与人畜共患传染病有关的野生动物、家畜家禽，经检疫合格后，方可出售、运输。

第二十六条 国家建立传染病菌种、毒种库。

对传染病菌种、毒种和传染病检测样本的采集、保藏、携带、运输和使用实行分类管理，建立健全严格的管理制度。

对可能导致甲类传染病传播的以及国务院卫生行政部门规定的菌种、毒种和传染病检测样本，确需采集、保藏、携带、运输和使用的，须经省级以上人民政府卫生行政部门批准。具体办法由国务院制定。

第二十七条 对被传染病病原体污染的污水、污物、场所和物品，有关单位和个人必须在疾病预防控制机构的指导下或者按照其提出的卫生要求，进行严格消毒处理；拒绝消毒处理的，由当地卫生行政部门或者疾病预防控制机构进行强制消毒处理。

第二十八条 在国家确认的自然疫源地计划兴建水利、交通、旅游、能源等大型建设项目的，应当事先由省级以上疾病预防控制机构对施工环境进行卫生调查。建设单位应当根据疾病预防控制机构的意见，采取必要的传染病预防、控制措施。施工期间，建设单位应当设专人负责工地上的卫生防疫工作。工程竣工后，疾病预防控制机构应当对可能发生的传染病进行监测。

第二十九条 用于传染病防治的消毒产品、饮用水供水单位供应的饮用水和涉及饮用水卫生安全的产品，应当符合国家卫生标准和卫生规范。

饮用水供水单位从事生产或者供应活动,应当依法取得卫生许可证。

生产用于传染病防治的消毒产品的单位和生产用于传染病防治的消毒产品,应当经省级以上人民政府卫生行政部门审批。具体办法由国务院制定。

第三章　疫情报告、通报和公布

第三十条　疾病预防控制机构、医疗机构和采供血机构及其执行职务的人员发现本法规定的传染病疫情或者发现其他传染病暴发、流行以及突发原因不明的传染病时,应当遵循疫情报告属地管理原则,按照国务院规定的或者国务院卫生行政部门规定的内容、程序、方式和时限报告。

军队医疗机构向社会公众提供医疗服务,发现前款规定的传染病疫情时,应当按照国务院卫生行政部门的规定报告。

第三十一条　任何单位和个人发现传染病病人或者疑似传染病病人时,应当及时向附近的疾病预防控制机构或者医疗机构报告。

第三十二条　港口、机场、铁路疾病预防控制机构以及国境卫生检疫机关发现甲类传染病病人、病原携带者、疑似传染病病人时,应当按照国家有关规定立即向国境口岸所在地的疾病预防控制机构或者所在地县级以上地方人民政府卫生行政部门报告并互相通报。

第三十三条　疾病预防控制机构应当主动收集、分析、调查、核实传染病疫情信息。接到甲类、乙类传染病疫情报告或者发现传染病暴发、流行时,应当立即报告当地卫生行政部门,由当地卫生行政部门立即报告当地人民政府,同时报告上级卫生行政部门和国务院卫生行政部门。

疾病预防控制机构应当设立或者指定专门的部门、人员负责传染病疫情信息管理工作,及时对疫情报告进行核实、分析。

第三十四条　县级以上地方人民政府卫生行政部门应当及时向本行政区域内的疾病预防控制机构和医疗机构通报传染病疫情以及监测、预警的相关信息。接到通报的疾病预防控制机构和医疗机构应当及时告知本单位的有关人员。

第三十五条　国务院卫生行政部门应当及时向国务院其他有关部门和各省、自治区、直辖市人民政府卫生行政部门通报全国传染病疫情以及监测、预警的相关信息。

毗邻的以及相关的地方人民政府卫生行政部门,应当及时互相通报本行政区域的传染病疫情以及监测、预警的相关信息。

县级以上人民政府有关部门发现传染病疫情时,应当及时向同级人民政府卫生行政部门通报。

中国人民解放军卫生主管部门发现传染病疫情时,应当向国务院卫生行政部门通报。

第三十六条　动物防疫机构和疾病预防控制机构,应当及时互相通报动物间和人间发生的人畜共患传染病疫情以及相关信息。

第三十七条　依照本法的规定负有传染病疫情报告职责的人民政府有关部门、疾病预防控制机构、医疗机构、采供血机构及其工作人员,不得隐瞒、谎报、缓报传染病疫情。

第三十八条　国家建立传染病疫情信息公布制度。

国务院卫生行政部门定期公布全国传染病疫情信息。省、自治区、直辖市人民政府卫生行政部门定期公布本行政区域的传染病疫情信息。

传染病暴发、流行时,国务院卫生行政部门负责向社会公布传染病疫情信息,并可以授权省、自治区、直辖市人民政府卫生行政部门向社会公布本行政区域的传染病疫情信息。

公布传染病疫情信息应当及时、准确。

第四章 疫情控制

第三十九条 医疗机构发现甲类传染病时,应当及时采取下列措施:

(一) 对病人、病原携带者,予以隔离治疗,隔离期限根据医学检查结果确定;

(二) 对疑似病人,确诊前在指定场所单独隔离治疗;

(三) 对医疗机构内的病人、病原携带者、疑似病人的密切接触者,在指定场所进行医学观察和采取其他必要的预防措施。

拒绝隔离治疗或者隔离期未满擅自脱离隔离治疗的,可以由公安机关协助医疗机构采取强制隔离治疗措施。

医疗机构发现乙类或者丙类传染病病人,应当根据病情采取必要的治疗和控制传播措施。

医疗机构对本单位内被传染病病原体污染的场所、物品以及医疗废物,必须依照法律、法规的规定实施消毒和无害化处置。

第四十条 疾病预防控制机构发现传染病疫情或者接到传染病疫情报告时,应当及时采取下列措施:

(一) 对传染病疫情进行流行病学调查,根据调查情况提出划定疫点、疫区的建议,对被污染的场所进行卫生处理,对密切接触者,在指定场所进行医学观察和采取其他必要的预防措施,并向卫生行政部门提出疫情控制方案;

(二) 传染病暴发、流行时,对疫点、疫区进行卫生处理,向卫生行政部门提出疫情控制方案,并按照卫生行政部门的要求采取措施;

(三) 指导下级疾病预防控制机构实施传染病预防、控制措施,组织、指导有关单位对传染病疫情的处理。

第四十一条 对已经发生甲类传染病病例的场所或者该场所内的特定区域的人员,所在地的县级以上地方人民政府可以实施隔离措施,并同时向上一级人民政府报告;接到报告的上级人民政府应当即时作出是否批准的决定。上级人民政府作出不予批准决定的,实施隔离措施的人民政府应当立即解除隔离措施。

在隔离期间,实施隔离措施的人民政府应当对被隔离人员提供生活保障;被隔离人员有工作单位的,所在单位不得停止支付其隔离期间的工作报酬。

隔离措施的解除,由原决定机关决定并宣布。

第四十二条 传染病暴发、流行时,县级以上地方人民政府应当立即组织力量,按照预防、控制预案进行防治,切断传染病的传播途径,必要时,报经上一级人民政府决定,可以采取下列紧急措施并予以公告:

(一) 限制或者停止集市、影剧院演出或者其他人群聚集的活动;

(二) 停工、停业、停课;

(三) 封闭或者封存被传染病病原体污染的公共饮用水源、食品以及相关物品;

(四) 控制或者扑杀染疫野生动物、家畜家禽;

(五) 封闭可能造成传染病扩散的场所。

上级人民政府接到下级人民政府关于采取前款所列紧急措施的报告时,应当即时作出决定。

紧急措施的解除,由原决定机关决定并宣布。

第四十三条　甲类、乙类传染病暴发、流行时,县级以上地方人民政府报经上一级人民政府决定,可以宣布本行政区域部分或者全部为疫区;国务院可以决定并宣布跨省、自治区、直辖市的疫区。县级以上地方人民政府可以在疫区内采取本法第四十二条规定的紧急措施,并可以对出入疫区的人员、物资和交通工具实施卫生检疫。

省、自治区、直辖市人民政府可以决定对本行政区域内的甲类传染病疫区实施封锁;但是,封锁大、中城市的疫区或者封锁跨省、自治区、直辖市的疫区,以及封锁疫区导致中断干线交通或者封锁国境的,由国务院决定。

疫区封锁的解除,由原决定机关决定并宣布。

第四十四条　发生甲类传染病时,为了防止该传染病通过交通工具及其乘运的人员、物资传播,可以实施交通卫生检疫。具体办法由国务院制定。

第四十五条　传染病暴发、流行时,根据传染病疫情控制的需要,国务院有权在全国范围或者跨省、自治区、直辖市范围内,县级以上地方人民政府有权在本行政区域内紧急调集人员或者调用储备物资,临时征用房屋、交通工具以及相关设施、设备。

紧急调集人员的,应当按照规定给予合理报酬。临时征用房屋、交通工具以及相关设施、设备的,应当依法给予补偿;能返还的,应当及时返还。

第四十六条　患甲类传染病、炭疽死亡的,应当将尸体立即进行卫生处理,就近火化。患其他传染病死亡的,必要时,应当将尸体进行卫生处理后火化或者按照规定深埋。

为了查找传染病病因,医疗机构在必要时可以按照国务院卫生行政部门的规定,对传染病病人尸体或者疑似传染病病人尸体进行解剖查验,并应当告知死者家属。

第四十七条　疫区中被传染病病原体污染或者可能被传染病病原体污染的物品,经消毒可以使用的,应当在当地疾病预防控制机构的指导下,进行消毒处理后,方可使用、出售和运输。

第四十八条　发生传染病疫情时,疾病预防控制机构和省级以上人民政府卫生行政部门指派的其他与传染病有关的专业技术机构,可以进入传染病疫点、疫区进行调查、采集样本、技术分析和检验。

第四十九条　传染病暴发、流行时,药品和医疗器械生产、供应单位应当及时生产、供应防治传染病的药品和医疗器械。铁路、交通、民用航空经营单位必须优先运送处理传染病疫情的人员以及防治传染病的药品和医疗器械。县级以上人民政府有关部门应当做好组织协调工作。

第五章　医　疗　救　治

第五十条　县级以上人民政府应当加强和完善传染病医疗救治服务网络的建设,指定具备传染病救治条件和能力的医疗机构承担传染病救治任务,或者根据传染病救治需要设置传染病医院。

第五十一条　医疗机构的基本标准、建筑设计和服务流程,应当符合预防传染病医院感染的要求。

医疗机构应当按照规定对使用的医疗器械进行消毒;对按照规定一次使用的医疗器具,应当在使用后予以销毁。

医疗机构应当按照国务院卫生行政部门规定的传染病诊断标准和治疗要求,采取相应措施,提高传染病医疗救治能力。

第五十二条 医疗机构应当对传染病病人或者疑似传染病病人提供医疗救护、现场救援和接诊治疗,书写病历记录以及其他有关资料,并妥善保管。

医疗机构应当实行传染病预检、分诊制度;对传染病病人、疑似传染病病人,应当引导至相对隔离的分诊点进行初诊。医疗机构不具备相应救治能力的,应当将患者及其病历记录复印件一并转至具备相应救治能力的医疗机构。具体办法由国务院卫生行政部门规定。

第六章 监 督 管 理

第五十三条 县级以上人民政府卫生行政部门对传染病防治工作履行下列监督检查职责:

(一) 对下级人民政府卫生行政部门履行本法规定的传染病防治职责进行监督检查;

(二) 对疾病预防控制机构、医疗机构的传染病防治工作进行监督检查;

(三) 对采供血机构的采供血活动进行监督检查;

(四) 对用于传染病防治的消毒产品及其生产单位进行监督检查,并对饮用水供水单位从事生产或者供应活动以及涉及饮用水卫生安全的产品进行监督检查;

(五) 对传染病菌种、毒种和传染病检测样本的采集、保藏、携带、运输、使用进行监督检查;

(六) 对公共场所和有关单位的卫生条件和传染病预防、控制措施进行监督检查。

省级以上人民政府卫生行政部门负责组织对传染病防治重大事项的处理。

第五十四条 县级以上人民政府卫生行政部门在履行监督检查职责时,有权进入被检查单位和传染病疫情发生现场调查取证,查阅或者复制有关的资料和采集样本。被检查单位应当予以配合,不得拒绝、阻挠。

第五十五条 县级以上地方人民政府卫生行政部门在履行监督检查职责时,发现被传染病病原体污染的公共饮用水源、食品以及相关物品,如不及时采取控制措施可能导致传染病传播、流行的,可以采取封闭公共饮用水源、封存食品以及相关物品或者暂停销售的临时控制措施,并予以检验或者进行消毒。经检验,属于被污染的食品,应当予以销毁;对未被污染的食品或者经消毒后可以使用的物品,应当解除控制措施。

第五十六条 卫生行政部门工作人员依法执行职务时,应当不少于两人,并出示执法证件,填写卫生执法文书。

卫生执法文书经核对无误后,应当由卫生执法人员和当事人签名。当事人拒绝签名的,卫生执法人员应当注明情况。

第五十七条 卫生行政部门应当依法建立健全内部监督制度,对其工作人员依据法定职权和程序履行职责的情况进行监督。

上级卫生行政部门发现下级卫生行政部门不及时处理职责范围内的事项或者不履行职责的,应当责令纠正或者直接予以处理。

第五十八条 卫生行政部门及其工作人员履行职责,应当自觉接受社会和公民的监督。单位和个人有权向上级人民政府及其卫生行政部门举报违反本法的行为。接到举报的有关人民政府或者其卫生行政部门,应当及时调查处理。

第七章 保 障 措 施

第五十九条 国家将传染病防治工作纳入国民经济和社会发展计划,县级以上地方人民政府将传染病防治工作纳入本行政区域的国民经济和社会发展计划。

第六十条 县级以上地方人民政府按照本级政府职责负责本行政区域内传染病预防、控制、监督工作的日常经费。

国务院卫生行政部门会同国务院有关部门,根据传染病流行趋势,确定全国传染病预防、控制、救治、监测、预测、预警、监督检查等项目。中央财政对困难地区实施重大传染病防治项目给予补助。

省、自治区、直辖市人民政府根据本行政区域内传染病流行趋势,在国务院卫生行政部门确定的项目范围内,确定传染病预防、控制、监督等项目,并保障项目的实施经费。

第六十一条 国家加强基层传染病防治体系建设,扶持贫困地区和少数民族地区的传染病防治工作。

地方各级人民政府应当保障城市社区、农村基层传染病预防工作的经费。

第六十二条 国家对患有特定传染病的困难人群实行医疗救助,减免医疗费用。具体办法由国务院卫生行政部门会同国务院财政部门等部门制定。

第六十三条 县级以上人民政府负责储备防治传染病的药品、医疗器械和其他物资,以备调用。

第六十四条 对从事传染病预防、医疗、科研、教学、现场处理疫情的人员,以及在生产、工作中接触传染病病原体的其他人员,有关单位应当按照国家规定,采取有效的卫生防护措施和医疗保健措施,并给予适当的津贴。

第八章 法 律 责 任

第六十五条 地方各级人民政府未依照本法的规定履行报告职责,或者隐瞒、谎报、缓报传染病疫情,或者在传染病暴发、流行时,未及时组织救治、采取控制措施的,由上级人民政府责令改正,通报批评;造成传染病传播、流行或者其他严重后果的,对负有责任的主管人员,依法给予行政处分;构成犯罪的,依法追究刑事责任。

第六十六条 县级以上人民政府卫生行政部门违反本法规定,有下列情形之一的,由本级人民政府、上级人民政府卫生行政部门责令改正,通报批评;造成传染病传播、流行或者其他严重后果的,对负有责任的主管人员和其他直接责任人员,依法给予行政处分;构成犯罪的,依法追究刑事责任:

(一) 未依法履行传染病疫情通报、报告或者公布职责,或者隐瞒、谎报、缓报传染病疫情的;

(二) 发生或者可能发生传染病传播时未及时采取预防、控制措施的;

(三) 未依法履行监督检查职责,或者发现违法行为不及时查处的;

(四) 未及时调查、处理单位和个人对下级卫生行政部门不履行传染病防治职责的举报的;

(五) 违反本法的其他失职、渎职行为。

第六十七条 县级以上人民政府有关部门未依照本法的规定履行传染病防治和保障职责的,由本级人民政府或者上级人民政府有关部门责令改正,通报批评;造成传染病传播、流行或者其他严重后果的,对负有责任的主管人员和其他直接责任人员,依法给予行政处分;构成犯罪的,依法追究刑事责任。

第六十八条　疾病预防控制机构违反本法规定,有下列情形之一的,由县级以上人民政府卫生行政部门责令限期改正,通报批评,给予警告;对负有责任的主管人员和其他直接责任人员,依法给予降级、撤职、开除的处分,并可以依法吊销有关责任人员的执业证书;构成犯罪的,依法追究刑事责任:

(一) 未依法履行传染病监测职责的;

(二) 未依法履行传染病疫情报告、通报职责,或者隐瞒、谎报、缓报传染病疫情的;

(三) 未主动收集传染病疫情信息,或者对传染病疫情信息和疫情报告未及时进行分析、调查、核实的;

(四) 发现传染病疫情时,未依据职责及时采取本法规定的措施的;

(五) 故意泄露传染病病人、病原携带者、疑似传染病病人、密切接触者涉及个人隐私的有关信息、资料的。

第六十九条　医疗机构违反本法规定,有下列情形之一的,由县级以上人民政府卫生行政部门责令改正,通报批评,给予警告;造成传染病传播、流行或者其他严重后果的,对负有责任的主管人员和其他直接责任人员,依法给予降级、撤职、开除的处分,并可以依法吊销有关责任人员的执业证书;构成犯罪的,依法追究刑事责任:

(一) 未按照规定承担本单位的传染病预防、控制工作、医院感染控制任务和责任区域内的传染病预防工作的;

(二) 未按照规定报告传染病疫情,或者隐瞒、谎报、缓报传染病疫情的;

(三) 发现传染病疫情时,未按照规定对传染病病人、疑似传染病病人提供医疗救护、现场救援、接诊、转诊的,或者拒绝接受转诊的;

(四) 未按照规定对本单位内被传染病病原体污染的场所、物品以及医疗废物实施消毒或者无害化处置的;

(五) 未按照规定对医疗器械进行消毒,或者对按照规定一次使用的医疗器具未予销毁,再次使用的;

(六) 在医疗救治过程中未按照规定保管医学记录资料的;

(七) 故意泄露传染病病人、病原携带者、疑似传染病病人、密切接触者涉及个人隐私的有关信息、资料的。

第七十条　采供血机构未按照规定报告传染病疫情,或者隐瞒、谎报、缓报传染病疫情,或者未执行国家有关规定,导致因输入血液引起经血液传播疾病发生的,由县级以上人民政府卫生行政部门责令改正,通报批评,给予警告;造成传染病传播、流行或者其他严重后果的,对负有责任的主管人员和其他直接责任人员,依法给予降级、撤职、开除的处分,并可以依法吊销采供血机构的执业许可证;构成犯罪的,依法追究刑事责任。

非法采集血液或者组织他人出卖血液的,由县级以上人民政府卫生行政部门予以取缔,没收违法所得,可以并处十万元以下的罚款;构成犯罪的,依法追究刑事责任。

第七十一条　国境卫生检疫机关、动物防疫机构未依法履行传染病疫情通报职责的,由有关部门在各自职责范围内责令改正,通报批评;造成传染病传播、流行或者其他严重后果的,对负有责任的主管人员和其他直接责任人员,依法给予降级、撤职、开除的处分;构成犯罪的,依法追究刑事责任。

第七十二条　铁路、交通、民用航空经营单位未依照本法的规定优先运送处理传染病疫情的人员以及防治传染病的药品和医疗器械的,由有关部门责令限期改正,给予警告;造成严重后果的,对负有责任的主管人员和其他直接责任人员,依法给予降级、撤职、开除的处分。

第七十三条　违反本法规定,有下列情形之一,导致或者可能导致传染病传播、流行的,由县级以上人民政府卫生行政部门责令限期改正,没收违法所得,可以并处五万元以下的罚款;已取得许可证的,原发证部门可以依法暂扣或者吊销许可证;构成犯罪的,依法追究刑事责任:

（一）饮用水供水单位供应的饮用水不符合国家卫生标准和卫生规范的;

（二）涉及饮用水卫生安全的产品不符合国家卫生标准和卫生规范的;

（三）用于传染病防治的消毒产品不符合国家卫生标准和卫生规范的;

（四）出售、运输疫区中被传染病病原体污染或者可能被传染病病原体污染的物品,未进行消毒处理的;

（五）生物制品生产单位生产的血液制品不符合国家质量标准的。

第七十四条　违反本法规定,有下列情形之一的,由县级以上地方人民政府卫生行政部门责令改正,通报批评,给予警告,已取得许可证的,可以依法暂扣或者吊销许可证;造成传染病传播、流行以及其他严重后果的,对负有责任的主管人员和其他直接责任人员,依法给予降级、撤职、开除的处分,并可以依法吊销有关责任人员的执业证书;构成犯罪的,依法追究刑事责任:

（一）疾病预防控制机构、医疗机构和从事病原微生物实验的单位,不符合国家规定的条件和技术标准,对传染病病原体样本未按照规定进行严格管理,造成实验室感染和病原微生物扩散的;

（二）违反国家有关规定,采集、保藏、携带、运输和使用传染病菌种、毒种和传染病检测样本的;

（三）疾病预防控制机构、医疗机构未执行国家有关规定,导致因输入血液、使用血液制品引起经血液传播疾病发生的。

第七十五条　未经检疫出售、运输与人畜共患传染病有关的野生动物、家畜家禽的,由县级以上地方人民政府畜牧兽医行政部门责令停止违法行为,并依法给予行政处罚。

第七十六条　在国家确认的自然疫源地兴建水利、交通、旅游、能源等大型建设项目,未经卫生调查进行施工的,或者未按照疾病预防控制机构的意见采取必要的传染病预防、控制措施的,由县级以上人民政府卫生行政部门责令限期改正,给予警告,处五千元以上三万元以下的罚款;逾期不改正的,处三万元以上十万元以下的罚款,并可以提请有关人民政府依据职责权限,责令停建、关闭。

第七十七条　单位和个人违反本法规定,导致传染病传播、流行,给他人人身、财产造成损害的,应当依法承担民事责任。

第九章　附　　则

第七十八条　本法中下列用语的含义:

（一）传染病病人、疑似传染病病人:指根据国务院卫生行政部门发布的《中华人民共和国传染病防治法规定管理的传染病诊断标准》,符合传染病病人和疑似传染病病人诊断标准的人。

（二）病原携带者：指感染病原体无临床症状但能排出病原体的人。

（三）流行病学调查：指对人群中疾病或者健康状况的分布及其决定因素进行调查研究，提出疾病预防控制措施及保健对策。

（四）疫点：指病原体从传染源向周围播散的范围较小或者单个疫源地。

（五）疫区：指传染病在人群中暴发、流行，其病原体向周围播散时所能波及的地区。

（六）人畜共患传染病：指人与脊椎动物共同罹患的传染病，如鼠疫、狂犬病、血吸虫病等。

（七）自然疫源地：指某些可引起人类传染病的病原体在自然界的野生动物中长期存在和循环的地区。

（八）病媒生物：指能够将病原体从人或者其他动物传播给人的生物，如蚊、蝇、蚤类等。

（九）医源性感染：指在医学服务中，因病原体传播引起的感染。

（十）医院感染：指住院病人在医院内获得的感染，包括在住院期间发生的感染和在医院内获得出院后发生的感染，但不包括入院前已开始或者入院时已处于潜伏期的感染。医院工作人员在医院内获得的感染也属医院感染。

（十一）实验室感染：指从事实验室工作时，因接触病原体所致的感染。

（十二）菌种、毒种：指可能引起本法规定的传染病发生的细菌菌种、病毒毒种。

（十三）消毒：指用化学、物理、生物的方法杀灭或者消除环境中的病原微生物。

（十四）疾病预防控制机构：指从事疾病预防控制活动的疾病预防控制中心以及与上述机构业务活动相同的单位。

（十五）医疗机构：指按照《医疗机构管理条例》取得医疗机构执业许可证，从事疾病诊断、治疗活动的机构。

第七十九条　传染病防治中有关食品、药品、血液、水、医疗废物和病原微生物的管理以及动物防疫和国境卫生检疫，本法未规定的，分别适用其他有关法律、行政法规的规定。

第八十条　本法自 2004 年 12 月 1 日起施行。

突发公共卫生事件与传染病疫情监测信息报告管理办法

第一章 总 则

第一条 为加强突发公共卫生事件与传染病疫情监测信息报告管理工作,提供及时、科学的防治决策信息,有效预防、及时控制和消除突发公共卫生事件和传染病的危害,保障公众身体健康与生命安全,根据《中华人民共和国传染病防治法》(以下简称传染病防治法)和《突发公共卫生事件应急条例》(以下简称应急条例)等法律法规的规定,制定本办法。

第二条 本办法适用于传染病防治法、应急条例和国家有关法律法规中规定的突发公共卫生事件与传染病疫情监测信息报告管理工作。

第三条 突发公共卫生事件与传染病疫情监测信息报告,坚持依法管理,分级负责,快速准确,安全高效的原则。

第四条 国务院卫生行政部门对全国突发公共卫生事件与传染病疫情监测信息报告实施统一监督管理。县级以上地方卫生行政部门对本行政区域突发公共卫生事件与传染病疫情监测信息报告实施监督管理。

第五条 国务院卫生行政部门及省、自治区、直辖市卫生行政部门鼓励、支持开展突发公共卫生事件与传染病疫情监测信息报告管理的科学技术研究和国际交流合作。

第六条 县级以上各级人民政府及其卫生行政部门,应当对在突发公共卫生事件与传染病疫情监测信息报告管理工作中做出贡献的人员,给予表彰和奖励。

第七条 任何单位和个人必须按照规定及时如实报告突发公共卫生事件与传染病疫情信息,不得瞒报、缓报、谎报或者授意他人瞒报、缓报、谎报。

第二章 组 织 管 理

第八条 各级疾病预防控制机构按照专业分工,承担责任范围内突发公共卫生事件和传染病疫情监测、信息报告与管理工作,具体职责为:

(一)按照属地化管理原则,当地疾病预防控制机构负责,对行政辖区内的突发公共卫生事件和传染病疫情进行监测、信息报告与管理;负责收集、核实辖区内突发公共卫生事件、疫情信息和其他信息资料;设置专门的举报、咨询热线电话,接受突发公共卫生事件和疫情的报告、咨询和监督;设置专门工作人员搜集各种来源的突发公共卫生事件和疫情信息。

(二)建立流行病学调查队伍和实验室,负责开展现场流行病学调查与处理,搜索密切接触者、追踪传染源,必要时进行隔离观察;进行疫点消毒及其技术指导;标本的实验室检测检验及报告。

（三）负责公共卫生信息网络维护和管理，疫情资料的报告、分析、利用与反馈；建立监测信息数据库，开展技术指导。

（四）对重点涉外机构或单位发生的疫情，由省级以上疾病预防控制机构进行报告管理和检查指导。

（五）负责人员培训与指导，对下级疾病预防控制机构工作人员进行业务培训；对辖区内医院和下级疾病预防控制机构疫情报告和信息网络管理工作进行技术指导。

第九条　国家建立公共卫生信息监测体系，构建覆盖国家、省、市（地）、县（区）疾病预防控制机构、医疗卫生机构和卫生行政部门的信息网络系统，并向乡（镇）、村和城市社区延伸。

国家建立公共卫生信息管理平台、基础卫生资源数据库和管理应用软件，适应突发公共卫生事件、法定传染病、公共卫生和专病监测的信息采集、汇总、分析、报告等工作的需要。

第十条　各级各类医疗机构承担责任范围内突发公共卫生事件和传染病疫情监测信息报告任务，具体职责为：

（一）建立突发公共卫生事件和传染病疫情信息监测报告制度，包括报告卡和总登记簿、疫情收报、核对、自查、奖惩。

（二）执行首诊负责制，严格门诊工作日志制度以及突发公共卫生事件和疫情报告制度，负责突发公共卫生事件和疫情监测信息报告工作。

（三）建立或指定专门的部门和人员，配备必要的设备，保证突发公共卫生事件和疫情监测信息的网络直接报告。

门诊部、诊所、卫生所（室）等应按照规定时限，以最快通讯方式向发病地疾病预防控制机构进行报告，并同时报出传染病报告卡。报告卡片邮寄信封应当印有明显的"突发公共卫生事件或疫情"标志及写明 XX 疾病预防控制机构收的字样。

（四）对医生和实习生进行有关突发公共卫生事件和传染病疫情监测信息报告工作的培训。

（五）配合疾病预防控制机构开展流行病学调查和标本采样。

第十一条　流动人员中发生的突发公共卫生事件和传染病病人、病原携带者和疑似传染病病人的报告、处理、疫情登记、统计，由诊治地负责。

第十二条　铁路、交通、民航、厂（场）矿所属的医疗卫生机构发现突发公共卫生事件和传染病疫情，应按属地管理原则向所在地县级疾病预防控制机构报告。

第十三条　军队内的突发公共卫生事件和军人中的传染病疫情监测信息，由中国人民解放军卫生主管部门根据有关规定向国务院卫生行政部门直接报告。

军队所属医疗卫生机构发现地方就诊的传染病病人、病原携带者、疑似传染病病人时，应按属地管理原则向所在地疾病预防控制机构报告。

第十四条　医疗卫生人员未经当事人同意，不得将传染病病人及其家属的姓名、住址和个人病史以任何形式向社会公开。

第十五条　各级政府卫生行政部门对辖区内各级医疗卫生机构负责的突发公共卫生事件和传染病疫情监测信息报告情况，定期进行监督、检查和指导。

第三章　报　　告

第十六条　执行职务的医护人员和检疫人员、疾病预防控制人员、乡村医生、个体开业医生均为责任疫情报告人。责任疫情报告人在执行职务的过程中发现有法定传染病病人、疑似病人或病原携带者,必须按传染病防治法的规定进行疫情报告,履行法律规定的义务。

第十七条　各级各类医疗卫生机构和疾病预防控制机构均为责任报告单位。依照有关法规对责任疫情报告人工作进行监督管理。乡(镇、地段)级以上的责任报告单位必须建立疫情管理组织,指定专职疫情管理人员,负责本单位或所辖区域内的疫情报告工作。县(市、区)级以上责任报告单位必须实现计算机网络直报,乡(镇、地段)级责任报告单位应创造条件实现计算机或采集器的网络直报。

第十八条　责任报告人在首次诊断传染病病人后,应立即填写传染病报告卡。

传染病报告卡由录卡单位保留三年。

第十九条　责任报告单位对甲类传染病、传染性非典型肺炎和乙类传染病中艾滋病、肺炭疽、脊髓灰质炎的病人、病原携带者或疑似病人,城镇应于 2 小时内、农村应于 6 小时内通过传染病疫情监测信息系统进行报告。

对其他乙类传染病病人、疑似病人和伤寒副伤寒、痢疾、梅毒、淋病、乙型肝炎、白喉、疟疾的病原携带者,城镇应于 6 小时内、农村应于 12 小时内通过传染病疫情监测信息系统进行报告。

对丙类传染病和其他传染病,应当在 24 小时内通过传染病疫情监测信息系统进行报告。

第二十条　有关单位发现突发公共卫生事件时,应当在 2 小时内向所在地县级人民政府卫生行政部门报告。接到报告的卫生行政部门应当在 2 小时内向本级人民政府报告,并同时通过突发公共卫生事件信息报告管理系统向卫生部报告。卫生部对可能造成重大社会影响的突发公共卫生事件,应当立即向国务院报告。

第四章　调　　查

第二十一条　接到突发公共卫生事件报告的地方卫生行政部门,应当立即组织力量对报告事项调查核实、判定性质,采取必要的控制措施,并及时报告调查情况。

不同类别的突发公共卫生事件的调查应当按照《全国突发公共卫生事件应急预案》规定要求执行。

第二十二条　突发公共卫生事件与传染病疫情现场调查应包括以下工作内容:

(一)流行病学个案调查、密切接触者追踪调查和传染病发病原因、发病情况、疾病流行的可能因素等调查;

(二)相关标本或样品的采样、技术分析、检验;

(三)突发公共卫生事件的确证;

(四)卫生监测,包括生活资源受污染范围和严重程度,必要时应在突发事件发生地及相邻省市同时进行。

第二十三条　各级卫生行政部门应当组织疾病预防控制机构等有关领域的专业人员,建立流行病学调查队伍,负责突发公共卫生事件与传染病疫情的流行病学调查工作。

第二十四条　接到甲类传染病、传染性非典型肺炎和乙类传染病中艾滋病、肺炭疽、脊髓灰质炎的疑似病人、病原携带者及其密切接触者等疫情报告的地方疾病预防控制机构,应立即派专业人员赶赴现场进行调查。接到其他乙类、丙类传染病暴发、流行疫情报告后,应在 12 小时内派专业人员赶赴现场进行调查。

第二十五条　各级疾病预防控制机构负责管理国家突发公共卫生事件与传染病疫情监测报告信息系统,各级责任报告单位使用统一的信息系统进行报告。

第二十六条　各级各类医疗机构应积极配合疾病预防控制机构专业人员进行突发公共卫生事件和传染病疫情调查、采样与处理。

第五章　信息管理与通报

第二十七条　各级各类医疗机构所设与诊治传染病有关的科室应当建立门诊日志、住院登记簿和传染病疫情登记簿。

第二十八条　各级各类医疗机构指定的部门和人员,负责本单位突发公共卫生事件和传染病疫情报告卡的收发和核对,设立传染病报告登记簿,统一填报有关报表。

第二十九条　县级疾病预防控制机构负责本辖区内突发公共卫生事件和传染病疫情报告卡、报表的收发、核对、疫情的报告和管理工作。各级疾病预防控制机构应当按照国家公共卫生监测体系网络系统平台的要求,充分利用报告的信息资料,建立突发公共卫生事件和传染病疫情定期分析通报制度,常规监测时每月不少于三次疫情分析与通报,紧急情况下需每日进行疫情分析与通报。

第三十条　国境口岸所在地卫生行政部门指定的疾病预防控制机构和港口、机场、铁路等疾病预防控制机构及国境卫生检疫机构,发现国境卫生检疫法规定的检疫传染病时,应当互相通报疫情。

第三十一条　发现人畜共患传染病时,当地疾病预防控制机构和农、林部门应当互相通报疫情。

第三十二条　国务院卫生行政部门应当及时通报和公布突发公共卫生事件和传染病疫情,省(自治区、直辖市)人民政府卫生行政部门根据国务院卫生行政部门的授权,及时通报和公布本行政区域的突发公共卫生事件和传染病疫情。

突发公共卫生事件和传染病疫情发布内容包括:

(一) 突发公共卫生事件和传染病疫情性质、原因;

(二) 突发公共卫生事件和传染病疫情发生地及范围;

(三) 突发公共卫生事件和传染病疫情的发病、伤亡及涉及的人员范围;

(四) 突发公共卫生事件和传染病疫情处理措施和控制情况;

(五) 突发公共卫生事件和传染病疫情发生地的解除。

与港澳台地区及有关国家和世界卫生组织之间的交流与通报办法另行制订。

第六章　监　督　管　理

第三十三条　国务院卫生行政部门对全国突发公共卫生事件与传染病疫情监测信息报告管理工作进行监督、指导。县级以上地方人民政府卫生行政部门对本行政区域的突发公共卫生事件与传染病疫情监测信息报告管理工作进行监督、指导。

第三十四条　各级卫生监督机构在卫生行政部门的领导下,具体负责本行政区内的突发公共卫生事件与传染病疫情监测信息报告管理工作的监督检查。

第三十五条　各级疾病预防控制机构在卫生行政部门的领导下,具体负责对本行政区域内的突发公共卫生事件与传染病疫情监测信息报告管理工作的技术指导。

第三十六条　各级各类医疗卫生机构在卫生行政部门的领导下,积极开展突发公共卫生事件与传染病疫情监测信息报告管理工作。

第三十七条　任何单位和个人发现责任报告单位或责任疫情报告人有瞒报、缓报、谎报突发公共卫生事件和传染病疫情情况时,应向当地卫生行政部门报告。

第七章　罚　则

第三十八条　医疗机构有下列行为之一的,由县级以上地方卫生行政部门责令改正、通报批评、给予警告;情节严重的,会同有关部门对主要负责人、负有责任的主管人员和其他责任人员依法给予降级、撤职的行政处分;造成传染病传播、流行或者对社会公众健康造成其他严重危害后果,构成犯罪的,依据刑法追究刑事责任:

（一）未建立传染病疫情报告制度的;

（二）未指定相关部门和人员负责传染病疫情报告管理工作的;

（三）瞒报、缓报、谎报发现的传染病病人、病原携带者、疑似病人的。

第三十九条　疾病预防控制机构有下列行为之一的,由县级以上地方卫生行政部门责令改正、通报批评、给予警告;对主要负责人、负有责任的主管人员和其他责任人员依法给予降级、撤职的行政处分;造成传染病传播、流行或者对社会公众健康造成其他严重危害后果,构成犯罪的,依法追究刑事责任:

（一）瞒报、缓报、谎报发现的传染病病人、病原携带者、疑似病人的;

（二）未按规定建立专门的流行病学调查队伍,进行传染病疫情的流行病学调查工作;

（三）在接到传染病疫情报告后,未按规定派人进行现场调查的;

（四）未按规定上报疫情或报告突发公共卫生事件的。

第四十条　执行职务的医疗卫生人员瞒报、缓报、谎报传染病疫情的,由县级以上卫生行政部门给予警告,情节严重的,责令暂停六个月以上一年以下执业活动,或者吊销其执业证书。

责任报告单位和事件发生单位瞒报、缓报、谎报或授意他人不报告突发性公共卫生事件或传染病疫情的,对其主要领导、主管人员和直接责任人由其单位或上级主管机关给予行政处分,造成疫情播散或事态恶化等严重后果的,由司法机关追究其刑事责任。

第四十一条　个体或私营医疗保健机构瞒报、缓报、谎报传染病疫情或突发性公共卫生事件的,由县级以上卫生行政部门责令限期改正,可以处100元以上500元以下罚款;对造成突发性公共卫生事件和传染病传播流行的,责令停业整改,并可以处200元以上2000元以下罚款,触犯刑律的,对其经营者、主管人员和直接责任人移交司法机关追究刑事责任。

第四十二条　县级以上卫生行政部门未按照规定履行突发公共卫生事件和传染病疫情报告职责,瞒报、缓报、谎报或者授意他人瞒报、缓报、谎报的,对主要负责人依法给予降级或者撤职的行政处分;造成传染病传播、流行或者对社会公众造成其他严重危害后果的,给予开除处分;构成犯罪的,依法追究刑事责任。

第八章　附　则

第四十三条　中国人民解放军、武装警察部队医疗卫生机构突发公共卫生事件与传染病疫情监测信息报告管理工作,参照本办法的规定和军队的相关规定执行。

第四十四条　本办法自发布之日起实施。

主要参考书目

1. 李兰娟,任红. 传染病学[M]. 第 8 版. 北京:人民卫生出版社,2013.

2. 陈灏珠,林果为,王吉耀. 实用内科学[M]. 第 14 版. 北京:人民卫生出版社,2013.

3. 尤黎明,吴瑛. 内科护理学[M]. 第 5 版. 北京:人民卫生出版社,2013.

4. 李梦东,王宇明. 实用传染病学[M]. 第 3 版. 北京:人民卫生出版社,2005.

5. 李凡,徐志凯. 医学微生物学[M]. 第 8 版. 北京:人民卫生出版社,2013.

6. 姚景鹏. 内科护理学(二)[M]. 北京:北京大学医学出版社,2009.

7. 石宏,郝大林,江智霞. 传染病护理学[M]. 第 3 版. 上海:第二军医大学出版社,2013.

8. 吴光煜. 传染病护理学[M]. 第 2 版. 北京:北京医科大学出版社,2008.

9. 王颖,宋锦平,冯萍. 传染科护理手册[M]. 北京:科学出版社,2011.

10. 林菊英,陈淑芳. 现代实用护理学[M]. 上海:复旦大学出版社,2007.

11. 何文英,朱会宾,等. 实用传染病学[M]. 北京:中国环境科学出版社,2010.

12. 马亦林. 感染病学[M]. 第 4 版. 上海:上海科学技术出版社,2005.

13. 周仲瑛. 中医内科护理学[M]. 北京:中国中医药出版社,2010.

14. 吴子明. 中西医结合传染病学[M]. 北京:中国中医药出版社,2001.

15. 林培政,谷晓红. 温病学[M]. 第 9 版. 北京:中国中医药出版社,2012.

全国中医药高等教育教学辅导用书推荐书目

一、中医经典白话解系列

黄帝内经素问白话解（第2版）	王洪图　贺娟
黄帝内经灵枢白话解（第2版）	王洪图　贺娟
汤头歌诀白话解（第6版）	李庆业　高琳等
药性歌括四百味白话解（第7版）	高学敏等
药性赋白话解（第4版）	高学敏等
长沙方歌括白话解（第3版）	聂惠民　傅延龄等
医学三字经白话解（第4版）	高学敏等
濒湖脉学白话解（第5版）	刘文龙等
金匮方歌括白话解（第3版）	尉中民等
针灸经络腧穴歌诀白话解（第3版）	谷世喆等
温病条辨白话解	浙江中医药大学
医宗金鉴·外科心法要诀白话解	陈培丰
医宗金鉴·杂病心法要诀白话解	史亦谦
医宗金鉴·妇科心法要诀白话解	钱俊华
医宗金鉴·四诊心法要诀白话解	何任等
医宗金鉴·幼科心法要诀白话解	刘弼臣
医宗金鉴·伤寒心法要诀白话解	郝万山

二、中医基础临床学科图表解丛书

中医基础理论图表解（第3版）	周学胜
中医诊断学图表解（第2版）	陈家旭
中药学图表解（第2版）	钟赣生
方剂学图表解（第2版）	李庆业等
针灸学图表解（第2版）	赵吉平
伤寒论图表解（第2版）	李心机
温病学图表解（第2版）	杨进
内经选读图表解（第2版）	孙桐等
中医儿科学图表解	郁晓微
中医伤科学图表解	周临东
中医妇科学图表解	谈勇
中医内科学图表解	汪悦

三、中医名家名师讲稿系列

张伯讷中医学基础讲稿	李其忠
印会河中医学基础讲稿	印会河
李德新中医基础理论讲稿	李德新
程士德中医基础学讲稿	郭霞珍
刘燕池中医基础理论讲稿	刘燕池
任应秋《内经》研习拓导讲稿	任廷革
王洪图内经讲稿	王洪图
凌耀星内经讲稿	凌耀星
孟景春内经讲稿	吴颢昕
王庆其内经讲稿	王庆其
刘渡舟伤寒论讲稿	王庆国
陈亦人伤寒论讲稿	王兴华等
李培生伤寒论讲稿	李家庚
郝万山伤寒论讲稿	郝万山
张家礼金匮要略讲稿	张家礼
连建伟金匮要略方论讲稿	连建伟

李今庸金匮要略讲稿	李今庸
金寿山温病学讲稿	李其忠
孟澍江温病学讲稿	杨进
张之文温病学讲稿	张之文
王灿晖温病学讲稿	王灿晖
刘景源温病学讲稿	刘景源
颜正华中药学讲稿	颜正华　张济中
张廷模临床中药学讲稿	张廷模
常章富临床中药学讲稿	常章富
邓中甲方剂学讲稿	邓中甲
费兆馥中医诊断学讲稿	费兆馥
杨长森针灸学讲稿	杨长森
罗元恺妇科学讲稿	罗颂平
任应秋中医各家学说讲稿	任廷革

四、中医药学高级丛书

中医药学高级丛书——中药学（上下）（第2版）	高学敏　钟赣生
中医药学高级丛书——中医急诊学	姜良铎
中医药学高级丛书——金匮要略（第2版）	陈纪藩
中医药学高级丛书——医古文（第2版）	段逸山
中医药学高级丛书——针灸治疗学（第2版）	石学敏
中医药学高级丛书——温病学（第2版）	彭胜权等
中医药学高级丛书——中医妇产科学（上下）（第2版）	刘敏如等
中医药学高级丛书——伤寒论（第2版）	熊曼琪
中医药学高级丛书——针灸学（第2版）	孙国杰
中医药学高级丛书——中医外科学（第2版）	谭新华
中医药学高级丛书——内经（第2版）	王洪图
中医药学高级丛书——方剂学（上下）（第2版）	李飞
中医药学高级丛书——中医基础理论（第2版）	李德新　刘燕池
中医药学高级丛书——中医眼科学（第2版）	李传课
中医药学高级丛书——中医诊断学（第2版）	朱文锋等
中医药学高级丛书——中医儿科学（第2版）	汪受传
中医药学高级丛书——中药炮制学（第2版）	叶定江等
中医药学高级丛书——中药药理学（第2版）	沈映君
中医药学高级丛书——中医耳鼻咽喉口腔科学（第2版）	王永钦
中医药学高级丛书——中医内科学（第2版）	王永炎等